复杂肝胆胰疾病手术图鉴及分析

主编 段伟宏 谢 于 周丁华

科学出版社

北京

内 容 简 介

本书以 53 例肝胆胰腺手术经验总结为例，全面介绍了疾病疑难特点、术前规划、术后病理，重点进行术后点评，阐述了术中难以预料的复杂变化、操作技巧及注意事项。叙述明了，图文并茂，适用于中高级肝胆外科医师阅读参考。

图书在版编目 (CIP) 数据

复杂肝胆胰疾病手术图鉴及分析 / 段伟宏，谢于，周丁华主编 . —北京：科学出版社，2017.6
ISBN 978-7-03-053079-0

Ⅰ . ①复… Ⅱ . ①段… ②谢… ③周… Ⅲ . ①肝疾病 - 外科手术 - 图解 ②胆道疾病 - 外科手术 - 图解 ③胰腺疾病 - 外科手术 - 图解 Ⅳ . ① R656-64

中国版本图书馆 CIP 数据核字（2017）第 102880 号

责任编辑：郝文娜 / 责任校对：何艳萍
责任印制：肖 兴 / 封面设计：陈 敬

科 学 出 版 社 出版
北京东黄城根北街 16 号
邮政编码：100717
http://www.sciencep.com

北京利丰雅高长城印刷有限公司印刷
科学出版社发行 各地新华书店经销

*

2017 年 6 月第 一 版 开本：787×1092 1/16
2017 年 6 月第一次印刷 印张：24 1/2
字数：580 000
定价：150.00 元
（如有印装质量问题，我社负责调换）

怀念周宁新教授

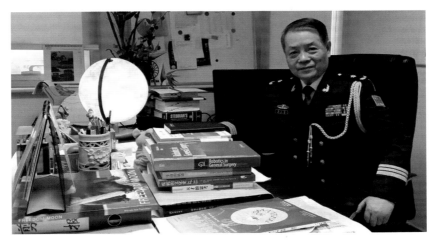

周宁新教授

　　一位温文尔雅的学者；一位手术技艺精湛、仁心仁术的医者；一位诲人不倦、智慧满怀的师者；一位勇攀医学高峰的勇者；一位敢于在艰难困惑中寻找光明的开拓者和引路人——他就是原中国人民解放军第二炮兵总医院副院长，火箭军总医院肝胆胃肠病研究所所长周宁新教授。

　　正如后人尊称Francis Daniels Moore教授那样，周宁新教授当之不愧的是一位"科学家似的外科医生"。在他40多年的外科职业生涯中，他已不再是一位外科医生所能及的。他为医学事业的进步与发展奉献了毕生的心血；他为我们医学工作者树立了榜样；他治学严谨但又讲求实际；他坚定不移却又怀有一颗悲悯之心；他遥不可及却又平易近人；他具有批判精神但又赋有建设性；他的创新之举令世人赞叹不已；他的一言一行始终激励和鼓舞着年轻的医生。时光荏苒，岁月的烙印深刻，回忆在漫叙，光影间，人生的片段依旧灵光闪现……

　　身为一名军医，在他47年的军旅生涯中，他始终把党和军队的事业作为人生的崇高理想和最高追求。他大学毕业后，始终工作在医疗岗位第一线。无论是在医疗科研攻关、首长保健咨询、专家学术研讨、还是执行重大军事行动中，他都把提升卫勤保障能力作为唯一标准，坚持原则，敢于直言，充分展现了一名医疗工作者求真务实的精神。他甘为人梯，注重培养青年骨干，培养博士后7人，博士23人，硕士36人。他勤勤恳恳、任劳任怨，汶川地震期间，年近6旬的他依旧战斗在救援第一线，成功救治了两千余名受伤百姓和部队官兵，高标准地完成抗震救灾任务，荣立个人二等功。

作为一名外科医生，他深切地意识到"演化式"学科理念的重要性，也常自问"21世纪的外科学将在科技浪潮的淘洗中演化成一门怎样的学科？我们可否依托医工结合的思想，穿透具象与微观的隔膜，潜进微观世界？可否打破医科与工科的壁垒，让不同学科间的知识与技术与共交融？可否将几个世纪以来的传统外科命脉注入新的血液，用新思潮为我们答疑解惑，顺应时代发展，寻找突破？"在他成功完成了300多例机器人手术后，他的感觉又在深入与变化。通过施行一些以前不可想象的复杂手术，他发现机器人外科已超越了单纯外科技术的进步，它会给外科医生带来全新的、超自然的视觉启发，这就是从现代科技中优生的多元化视觉，使我们能够看清或发现以前没有注意或没有观察到的人体奥秘，探究疾病不治或复发的原因，忖度手术方式是否合理及重选时机与路径。凭借其敢为人先，敢为天下先的执着探索精神，他于任职初期建立了全国首家肝胆胃肠病研究所——火箭军总医院肝胆胃肠病研究所，并成功申报全军专科中心及博士后科研工作站。他率先在国内肝胆外科领域运用达芬奇机器人系统，填补多项国际及国内机器人外科领域空白。他率先研发具有自主知识产权的国产"妙手"机器人手术系统，开创国内该领域先河，被称为中国外科机器人之父。他领导成立机器人微创临床基地，主编国内首部机器人手术专著《机器人微创外科手术探索与实践》，创刊国内首部、国际第三本机器人外科英语杂志《Robotic Surgery 机器人外科》。他带领团队在国际上首次发现了肝门部胆管癌相关基因及蛋白（FXYD6），并对该基因在肿瘤发病机制中的作用进行了深入研究，独创了多种胆管损伤后胆道重建式，在肝门胆管癌外科治疗方面提出新的分型方法，其治疗例数及水准达到国际先进水平。从医以来，他先后获得吴阶平医学研究奖1项、军队医疗成果二等奖3项、三等奖2项、姜泗长奖励基金1项、军队科技进步三等奖1项。

作为一名一生都奋战在一线的医者，他始终以无尽赤忱善待患者，以赤子之爱投身于医疗事业，不仅凭医术，更凭仁爱感动每一个人。他把患者的生命看得比天大，把患者的利益看得高于一切，是值得患者托付生命的济世仁医。身患重病期间，他依旧心系患者及一生所热爱的医疗事业。在生命的最后阶段，他或许比任何人都知晓，当我们的身体家园不再宜居时，当我们的灵魂再无安身立命之处时，我们应解开束缚灵魂的枷锁，让它飞向宇宙天际。那一刻，他走得很平静，很安详。

我们将永远怀念周宁新教授，他在外科、生物，以及其他领域的学识彰显出其慧深哲远的大家风范。无论是在做学术演讲，还是与晚辈们的促膝长谈，他都心无旁骛，侃侃而谈。他的精神将永存，他的事业将后继有人，蓬勃发展，老兵不死，薪火相传；他的梦想将更加璀璨夺目，熠熠生辉。

编　者

主编简介

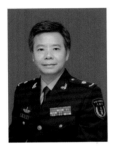

段伟宏 教授，副主任医师，医学博士后。毕业于山东医科大学，获外科学博士学位，美国克利夫兰医学中心访问学者。现任火箭军总医院肝胆外科主任，全军肝胆专业委员会委员，中国抗癌协会胆道专业委员会委员，中国医疗促进会腹膜后肿瘤学组委员，《肝癌》杂志编辑部编委。《Robotic Surgery 机器人外科》杂志编辑委员会委员；中国医师学会外科医师分会机器人外科医师委员会委员。

发表论文10余篇。2012年"多脏器联合切除在中晚期肿瘤中的应用"获军队医疗成果三等奖。2013年"扩大根治术在复杂腹腔恶性肿瘤治疗中的运用"，军队医疗成果三等奖。

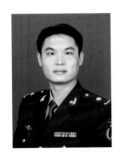

谢于 教授，副主任医师，医学博士后，硕士研究生导师。现北京火箭军总医院肝胆胃肠病研究所工作。担任中华临床医学杂志、中国现代普通外科杂志等特约审稿人。世界华人消化杂志编委、中国普通外科杂志编委，中国医师协会机器人分会委员。

获得中国博士后科学研究基金一项，主持北京市科委专项课题一项。参与国家自然科学基金课题、卫生部基金课题各一项。荣获全军医疗卫生成果奖三等奖一项。参编专著2部。发表SCI 3篇，中文核心期刊论文29篇。

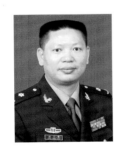

周丁华 教授，主任医师，博士生导师，现任全军肝胆胃肠病中心主任，主持火箭军总医院肝移植中心工作。

主持多项国家及卫生部大型科学研究项目。内外核心期刊发表论文80余篇，参与编写论著4部。主持完成了国家自然科学基金项目"消化道内镜机器人微驱动器及体内适应性研究"。承担国家863计划"基于极低功耗SOC芯片的消化道无线检测产品开发-消化道无线检测产品临床检测项目。全军"十二五"重点科研课题"用于战创伤生物人工血管及相关材料的研究"二项。曾获军队科技进步一等奖、二等奖、中华医学科学奖等多种奖项，获得北京市西城区"十大杰出医生"称号等奖励。

编者名单

主　　编　　段伟宏　谢　于　周丁华

编　　者　（以姓氏笔画为序）

于德磊	王　进	王　政	王　越	王文斌
王仲文	王坤男	王国经	王瑞祥	王福录
牛　强	叶进冬	吕　伟	吕海涛	朱振宇
刘　翔	刘全达	刘军桂	刘建华	闫　涛
闫长青	许小亚	许其威	杜　娟	李朝阳
杨鸿魁	来云刚	张　涛[1]	张　涛[2]	张剑伟
陈军周	林　杰	金　奎	周丁华	周昆明
赵　玮	赵　林	郝利恒	郝法涛	段伟宏
段留新	谈景旺	梁　宇	谢　于	

编辑秘书　（以姓氏笔画为序）

王大玮	卢　昊	刘国涛	李　欣	李至荟
杨　硕	郭　栋	彭敏劼	雷　磊	

序

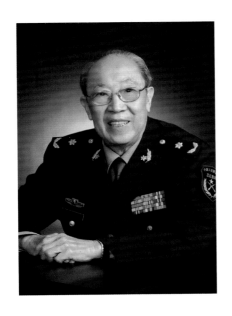

周宁新教授在黄志强院士指导下对胆道复杂疾病进行了多年的探索，他在2007年调入中国人民解放军火箭军总医院后，在普通外科中创立了肝胆外科。随着一批有朝气的青年才俊的加入，肝胆外科逐渐由小到大，由弱到强，慢慢发展成为拥有近百张床位、3个病区的专科，并形成以肝胆胰复杂手术为特色、以机器人微创为特色、以肝移植、海扶技术为特色的学科种类较齐全的专业化团队。近年来，在周宁新教授的学生段伟宏主任的带领下，科室在一些复杂疑难的肝胆疾病方面进行了大胆探索与实践，并将这些多年来完成的手术及研究成果进行了系统总结。在这本病例汇聚的书籍中，既有经验教训的总结与思考，也有该病例前沿的学术进展与动态。难得的是，他们既遵循规律，亦敢打破常规，勇于在禁区中探索前进，这种遵循指南又不唯指南的开拓精神正是我们老一辈外科学人寄予期望并深感欣慰的。"路漫漫其修远兮，吾将上下而求索"，希望他们在学科探索中继续不忘初心，终得始终。

2017 年 2 月 6 日

前　言

当我完成了本书的手稿准备写前言的时候，我凝神注视窗外，触动自己写书的一个个因素竟像有了生命的符号在我眼前灵动的跳跃着，不由地让自己去回忆、去遐想、去思考。

2008年10月，带着对外科事业的追求与热爱和对未来生活的渴望，我离开家乡来到北京，来到解放军第二炮兵总医院（即今天的火箭军总医院），成为中国肝胆外科大家周宁新教授的博士后。在这个新的平台上，我耳濡目染地感受教授孜孜不倦追求完美的严谨学风，不断挑战自我攀登新高峰的坚定信念和敢为天下先的责任担当，点点滴滴都深深地影响着我的世界观。尤其是教授说的那句话："我们就是要做旁人不愿意做、不敢做和不能做的手术，用我们的技术真正让患者受益"。言犹在耳，如今教授却与我们阴阳两隔，令人不禁唏嘘。这句话至今仍激励着我不断挑战自我，挑战高难外科手术，用手中这把手术刀为更多患者带去生的希望。时光流逝，2010年我博士后出站，特招入伍成为军队卫勤战线上的光荣一兵。在之后的时光里，随着外科技术的提高，我越发对疑难手术产生浓厚的兴趣，尤其是胰腺癌侵犯较长门静脉的病例。因为多数专家都放弃了手术的愿望，但是放弃后的保守治疗皆不尽人意，我们眼睁睁看着病人在剧烈的疼痛中衰竭死亡。我逐渐开始设想用人造血管先行转流，再完整切除肿瘤，最后将人造血管裁剪适当，从而得到更高的手术切除率。当完成了部分病例后，我难掩兴奋，和教授一起给这种自创的手术方式命名，教授也非常高兴，我们讨论得竟忘记了吃饭。最后，是教授的那个"桥跨式人造血管转流下复杂胆胰肿瘤切除术"的定义为这个术式落下了完美的注脚。之后，随着肝胆外科机器人的引进，平台影响力的提高，更多的世界一流专家来我们这里进行学术交流。Prof.Nagy Habib，Prof. Pier Cristoforo Giulianotti，高崎健教授，山本雅一教授，范上达院士等国际一流学者的手术操作、外科理念就像冲击波一样震撼着自己的感官。2013年，我在美国匹兹堡医院、克利夫兰医院、芝加哥大学医院学习访问，更感受到外科技术与理念的不断改进与突破正是医学不断前进的基础与动力，任何时候，人不能自我束缚。2014年之后，我们邀请高崎健教授作我们特聘的客座教授，每月来科里进行学术与手术交流。这期间，日本学者精湛的手术技艺和大胆的手术风格理念都对我产生了深刻的影响。尤其是那本高崎健教授给我的日本名古屋大学椰野正人教授编写的极限外科手术，更是直接促成了我编写一本我们中国人的复杂疑难外科手术图鉴的意愿。编写期间，自己亲手完成的手术就像昨天发生的事情一样清晰而真切。在这之中，有已经痊愈正安享着生活的人群，也有遭受了病魔和手术双重打击却不幸离世的病患。我希望把这些病例完整、真实的呈现出来，让更多的医生借鉴我们的成功和避免我们的失败。这既是对自己努力的一种总结，更是对逝去者的一种告慰。由于我们经验有限，书中的很多问题都有待商榷，更希望各位专家老师及同仁不吝赐教，指出我们的不足，让我们引以为戒，更好地学习和提高。

　　最后，衷心感谢给予我们巨大支持与帮助的日本高崎健教授、吴孟超院士、沈锋教授和编辑部的老师们，感谢我们火箭军肝胆外科同事的大力配合与辛勤付出，并以此书深切怀念我们的恩师周宁新教授。

2017 年 5 月

目 录

第一部分　肝脏外科

——— 病例一 ———

小儿肝母细胞瘤切除术

肝母细胞瘤是婴幼儿时期最常见的肝恶性肿瘤，早期发现极为困难，常累及多个肝段或侵及周围器官。对于巨大的肝母细胞瘤，以往多被认为不可切除。随着小儿肝脏外科的发展及围术期治疗水平的提高，这些巨大肝母细胞瘤正由不可切除向可切除转化。

【一般情况】

患儿，朱某某，7个月7天，体重4.7kg，主因"发现腹部包块1个月"入院。1个月前患儿家属无意间发现腹部膨隆，触之质硬包块。家属叙述患儿餐后呃逆，无呕吐，为进一步明确，就诊于首都医科大学附属北京儿童医院。患者为早产儿，入院查体：腹部膨隆，可触及质硬包块。辅助检查：腹部CT示腹部膨隆，肝右叶区域见巨大占位性病变，大约7.2cm×9.5cm×10.9cm，肿物边界大部分清晰，以软组织密度为主，中心为不规则低密度坏死区，增强后肿物呈不均匀增强，可见团片状强化，中心坏死区未见强化，肝固有动脉增粗，肝右动脉分支延伸至肿物内，肝右静脉受压移位，门脉右支显示欠佳。诊断：考虑肝母细胞瘤可能性较大。

【实验室检查】

入院后查：

血常规：白细胞$9.45×10^9$/L，红细胞$3.94×10^{12}$/L，血红蛋白103g/L。

甲胎蛋白：24ng/ml（＜7ng/ml）。

肝功能：各项指标正常。

【术前影像及分析】

影像学表现及意见：CT可见右肝巨大肿瘤，约12cm×15cm，肿瘤包膜尚完整，占据Ⅴ、Ⅵ、Ⅶ、Ⅷ段，肝内密度不均，强化后可见肿瘤呈多结节融合状，中心区密度较低，呈坏死状，肝门显示不清，门静脉右支未见显示，下腔静脉压迫变窄，未见其内有癌栓，肝静脉显示不清。

见图1-1。

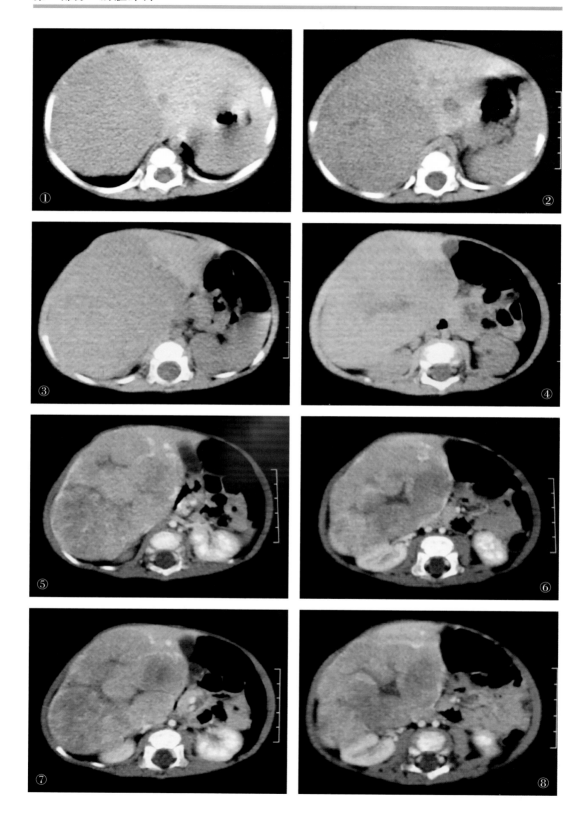

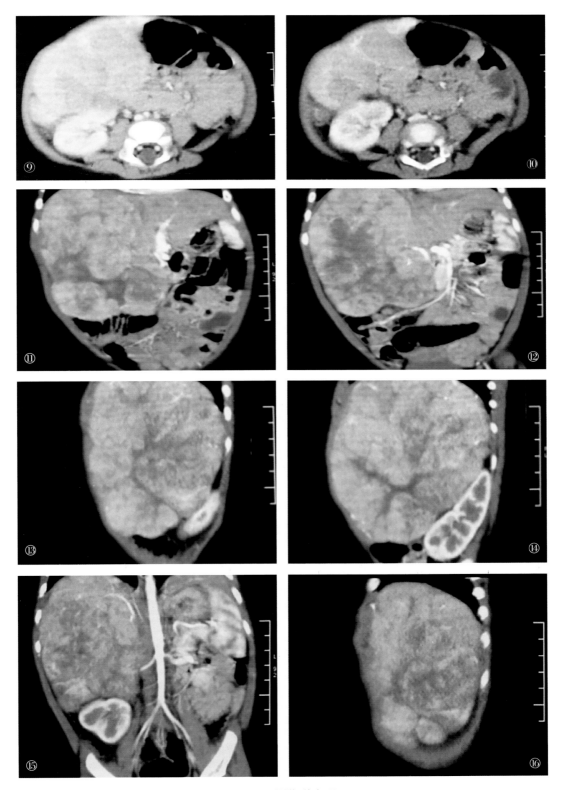

图1-1　影像学表现

【术前规划】

（1）该患儿肿瘤巨大，患儿家属拒绝一切术前化疗，因此，无法进行术前转化性治疗。

（2）肿瘤虽然较大，但有包膜，原则上可以完整切除。由于肿瘤有glisson系统支配区域内转移的特性，因此，规则性肝切除是正确的选择。

（3）患儿年龄小，体重轻，血容量有限，术中尽可能少的出血和输血是保证术中安全和防止术后复发转移的重要措施。

（4）术中最好采用鞘内解剖的方法将右肝动脉、右门静脉、右肝管等逐次解剖出来，同时最好在术中行肝外右肝静脉分离结扎，在防止挤压造成沿肝静脉转移基础上，沿右肝缺血线进行解剖性肝切除。

【术中照片及过程】

（1）由于患儿肋弓较小较窄，而肿瘤巨大，因此，选用剑突下"人"字形切口。

（2）按照术前设计，剪开肝十二指肠韧带前层，在近肝门处首先顺逆形结合，切除胆囊。

（3）肝总管后方分离出右肝动脉，结扎，切断。同法，右肝管后方分离出右侧门静脉，结扎，切断之。

（4）游离右侧肝三角韧带冠状韧带，同时分离结扎右侧肝短静脉，在近第二肝门右肝静脉下方，分离剪开"马库奇韧带"，显露右肝静脉，结扎，切断。

（5）此时右肝的流入道和流出道均已结扎，切断，沿右缺血线逐次以CUSA分离、结扎，切断肝及相应脉管组织。最后将右肝管结扎、切断，将肿瘤完全切除，移出体外，放置引流管，关腹，结束手术，术中出血100ml。

见图1-2。

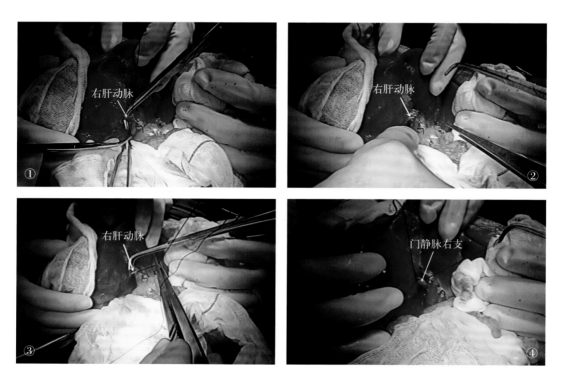

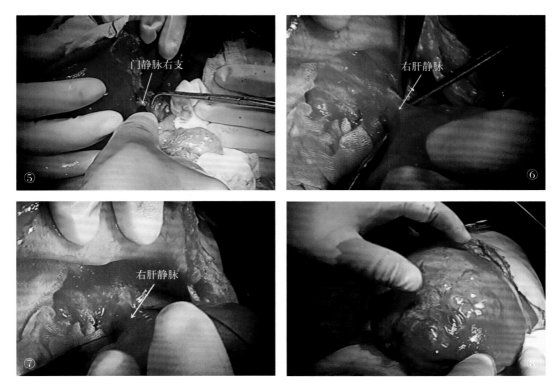

图1-2　手术过程

【术后病理】

1. 大体标本　见图1-3。

2. 病理切片　见图1-4。

3. 病理诊断　（肝）形态及免疫组化考虑胎儿型肝母细胞瘤。

4. 免疫组化　E-cadherin（+），CD44v6（-），P53（灶+），CEA（灶+），Ki-67（60%），AFP（+），GPC3（+），Hep（+），S-100（-），Vim（-），CgA（-），EMA（-），CK（+），CK7（-），CK18（+），CK19（+），CD34（-），D2-40（-），survivin（+），CYCLIND1（灶+），P16（灶+），β-cate（+）。

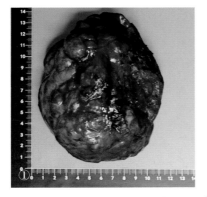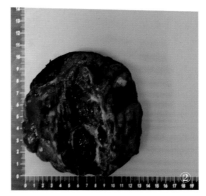

图1-3　大体标本

图1-4　病理切片

【术后恢复】

（1）患者术后恢复顺利，术后3d排气排便，给予流食，无胆瘘及出血；术后8d拔除腹部引流管。

（2）术后检验趋势图：见图1-5。

（3）术后影像：见图1-6。

影像学表现及意见：右半肝切除术后右肝缺如，余肝实质未见确切异常强化密度影，肝内、外胆管未见明显异常。胆囊未见确切显示。胰腺、脾、双肾及肾上腺形态、密度未见确切异常。腹部肠管内较多积气。腹膜后及盆腔内见多枚小淋巴结影，未见确切肿大者。

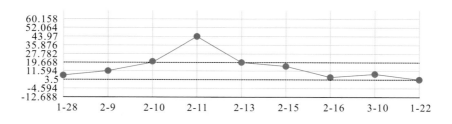

A.总胆红素变化趋势图

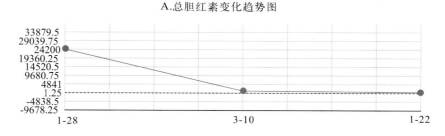

B.甲胎蛋白变化趋势图

图1-5　术后检验趋势图

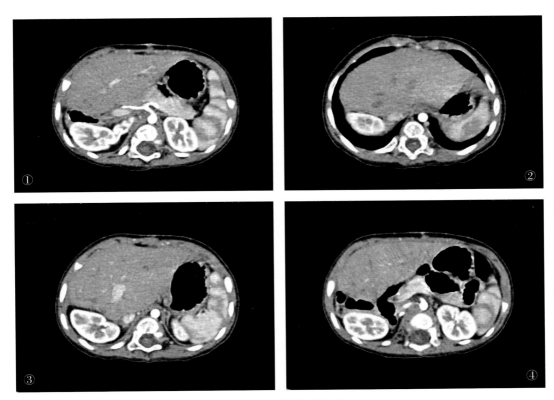

图1-6　术后影像学表现

【术后点评】

1. 术后经验教训

（1）本病例中，患儿年幼，体重低（4.7kg），肿瘤体积大（1.6kg，14cm×12cm）。术中处理不当可导致：①大出血，因患儿血容量较低，少量出血即可导致休克；②中肝静损伤或左肝静脉损伤回流障碍，也会导致肝衰竭；③胆管（左肝管或肝总管或胆总管）损伤导致术后黄疸、胆汁淤积性肝硬化。

（2）本例手术与成人手术不同的另一点是组织菲薄，脉管系统纤细，操作中不易寻找与辨认，一旦误损伤，很难修复。

（3）腹腔小，肿瘤大，操作空间狭小，增加了手术难度。

（4）由于术前规划详尽，术中操作仔细轻柔，手术顺利，未发生可能的并发症。

2. 关于肝母细胞瘤的前沿进展　肝母细胞瘤是幼儿肝最常见恶性肿瘤，占小儿恶性肿瘤0.8%～2.0%。随着近20年来肝脏外科技术进步及新型化疗药物引入，其总体生存率明显提高，3年总生存率70%左右。

（1）病因：早产、低出生体重儿（VLB，＜1500g）、先兆子痫、胎儿水肿、羊水过多等。不成熟的肝细胞容易受外界环境或者药物的影响出现分化障碍形成肿瘤性病变。

（2）临床表现：大部分的新生儿肝母细胞瘤仍以出生后发现腹部包块或者黄疸而就诊，有腹部包块，黄疸有或无，腹部疼痛明显或无疼痛。

（3）分期、分型：术前分期标准参照国际儿童肿瘤协会（SIOP）的PRETEXT分期，术后分期标准参照小儿肿瘤组织（POG）分期。PRETET分期：Ⅰ期，3个相邻肝段无肿瘤侵犯；Ⅱ期，2个相邻肝段未受肿瘤侵犯；Ⅲ期，1个肝段未受肿瘤侵犯或2个非相邻肝段未受累；Ⅳ期，肿瘤累及所有4个肝段。POG分期：Ⅰ期，手术完全切除肿瘤，切缘无肿瘤残留；Ⅱ期，手术完全切除肿瘤，切缘见显微镜下残留肿瘤；Ⅲ期，手术未完全切除肿瘤或无法切除肿瘤，有大体肿瘤残留或伴有局部淋巴结肿瘤转移；Ⅳ期，肿瘤完全切除或不完全切除伴有远处转移。

分型以2003年版《诊断外科病理学》肝母细胞瘤分型标准为依据，将肿瘤分为上皮型和混合型，上皮型又分为胚胎型、胎儿型、巨梁型和未分化型4个亚型。

（4）诊断

①症状，体征：患儿有压迫症状，偶有疼痛、憋胀。家长可触及腹部肿块，不规则，质地坚韧。

②实验室检查：AFP指标异常增高，但仅供参考，并不十分准确，因为新生儿有生理性AFP升高的现象。

③影像学表现：可以多种多样，无固定性表现。CT表现为肝实性占位，边缘高/等密度。中心低/高密度。

④病理学诊断：可靠，可以通过针穿刺活检、腹腔镜下活检，也可通过开放手术活检。

（5）治疗：需要联合手术、化疗、介入，甚至移植的综合手段，才能取得较满意的效果。

①手术：完整切除是HB最重要、最有效的治疗手段。

②术前化疗：HB对化疗敏感，CCG建议术前化疗：顺铂（CODP）100 mg/（$m^2 \cdot d$）+多柔比星（ADM）20mg/（$m^2 \cdot d$）；POG/CCG建议术前化疗主要采用顺铂（CODP）100mg/（$m^2 \cdot d$）+长春新碱（VCR）1.5mg/（$m^2 \cdot d$）+氟尿嘧啶（5-FU）600 mg/m^2（总量）。

③术后化疗：美国COG及欧洲肿瘤协作组对于一期手术完全切除或仅余镜下残留病例，采用PLADO方案：COPD80mg/（$m^2 \cdot d$）或卡铂（CBP）400mg/（$m^2 \cdot d$），第1天+AMD 30mg/（$m^2 \cdot d$），第2～3天，应用6个周期。

④介入治疗：由于肝母细胞瘤的血供90%由肝动脉提供，而正常肝组织的血供75%来自于门静脉。利用肝母细胞瘤的血供原理栓塞肝动脉阻断肿瘤的血液供应致肿瘤坏死，同时不影响正常肝组织的血流供应是治疗肝母细胞瘤的理想方式。因此，局部介入化疗成为治疗儿童肝母细胞瘤的治疗方案之一。目前较为常用的方法是肝动脉栓塞化疗（hepatic artery chemotherapy embolism，HACE；也称为transcatheter arterial chemoembolization，TACE），最近几年已经被应用于临床，大部分是顺铂联合多柔比星与水溶性的放射性对比介质或者碘油混合在一起被应用，对肝母细胞瘤的疗效较好。TACE能有效缩小肿瘤体积、使肿瘤边界更加清楚、肿瘤血管化程度降低，被认为是一种安全有效的辅助治疗方法。

⑤肝移植：包括肝器官移植和大剂量化疗结合身体外周造血干细胞移植（APBSCT）治疗，但都在探索与尝试中。

（6）预后：本病总体预后不良。2年、5年总体生存率60%。但经过化疗等规范化治疗后，其5年生存率正在得到有效提高。只有通过多中心、多学科合作研究，才能更好地阐明其发病机制，更好地提高疗效。

（段伟宏　刘军桂）

参考文献

会江,董蓓,姜忠.累及肝门部的小儿巨大肝脏肿瘤手术.临床小儿外科杂志,2010,9(5):385-386,388

Ammann RA,Plaschkes J,Leibundgut K. Congenital hepatoblastoma:a distinct entity?Med PediatrOncol, 1999,32(6):466-468

Birch JM.Epidemiology of pediateic liver tumoers.In:Malogolowkin M,vonSchweinitz D,Zimmermann A,et al,eds.Pediatric Liver Tumors.Berlin and Heidelberg:Springer,2011:15-26

Czauderna P,Otte JB,Roebuck DJ,et al,Surgical treatment of hepatoblastoma in children.Pediatr Radiol,2006,36:187-191

Dong Q,XuW,Jiang B,et al.Clinical applications of omputerized tomography 3-D reconstruction imaging for diagnosis and suigery in children with large liver tumors or tumors at the hepatic hilum.pediarSurg Int,2007,23(11):1045-1050

HECK JE,Meyers TJ,Lombardi C,et al.Case-control study of birth characteristics and the risk of hepatohlastoma.Cancer Epidemiology,2013,37(4):390-395

Khaderi S,GuiteauJ,Cotton RT, et al.Role of liver transplantation in the management of hepatoblastoma in the pediatric population.World J Transplant,2014,4(4):294-298

Meyers RL,Katzenstein HM,Malogewkin MH,et al.Predictive value of staging susterms in hepatoblastoma. ClinOncol,2007,25:737

Meyers RL,RowlarId JR,Krailo M,et al.Predictivpower of pretreatment prognostic fjctors in children with hepatoblastoma:a report from the Children's oncology Group.Pediatr Blood Cancer, 2009,53:1016-1022

Ng JM,Curran T,The Hedgehog's tale:Developing strategies for targeting cancer.Nal Rev Cancer,2011,11:493-501

onSchweinitzn Identification of risk groups in hepatoblastoma-another step in optimising therapy.Eur J Cancer,2000,36(11):1343-1346

Otte JB.Progrees in the surgical treatment of malignant liver tumors in children.Cancer Treat Rev,2010,36(4):360-371

Schnater JM,Aronson DC,PlaschkesJ,et al.Surgical view of the treatment of patients withhepatoblastoma:results from the first prospective trial of the International Society of ediatricOneologyLiver Tumor study Group.Cancer, 2002,94(4):1111-1120

Glisson蒂横断式肝切除法切除中央型肝癌

手术切除是治疗肝占位性病变的基本手段，也是治愈多数实质占位性病变的唯一手段。因此，肝外科医师不断追求肝切除治疗肝占位性疾病的治疗效果。虽然目前切肝的方式多种多样，但解剖性肝切除是公认的最佳治疗肝占位的手术方式，特别是随着活体肝移植的开展，解剖性肝切除亦有了较大的进展。Glisson 蒂横断式肝切除术是Takasaki 教授首先报道的。该术式因阻断方便完整、对病肝骚扰小而得到认可，并越来越多地在临床中得以运用。

【一般情况】

患者，刘某某，男性，因"查体发现肝脏占位1周"入院。患者入院1周前查腹部超声发现肝占位，进一步行腹部CT检查考虑为"肝癌"可能。平素无腹痛、腹胀，无恶心、呕吐，无寒战、发热，无黄疸，伴右肩背部不适。既往有乙型肝炎病史。

【实验室检查】

入院后查：谷丙转氨酶11 U/L，总胆红素4.38μmol/L，直接胆红素2.36 μmol/L，血红蛋白140g/L，CA19-9 382.5U/ml，AFP 2.16ng/ml，CEA：3.11ng/ml，凝血功能正常。

【术前影像及分析】

影像学表现及意见：肝表面光整，分叶、比例适中，右前叶（S_8 段）见一点状钙化点，右前叶上段及下段（S_5、S_8 段）见一巨大低密度影，边界清晰，密度欠均匀，较大层面大小约8.1cm×5.8cm，肝内外胆管不扩张。胆囊形态、密度如常。肝门区见一类圆形软组织密度影，与后方下腔静脉及周围血管分界欠清，大小约为2.8cm×2.5cm，其内密度不均匀。胰腺及脾、两侧肾上腺及右肾形态、密度未见确切异常，左肾中极皮质区似可见类圆形低密度影，直径约0.5cm。腹膜后见若干淋巴结影，较大者直径超过1.2cm。见图2-1。

（1）右肝叶（S_5、S_8 段）巨大占位性病变并肝门区、腹膜后软组织结节，建议增强进一步检查。

（2）肝S_7段钙化点灶伴肿瘤侵犯。

（3）左肾低密度影，囊性病变可能，必要时行进一步检查。

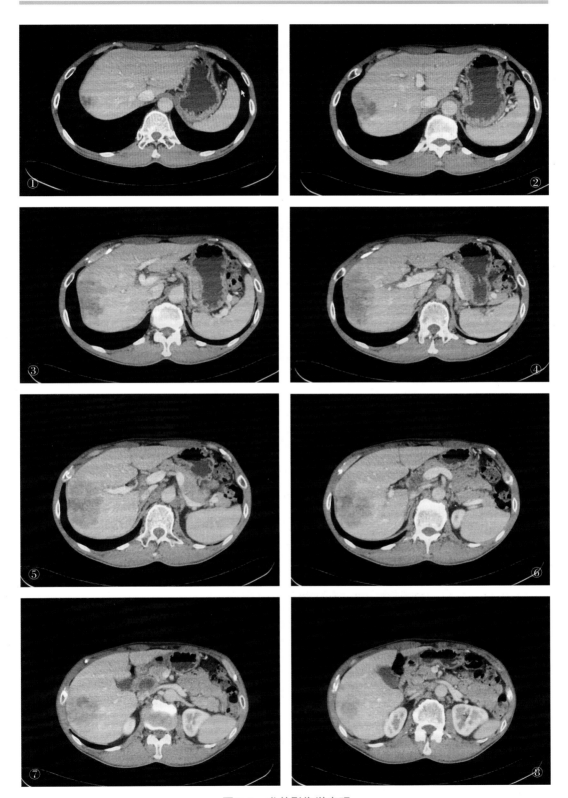

图2-1 术前影像学表现

11

【术前规划】

这个肿瘤不能确定是胆管细胞性肝癌还是肝细胞肝癌，但结合术前影像特点及胆管下端胰头后方有融合肿大淋巴结来看，胆管细胞肝癌不能除外。由于其做过两次介入、一次射频，因此术中可能会有粘连。另外，肿瘤位于部分S_7、S_8，同时也侵犯了S_5。理论上右半肝切除的难度系数要小一点，但是切除范围较大，左肝剩余体积并不充分，而且S_6很正常，未受侵犯。同时有一支粗大的右后下静脉，可以保证S_6保留后的流出道通畅。因此，决定采用高崎健教授的Glisson蒂横断法做一个规则的S_{5+8}、S_7切除，保留单独的S_6，即切除S_5、S_7、S_8，保留S_1、S_2、S_3、S_4、S_6，同时把腹膜后融合的淋巴结完整切除。

【术中照片及过程】

（1）开腹后探查，见腹腔内无转移结节。肿瘤位于肝S_5、S_8、S_7，胰头后方有一3cm×3cm×3cm大小转移淋巴结，决定切除肝肿瘤及淋巴结。

见图2-2。

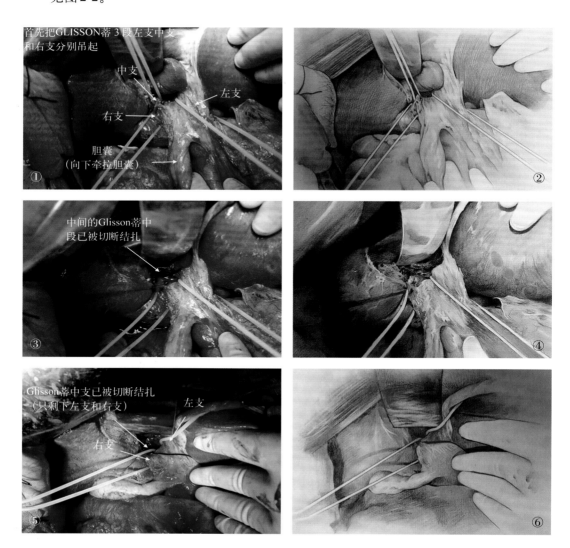

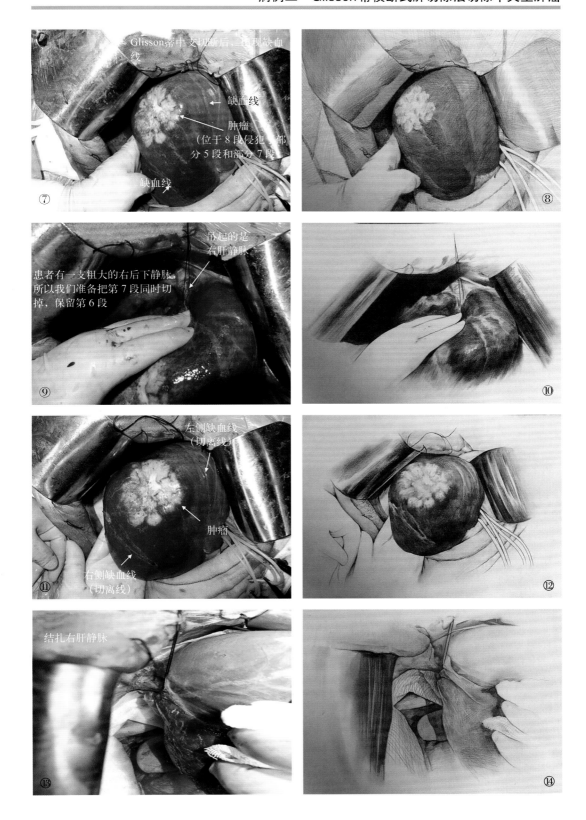

⑦ Glisson蒂中支切断后，出现缺血线
缺血线
肿瘤（位于8段侵犯一部分5段和部分7段）
缺血线

⑧

⑨ 患者有一支粗大的右后下静脉，所以我们准备把第7段同时切掉，保留第6段
吊起的是右肝静脉

⑩

⑪ 左侧缺血线（切离线）
肿瘤
右侧缺血线（切离线）

⑫

⑬ 结扎右肝静脉

⑭

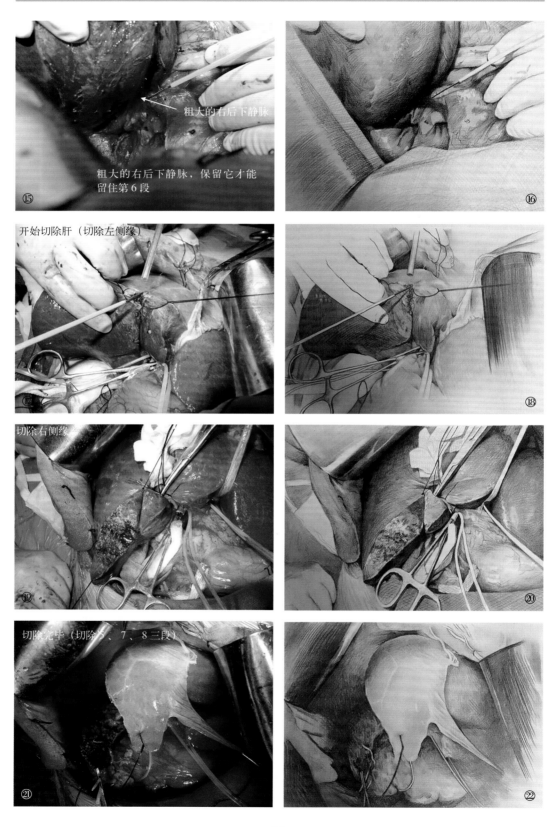

粗大的右后下静脉

粗大的右后下静脉，保留它才能
留住第6段

⑮

⑯

开始切除肝（切除左侧缘）

⑰

⑱

切除右侧缘

⑲

⑳

切除完毕（切除5、7、8三段）

㉑

㉒

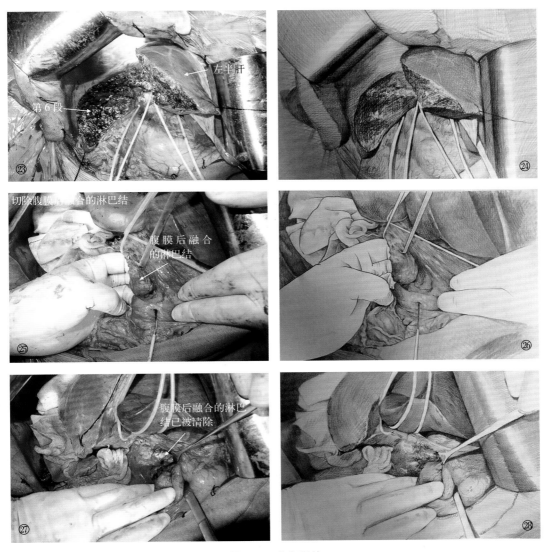

图2-2　术中照片

　　(2) 剪刀锐性逆行分离胆囊至肝门板处停止，一助向下牵拉胆囊及肝十二指肠韧带，三助以压肠板向上显露胆囊床，致肝门板处腹膜张力增加。

　　(3) 剪刀锐性分离肝下腹膜组织，逐渐显露三支Glisson蒂，分别为高崎健教授命名的左、中、右三支。此时以直角钳先将右、中肝蒂整体掏过来，细尿管牵拉，再以减法将中肝蒂、右肝蒂分别掏以细尿管牵拉，最后在肝圆韧带根部掏出左肝蒂，悬吊牵拉之。

　　(4) 阻断中肝蒂，显示两侧缺血线。此时，左缺血线距肿瘤超过2cm，右侧缺血线距S_7肿瘤边缘较近。因此，在S_7肿瘤右侧2cm处电刀划切离线。在S_5、S_6交界处切离线与缺血线重合，此时确定切除边界，然后离断中肝蒂。

　　(5) 由于有右后下静脉，因此在第二肝门处，将右肝静脉分离出来并结扎，同时显露并保护右后下静脉。

（6）从左侧缺血线开始切断肝左切缘至近第二肝门处停止，再沿右侧缺血线及切离线切断肝右切缘至第二肝门，将中肝及肿瘤再从肝门处向后向上分离，最终在第二肝门处汇合。此时切断中肝静脉、右肝静脉。将切除之肿瘤整体移出体外。

（7）电刀分离切除胰头后方融合淋巴结，查无活动出血后，置管引流。

【术后病理】

1. 大体标本　见图2-3。

2. 病理切片　见图2-4。

3. 病理诊断　（肝中叶）中 - 低分化胆管腺癌，周围肝组织汇管区小胆管增生，伴少量淋巴细胞为主的炎细胞浸润，肝细胞轻度浊肿变性。

（12$_b$淋巴结）（1/1）可见转移癌。

免疫组化：GPC3（＋），Hep（－），CK（＋），CK5/6（灶＋），CK7（＋），CK19（＋），CK20（灶＋），CD34（灶＋），P53（＋），CYCLIND1（－），Ki-67（60%），HBcAg（－），HBsAg（－），AFP（－）

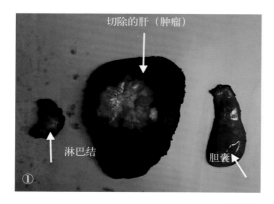 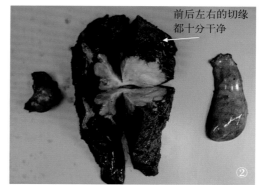

图2-3　大体标本

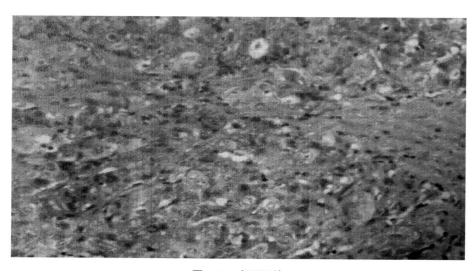

图2-4　病理切片

【术后恢复情况】

（1）术后恢复顺利，无胆瘘及异常出血，术后8d拔除引流管，术后10d拆线，15d出院。

（2）术后检验趋势图：见图2-5。

（3）术后影像：见图2-6。

影像学表现及意见：肝左叶代偿性增大，右前叶缺如；左右肝之间有软组织吸收表现；肝后方有腹腔引流管，腹腔内无积液，肝内无结节，脾无增大。

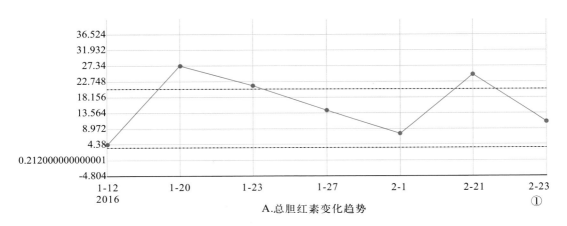

A.总胆红素变化趋势

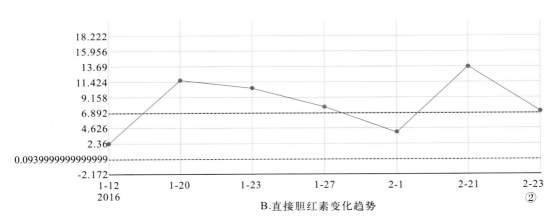

B.直接胆红素变化趋势

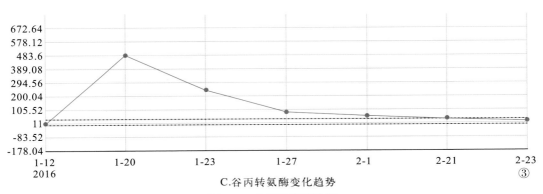

C.谷丙转氨酶变化趋势

图2-5　术后检验趋势图

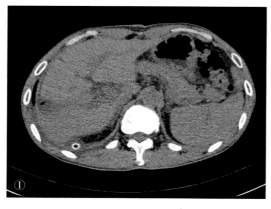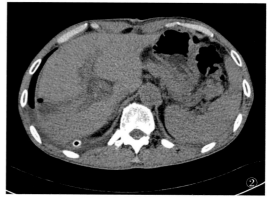

图2-6　术后影像

【术后点评】

1.经验教训总结　中央型肝癌因为肿瘤位于肝中央4、5、8段，左三叶切除或右三叶切除均有一定限局性，会因为切除过多的有用肝组织而导致肝衰竭。传统形式上切除中央型肝癌有两种方式：① pringle阻断肝蒂，沿着肝癌左右周边1cm距离逐渐切除肝癌。②肝外进行鞘内解剖（Glisson鞘）。将左、中（右前）、右（右后）支的动静脉分别游离出来。分别结扎切断中支的肝动脉、门静脉，形成缺血线，再进行切除。这些方法尽管有一定的优点，但也有较大的不足。第一种方式弊端有二：其一，没有形成缺血线，切肝不是在精确的"段"结构内进行，而肝癌肝内转移首先是要在"段"结构内转移，这样就不是一个真正意义上的精准的解剖性肝切除；其二，在肝门部未解剖的前提下切除中肝，此时像在扇子的根部进行解剖分离，极易损伤左肝蒂或右肝蒂而被迫切除更多肝进而导致肝衰竭。而第二种手术方式能避免第一种手术方式的两个弊端，能够获得缺血线，也有一定的解剖间隙以避免误伤左右肝动脉、门静脉，但操作复杂，相对危险。最重要的是中肝蒂动脉（右前支）解剖变异较大，有时起源于左肝动脉，有时起源于右肝动脉，所以两种手术方式各有优劣。

近年来，我们采用日本东京女子医科大学的高崎健教授首先提出的Glisson蒂横断法切肝来治疗中央型肝癌，认识到这种切肝方法简单实用、快捷、有效。尤其对于中央型肝癌，效果更为显著。通过前述介绍的方法，我们可以迅速将左、中、右支悬吊出来，切断中肝蒂（右前支）后再将左支、右支（右后支）分别牵向两侧，则肝门部形成一个较大的空间，可以有效避免切除左侧缘时伤及左肝蒂，切除右侧缘时伤及右肝蒂，而且离断左侧缘时，只需要阻断左肝蒂即可在保证右后叶正常血供前提下无血肝切除，切除右缘时道理同前。这样既避免了肝在整体Pringle阻断状态下的肝功能损害，也可在无血供情况下切除肝断面，使失血量大为减少。我们平均每台出血量为300～450ml，而失血的减少、输血量的降低也是保持机体免疫力和提高远期生存力的重要因素。本例Glisson蒂切肝法应用中，未发生难以控制的大出血，也证实了该方法的有效性及安全性。

但是，它的应用也有一定的不足，体现在：①对于胆管细胞型肝癌不适用，因为胆管细胞型肝癌有嗜神经纤维转移特点，必须对肝十二指肠韧带进行血管骨骼化清扫，所以这种鞘外解剖的方法不适宜；②对初学者来说，分离肝门板时极易进入肝实质或门静脉、肝动脉内，尤其是钳子从前向后穿过时易损伤血管后壁导致大出血，且由于是后壁出血，难以显露及止血，需要较高解剖技巧。

本例手术不足之处在于肿瘤侵及S_7，S_7属于右肝蒂支配，而右肝蒂还支配S_6，此时在右肝蒂深在的肝内实质中进一步用CUSA分离，还可以分离出支配S_7、S_6的三级分支。如果结扎切断S_7分支的肝蒂，则手术的精准性更强，但此次手术仅在二级分支进行解剖，略有遗憾。

2.关于Glisson蒂手术方式的前沿进展

（1）研究表明，肝癌的主要播散方式是肝内门静脉转移。癌细胞首先突入肝段门静脉支而在肝段内转移，漂浮的癌细胞亦向周围转移，同时门静脉小支为亲肿瘤血管，有助于肝癌细胞的扩散和种植，在肝内形成微转移灶，主要以肝内卫星灶、门静脉微癌栓的形式存在。因此，肿瘤门静脉支供给的肝组织必须严格按照解剖分布切除干净，以减少转移和复发。为了防止手术过程中肿瘤的肝内播散转移，关键在于离断肝实质之前先结扎肿瘤的门静脉支。Takasaki的Glisson蒂横断式肝切除术较好地解决了以上问题。由于门静脉是Glisson鞘内最大的管道结构，因此门静脉的走行代表了Glisson鞘的分布。理论而言，不解剖而直接横断需切除肝段的Glisson鞘，即可最大限度地控制拟切除肝段的供血和减少对肿瘤的挤压和骚扰，减少细胞的转移。针对小肝癌并严重肝硬化病例，还可解剖三级门脉分支，实施Couinand肝段或亚肝段"锥形单元"切除术，真正实现了解剖学性肝切除。

（2）传统手术为何易复发？肝癌是我国常见的恶性肿瘤之一，手术切除是首选的治疗方法。非规则性肝切除的切除范围往往估计不够。传统肝非精准切除因为未重视残肝解剖结构完整性的保留，切缘往往存在失活肝组织，容易诱导产生缺氧诱导因子α_1，增加血管内皮生长因子的合成，从而使失活肝组织中隐匿的肝细胞癌灶形成新生血管，并致肿瘤复发及快速生长。

（3）区域性肝血流阻断大致分两类：一类是解剖Glisson鞘内结构并分别予以阻断，手术复杂；另一类是在肝外或肝内处理完整的Glisson鞘。Takasaki研究发现二级分支位置较恒定，起始部多位于肝外，在肝门板外将左、中、右段Glisson蒂整束分离出来，横断肿瘤所在肝段的Glisson蒂，再根据缺血线离断肝实质，对于右半肝或右段巨大肿瘤可使用前入路离断肝实质联合肝后腔静脉前置带悬吊方法来完成手术。Glisson蒂横断式法是肝切除术中较好的入肝血流阻断方法，具有肝功能损害轻、恢复快、减少肿瘤肝内转移等优点，更适合于肝硬化的肝细胞癌患者。

综上所述，Glisson蒂横断法切肝，尽管有一定的不足之处，仍然不失为一种非常有效、快捷的切肝方法。随着未来越来越熟练的掌握其要领，该方法的优势正越来越多地显现出来。

（段伟宏　吕　伟）

参考文献

丁义涛,江春平.肝切除术后肝功能衰竭:病理生理、危险因素与临床治疗.中华肝胆外科杂志,2011,17(4): 279-282

丁义涛.原发性肝癌外科手术过程无血切肝技术的应用.中华肝胆外科杂志,2007,13(1):7-9

李升平,张昌卿.肝癌亚临床转移灶及临床病理学意义的研究.中国肿瘤临床,2002,29(002):77-81

罗志强, 邵江华, 邬林泉, 等.Glisson蒂横断式肝段切除术治疗肝癌15例分析.中国实用外科杂志, 2011(6):506-507

麻勇, 刘连新. 术中失血过多及输血对肝癌术后复发的影响及对策.中国实用外科杂志, 2012,32(10):814-816。

王健, 孙燕, 崔云龙, 等.肝癌多中心发生与肝内转移的临床病理学差异研究.中华肝胆外科杂志,2009, 15(4):247-250

吴孟超.我国肝切除技术发展的现状和展望.中华外科杂志,2010,48(3):161-162

殷永芳,聂诗鑫,涂植涛, 等.肝动脉解剖变异及其临床意义.中国临床解剖学杂志,2011, 29(2):174-178

尹涛, 段传谊, 符常波, 等.肝蒂横断法解剖性肝段切除治疗肝癌的临床研究(附36例报告).临床外科杂志, 2011,19(7):469-470

周俭, 吴志全.胆管细胞癌临床特点及其与肝细胞癌的比较.中华普通外科杂志,2000, 15(6):330-332

周学平,杨广顺,丛文铭,等.原发性肝癌瘤周肝组织内微转移的回顾性与前瞻性研究.中华肝胆外科杂志,2005,11(008):510-514

KARAMARKOVI A, DOKLESTI K, MILI N, et al.Glissonean pedicle approach in major liver resections. Hepatogastroenterology, 2012,59(118):1896-1901

KATAGIRI S, ARIIZUMI S, KOTERA Y, et al. Right hepatectomy using Glissonean pedicle transection method with anterior approach (with video). J Hepatobiliary Pancreat Sci, 2012,19(1):25-29

Ken Takasaki（高崎健）.吕毅等主译.Glisson蒂横断式肝切除术.北京：人民卫生出版社, 2008

RAMPONE B,SCHIAVONE B,MARTINO A,et al.Cu- rrent management strategy of hepatocellular carcinoma. Word journal of gastroenterology,2009,15 (26):3210- 3216.

TAKASAKI K.Glissonean pedicle transection method for hepatic Resection.Springer,2007,1:33

TAKASAKI K.Glissonean pedicle transection method for hepatic resection: a new concept of liver segmentation.Journal of Hepato- Biliary- Pancreatic Surgery, 1998,5(3):286-291

Yang ZF,PoonRT,ToJ,et al. The potential role of hypoxia inducible factor 1alpha in tumor progression after hypoxia and chemotherapy in hepatocellular carcinoma. Cancer Res, 2004,64(15):5496-5503

ZIMMERMANNH,REICHENJ.Hepatectomy:preoper- ative analysis of hepatic function and postoperative liver failure. Digestive Surgery,2000,15(1):1-11

巨大尾状叶及右半肝肿瘤联合下腔静脉整体切除术

部分肝肿瘤易侵犯门静脉、肝静脉、下腔静脉，导致手术难以切除。这其中既有肿瘤直接侵犯血管，也有肿瘤侵透血管内膜形成瘤栓，导致肿瘤无法切除。针对此类难治性肿瘤，1988 年德国的 Pichlmayer 对 1 例胃平滑肌肉瘤肝巨灶转移患者进行了全球首例体外肝切除——自体全肝原位再植术，之后世界各国相继报道了多宗类似的病例。我们针对一例肝巨大尾状叶肿瘤侵犯第二肝门、肝短静脉癌栓侵向下腔静脉的病例，采用联合下腔静脉的右半肝及全尾状叶肿瘤切除、异体下腔静脉移植，术后恢复顺利。

【一般情况】

患者，张某某，男性，48 岁，主因"间断上腹部疼痛 3 个月余"入院。患者 3 个月前无明显诱因出现上腹部疼痛，为间断性胀痛，偶有恶心，无呕吐，无寒战、高热，无皮肤、巩膜黄染，未给予重视，1 周前上述症状加重，就诊于当地医院，行腹部超声示肝大小正常，左右叶交界处可见一团块状高回声，大小为 11.5cm × 8.3cm，形态规整，门静脉主干向上挤压，考虑肝实性占位。患者既往体健。

入院查体：腹部无明显阳性体征。辅助检查：腹部超声（汾西矿业集团总医院）：肝大小正常，左右叶交界处可见一团块状高回声，大小为 11.5cm × 8.3cm，形态规整，门静脉主干向上挤压，考虑肝实性占位。入院后积极完善相关检查，诊断为肝癌并腔静脉癌栓；局麻下行 TACE 术；术后间断发热，给予对症处理，于术后 15d 在全身麻醉下行剖腹探查扩大右半肝切除、尾状叶切除、肝后下腔静脉切除、异体血管植入、下腔静脉重建术。

【实验室检查】

入院后查：

血常规：白细胞 4.84×10^9/L，红细胞 4.02×10^{12}/L，血红蛋白 127g/L。

肿瘤标志物：甲胎蛋白 3.24ng/L，癌胚抗原 1.02μg/L，糖基抗原 19-9 11.9 U/L。

肝功能：谷丙转氨酶：5.6U/L，白蛋白：42.1g/L，直接胆红素：3.34μmol/L。

余检查未见异常。

【术前影像及分析】

影像学表现及意见：肝右叶（S_8、S_7、S_6）及肝S_1段见一类圆形混杂密度肿块，其内CT值为$-19 \sim 25$HU，大小约107mm（上下径）×96mm（前后径）×105mm（左右径），其边缘凹凸不平，边界清晰，其内局部见斑片状低密度区，中央见条片状稍高密度分隔，占位效应较明显，门静脉受压移位，病变周围肝实质局部密度略减低，CT值约45HU，肝右叶肝内胆管局部轻度增宽。胆囊不大，腔内密度较均匀，囊壁无明显增厚。双肾、双侧肾上腺及脾、胰腺未见明确病变。肝门及腹膜后未见明显增大淋巴结。见图3-1。

3D影像重建：见图3-2，图3-3，图3-4。

肝的体积计算图见图3-2。

图3-5是我们按照日本高崎健教授设计的肝切除体积公式图，它的ICG 15min滞留率为1.6%，按照设计，该患者可以切除肝体积在70%以上。

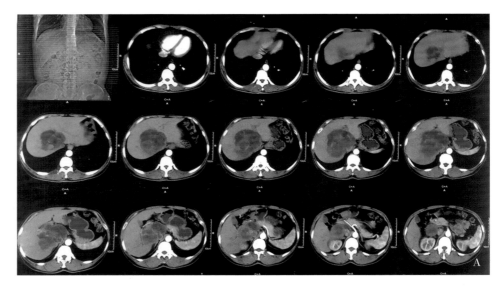

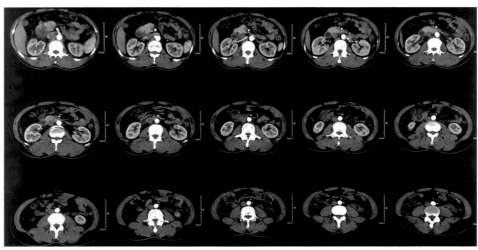

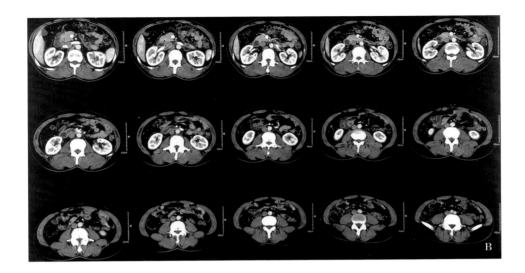

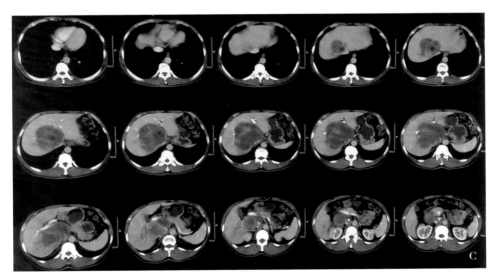

图 3-1　术前影像学表现

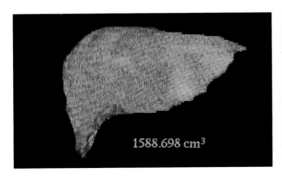

图 3-2　全肝体积

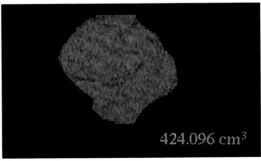

图 3-3　肿块体积

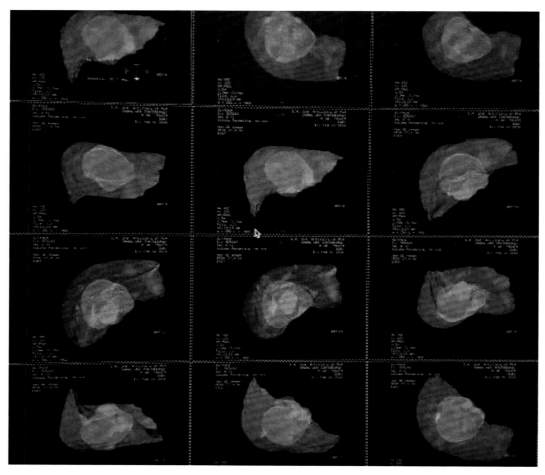

图3-4　伪彩重叠

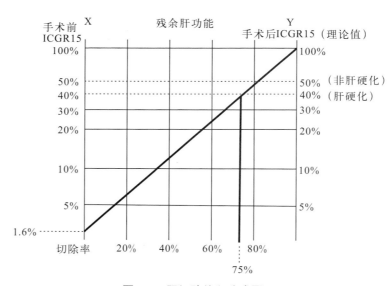

图3-5　肝切除体积公式图

【术前规划】

手术方案有以下三种。

方案一，因为这名患者有下腔静脉的癌栓，所以第一种手术方式是扩大的右半肝切除＋下腔静脉癌栓的取出。

方案二，半离体下的扩大右半肝切除＋下腔静脉的切除。

方案三，左肝静脉也被肿瘤侵犯了，那么我们可能做全离体下的扩大右半肝切除＋肝静脉重建、门静脉重建、肝动脉重建、下腔静脉重建及胆管重建。

这个病例在术中证实右肝静脉及中肝静脉被肿瘤侵犯，左肝静脉可以较好地分离开，下腔静脉内癌栓明显，因此，术中决定将尾状叶肿瘤从左侧完全分离至右侧，下腔静脉全程游离开，分别在左肝静脉下方及左右肾静脉上方的下腔静脉位置置阻断钳，将"肿瘤＋扩大右半肝＋肝后下腔静脉"整体切除，再将异体下腔静脉自上而下依次吻合，手术结束。我们在术后解剖时发现，患者的下腔静脉内癌栓从尾状叶肝短静脉内长入，根部非常固定，根本无法剥离下来，为求彻底解决，必须连同下腔静脉整体切除。

【术中照片及过程】

（1）侧倒"L"形切口入腹腔，探查见无肝外转移等表现，遂首先进行第一肝门解剖。将右肝动脉、右门静脉分别游离出来，结扎、切断，显示右肝缺血线。

（2）沿缺血线将肝劈离，显露下方尾状叶肿瘤，肿瘤巨大，8cm×8cm×8cm大小，向上与门静脉主干关系密切，向下与下腔静脉关系紧密，难以游离，遂从左侧开始，游离Spiegel叶与门静脉主干及门静脉通往左侧尾状叶的分支逐次结扎、离断。将左侧肝动脉、门静脉向左侧牵拉，将尾状叶肿瘤与其之间的联系全部离断，并沿肿瘤表面分离其与S$_4$段之间的肝组织，将其间肝动脉、门静脉、肝静脉一一结扎处理，直至第二肝门处。

（3）在第二肝门处证实左肝静脉未被肿瘤侵犯，但中肝静脉及右肝静脉均被肿瘤侵犯。遂决定切除右半肝＋尾状叶＋肝后下腔静脉（左、右肝静脉汇入下腔静脉下方）。

（4）游离肝上、肝下下腔静脉，置入阻断带，同时游离下腔静脉与后腹膜之间交通支，将肾上腺静脉、腰静脉逐一结扎。

（5）双侧肾静脉上方及肝下下腔静脉（左肝静脉汇入下腔静脉处下方0.5cm处）分别置阻断钳，切断血管，将右半肝及全尾状叶肿瘤及肝后下腔静脉整体切除，移出体外。

（6）将预先准备好的8cm长异体下腔静脉以肝素盐水冲洗灌洗，依照先吻合近心端，然后按远心端的顺序依次吻合，撤除阻断钳，无活动出血后冲洗置管引流。

见图3-6。

【术后病理】

1.大体标本　见图3-7，图3-8。

2.病理切片　见图3-9。

3.病理诊断　（肝）透明细胞型肝细胞癌（体积7.5cm×7cm×5.5cm），伴大片坏死，肿瘤周围肝细胞轻度浊肿变性，汇管区小胆管轻度增生。

（胆囊）慢性胆囊炎。

（12a、12b淋巴结）（0/2）未见转移癌。

免疫组化：CK7（-），CK19（-），HBcAg（-），HBsAg（-），P53（灶+），PAX-2（+），CD10（-），GPC3（+），Hep（+），CD34（　灶+），Ki-67（30%），AFP（-），CD68（灶+），Vim（+），CK（-），CK18（+），TFE3（-）。

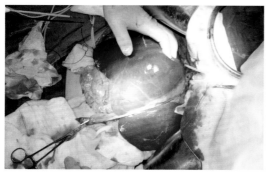

A．开腹后所见肿瘤在尾状叶，表面看不到

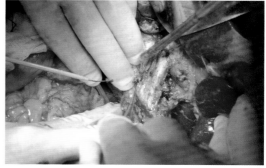

B．解剖第一肝门依次切断右肝动脉、右门静脉及右侧胆管

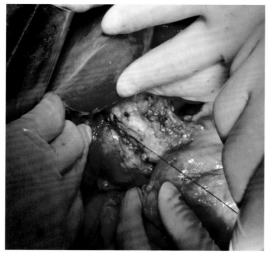

C．切断右门静脉

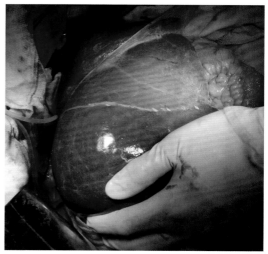

D．显露缺血线

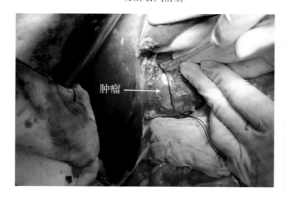

E．显露尾状叶肿瘤

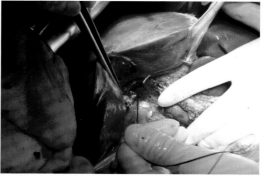

F．结扎右门静脉

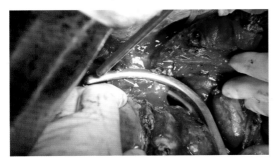

G. 左肝静脉下方下腔静脉阻断

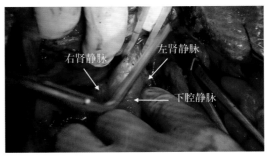

H. 阻断肝下下腔静脉

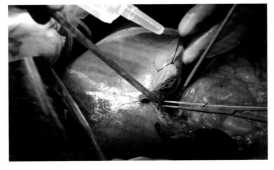

I. 沿缺血线劈开左右半肝

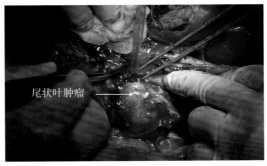

J. 尾状叶的肿瘤, 与门静脉后方关系非常紧密

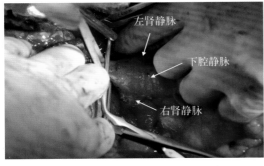

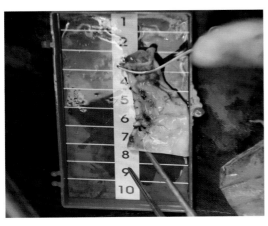

K. 阻断肝下下腔静脉

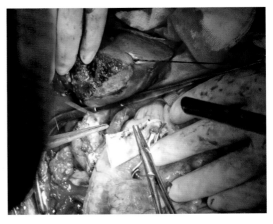

L. 准备吻合的异体血管　　　　　　　　M. 开始吻合

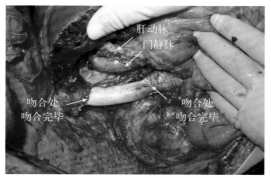

N.吻合完毕

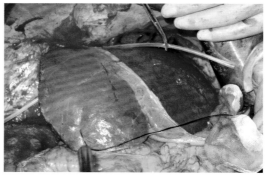

O.切除右肝及尾状叶肿瘤后的剩余肝，性状很好

图3-6 手术过程图

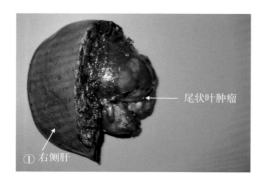

①右侧肝

尾状叶肿瘤

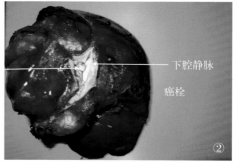

下腔静脉

癌栓

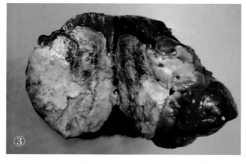

③

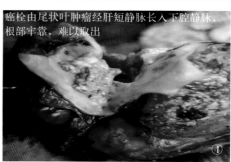

癌栓由尾状叶肿瘤经肝短静脉长入下腔静脉，根部牢靠，难以取出

④

图3-7 大体标本

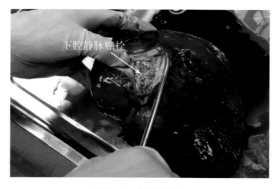

下腔静脉癌栓

图3-8 解剖标本

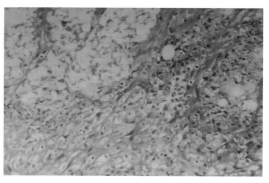

图3-9 病理切片

【术后评估】

（1）术后恢复顺利，无胆瘘及异常出血，无肝衰竭，无异体器官排斥反应，未用抗排斥药物，无下腔静脉狭窄、阻塞等并发症。

（2）术后检验变化趋势：见图3-10。

（3）术后影像：见图3-11。

影像学表现及意见：结合病史，肝占位术后改变为增强后动态扫描，肝右叶及尾状叶结构显示欠完整，余肝实质增强扫描强化均匀，肝内、外胆管未见异常扩张。胆囊未见确切显示。胰腺、脾、双肾及肾上腺形态规则，强化均匀。肝门区及腹膜后未见异常肿大淋巴结影。

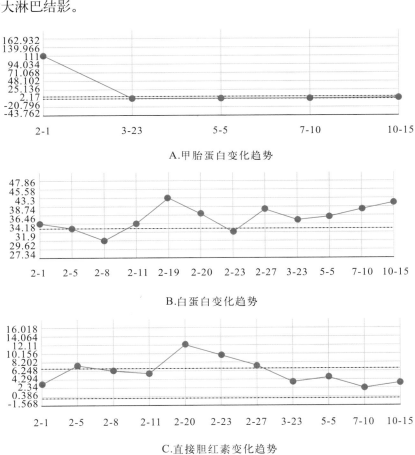

A.甲胎蛋白变化趋势

B.白蛋白变化趋势

C.直接胆红素变化趋势

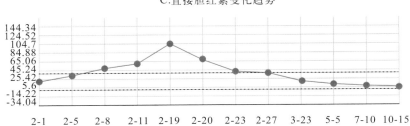

D.谷丙转氨酶变化趋势

图3-10　术后检验趋势图

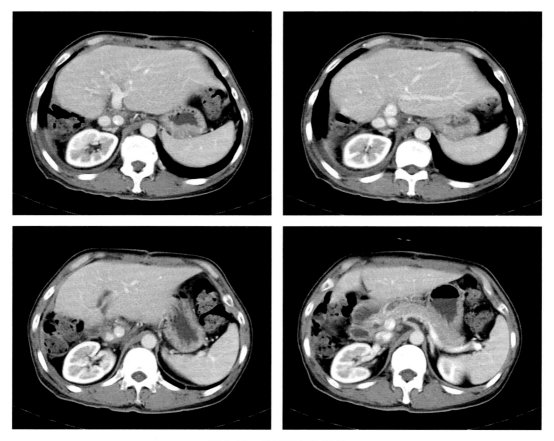

图 3-11　术后影像学表现

【术后点评】

1. 经验教训总结

（1）完全的离体切除、再移植手术，在切断面往往会有大量出血。因为在体外切除，小的血管可能结扎不完全，移植后多处这样的出血会造成一段时间出血量巨大。因此，更好的方法是将肿瘤切除的步骤尽可能多地在体内完成，这样针对出血点可随时明确地止住血。本例手术我们尽可能地在体内劈离肿瘤与正常肝之间组织，确保止血到位。

（2）原计划术中如果左、中、右三支肝静脉均受侵，将采取全离体情况下切除，左肝静脉切除后移植部分异体肝静脉（或门静脉代替）再与异体下腔静脉吻合，类似背驮式移植。但术中仔细解剖，分离出左肝静脉与肿瘤之间有间隙可以保留，这意味着左肝流出道不须重建，于是改变方案，在左肝静脉下方 0.5cm 处切除下腔静脉，保证左肝流出道始终通畅，这样避免了全离体切除再移植时带给患者巨大打击，同时也保证了手术质量。

（3）为保护肝功能，在劈离肝时，始终未阻断左肝门静脉及左肝动脉，使得全肝的流入道、流出道始终通畅，保证术后肝功能快速恢复。

（4）本例中，尾状叶肿瘤较大，向前将门静脉顶起来，张力较大，分离门静脉向尾状叶分支时非常困难，一旦出血，则门静脉后壁不易止血。可以考虑在门静脉近、远端分别置阻断带，避免意外出血。游离时尽量将门静脉主干向右侧牵拉，显露后壁尾状叶支以利于结扎切断。

（5）异体下腔静脉吻合时，遵循肝移植下腔静脉处理程序与方法就可以，不需特殊处理。

2.关于离体或半离体肝切除的前沿进展　离体或半离体肝切除联合自体肝移植技术是集合了肝移植、血管外科、体外静脉转流技术和冷灌注器官保存技术的现代肝脏外科综合手术技术，难度大、风险高。1988 年，德国 Pichlmayer 等对 1 例胃平滑肌肉瘤肝巨灶转移患者进行了全球首例体外肝切除自体余肝原位再植术；我国于 2005 年由黄洁夫教授成功完成首例临床离体肝切除自体肝移植术，此后陆续有少量成功的个案报道。该术式理论上有利于对隐匿在肝背部或深部、严重压迫或侵犯第二肝门血管或肝后下腔静脉、采用常规方法不能切除的肝肿瘤进行精确的切除，同时对受累的大血管进行必要的切除、修复或重建，从而有效提高对病变肝切除的安全性、准确性和根治性。

当肿块位于以下 5 种解剖结构时可考虑行半离体或离体肝切除联合自体肝移植：①肝右静脉、肝中静脉与肝后下腔静脉构成的三角区；②肝左静脉、肝中静脉与肝后下腔静脉构成的三角区；③肝尾状叶及肝Ⅳ段；④门静脉左支、肝中静脉主干与肝后下腔静脉构成的三角区；⑤门静脉右支、肝中静脉主干与肝后下腔静脉构成的三角区。

在离体肝切除适应证的选择上长期以来缺少共识，这与肝胆外科手术技术的提高、三维影像及导航技术的发展有关。早期一些难以手术切除的肿瘤如中肝叶、尾状叶的巨大肿瘤，目前大部分可通过常规手术方法切除或前入路切除或在全肝血流阻断下切除，包括肝静脉、腔静脉及部分门静脉的修补、重建等；部分难以明确肿瘤周围血管关系的病例亦可在影像技术的辅助下清晰显示或重建，大大降低了常规手术中血管损伤的风险。然而，对于严重压迫或侵犯第二、三肝门的巨大肿瘤，因限制了肝从下腔静脉的分离和移动，原位手术难以充分显露和处理肝背面癌灶及受累的肝后段腔静脉，即使采用全肝血流阻断等仍难以解决时，可考虑行离体或半离体肝切除自体肝移植术，但仍需术前充分评估余肝功能，做好手术规划和预案，并向患者及家属详细告知风险、费用，对于手术切除范围大（余肝功能体积不足）、合并严重慢性肝病（中重度脂肪肝或肝硬化）或全身性疾病时，须谨慎进行手术。

离体肝切除技术仍有诸多问题需进一步研究解决，如在持续体外静脉转流条件下人体耐受无肝期的时限、肝自体移植后冷缺血再灌注损伤对残肝功能和肿瘤复发的影响等，需要我们进一步加大研究力度，更好地进行相应的治疗。

（段伟宏　刘军桂）

参考文献

叶启发,任祖海,明英姿,等.半离体肝切除自体肝移植治疗肝细胞癌:附 1 例报告.中国普通外科杂志,2006,15(7):551-553.

C hui AKIsland ER,Rao AR,et al The longest survivor andfirst potential cure of an advanced cholangiocarcinom a by ex vivoresection and autotransplantation:a case report and review of theliterature.Am Surg,2003,69(5):441-444

Pichlmayr R, G rosse H, H auss J, et. al Technique and prelim inaryresults of extracorporeal liver surgery bench procedure) and of surgery on the in situ perfused liver.Br J Surg, 1990,77(1):21-26

巨大肝母细胞瘤切除术

肝母细胞瘤是婴幼儿时期最常见肝恶性肿瘤，由于缺乏特异性临床症状，诊断时常常已是进展期，大多数为Ⅲ～Ⅳ期，治疗较为棘手。

【一般情况】

患者，杜某某，女性，14岁，间断上腹痛11d，加重3d入院。3d前腹痛明显加剧，就诊于当地医院，诊断为腹腔肿瘤待查。查体：腹部较膨隆，上腹部明显，轻度压痛，余无异常。

【实验室检查】

入院后查：

肝功能：谷草转氨酶35U/L，白蛋白32.3g/L，碱性磷酸酶144U/L，总胆红素9.0μmol/L。

【术前影像及分析】

影像学表现及意见：术前可见中上腹部巨大实性中低密度占位病变，强化后增强表现。肿物巨大，肝正常形态与结构改变，肿瘤似乎来源于左肝，肉瘤可能性大，与膈肌、胃、脾等结构关系紧密。见图4-1。

【术前规划】

术前诊断有两种：①肝脏肉瘤？②腹膜后或腹腔肿瘤？（性质待查）。因此，针对这两种可能做出以下手术规划。

（1）肝肉瘤：如果是肝来源肉瘤，说明它已经可能突破肝被膜。右侧肝结构形态尚可见，但左肝结构形态已经消失。因此，来源于左肝肿瘤可能性大。此时肿瘤有可能在小网膜腔内及膈下生长，与脾、胃、膈肌关系都很紧密。术中可以先行离断左侧肝蒂，然后向左侧不断推进、分离，最终整体切除，必要时膈肌、胃部分切除。

（2）腹腔或腹膜后肿瘤：考虑有可能是脂肪肉瘤或胃来源的间质瘤，如果是这样，则沿肿瘤边缘依次分离、结扎、切断之。考虑胃来源的间质瘤可以联合胃切除，食管-空肠吻合。

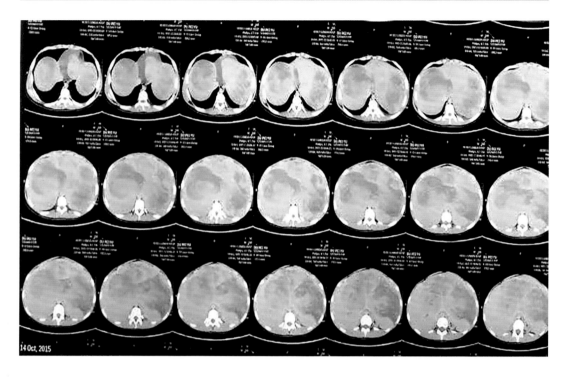

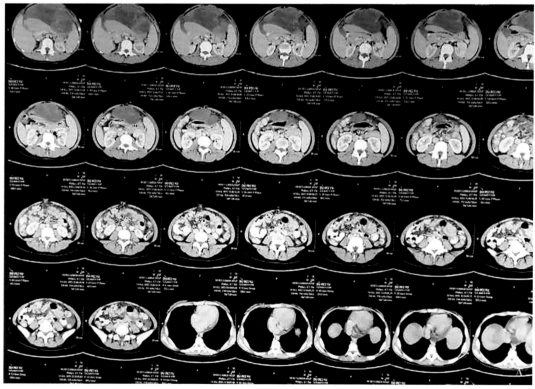

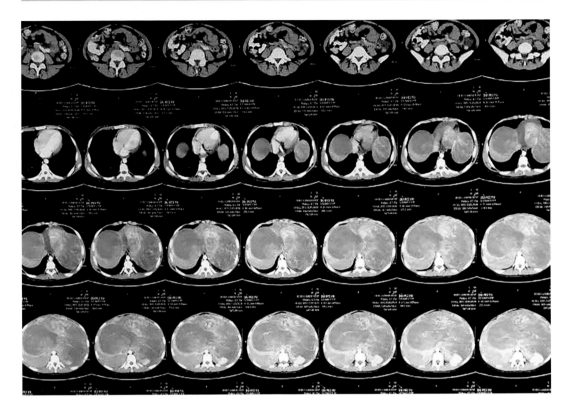

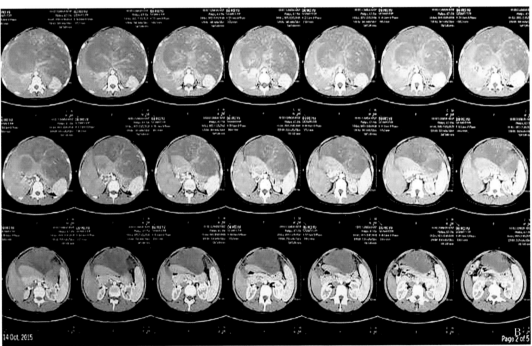

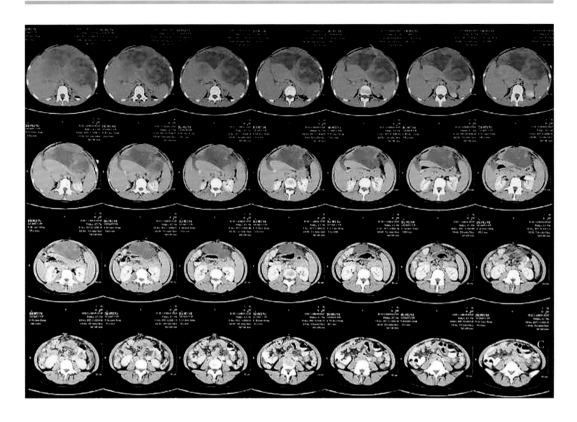

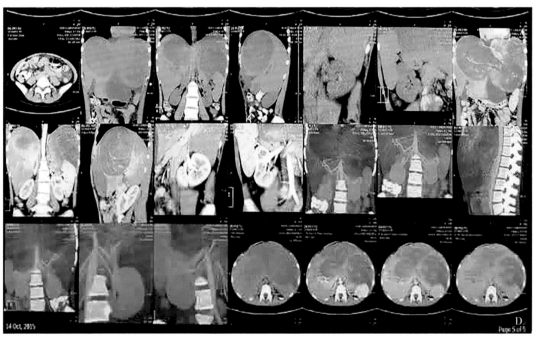

图4-1　术前影像学表现

【术中照片及过程】

（1）由于肿瘤巨大，且患者年龄小，肋弓较窄，因此以剑突下"人"字形切口进入腹腔。进腹腔后见肿瘤巨大，几乎占据整个上腹部，灰褐色、质地韧、易破裂出血。膈肌下、肝上、小网膜内、胃后区域，均被肿瘤占据，无法判断是否为肝来源，也无法进行肝门解剖。初步看，排除胃、小肠、结肠来源的胃间质瘤可能，但肿瘤与膈肌、心包关系密切。由于肿瘤右侧边界不清，因此，术中决定先从肿瘤左侧区域开始分离，向右推进。

（2）由于肿瘤非常巨大，且结节融合状，为保证安全，必要时考虑分步切除，移出体外，遂逐次分离肿瘤与胃之间组织及滋养血管。食管裂孔旁膈肌受侵，遂整体切除10cm×3cm长膈肌组织。自右侧继续分离。其与心包侵犯严重，再次决定整体切除5cm×5cm大小心包组织。与上方膈肌、心包分离开之后向下游离肿瘤组织，在肝表面将最大的肿瘤结节分离，切除并移出体外。此时可以看到肿瘤是在肝Ⅳ段原发性生长，突破表面被膜，突向腹腔内生长。此时因为移出一部分肿瘤组织，空间显露出来，因此游离出左侧肝蒂，结扎、切断之。将左肝及肿瘤整体切除，移出体外。膈肌依次缝合关闭，建立负压状态，心包则由于缺损较大，无法缝合，遂以大网膜覆盖其上，防止组织进入其中，查无异常出血后，冲洗关腹。

见图4-2。

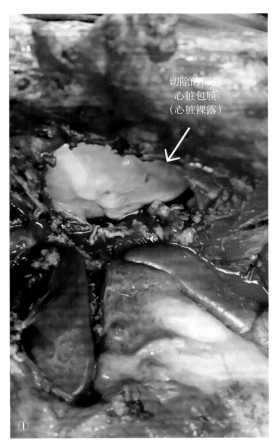
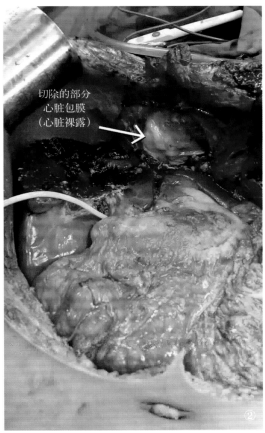

图4-2　手术过程

【术后病理】

1. 大体标本　见图4-3。
2. 病理切片　见图4-4。
3. 病理诊断　（肝）结合免疫组化结果，考虑为肝母细胞瘤-混合性上皮和间叶型，ICD-0编码8970/3。送检（部分膈肌）见肿瘤组织累及。送检胆囊未见肿瘤累及。（大网膜肿物）送检组织为肿瘤结节。
4. 免疫组化结果　AFP（-），CD56（+），CK（-），Ki-67（+30%），MPO（-），Myoglobin（-），wimentin（+），CD99（-），CD34（血管+），HepPar-1（少量肝细胞+），北京儿童医院会诊病理结果：（肝、膈肌、网膜）胚胎性横纹肌肉瘤，肿瘤可见大量出血坏死。

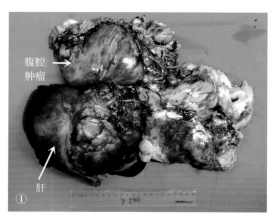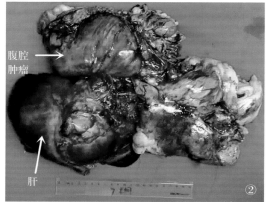

图4-3　大体标本

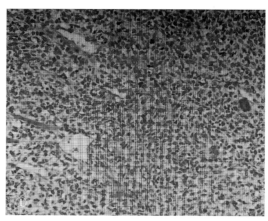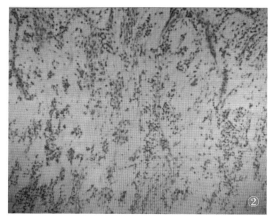

图4-4　病理切片

【术后恢复过程及情况】

（1）术后恢复顺利，无胆瘘及出血，肝功能未受损害，术后14d拔除引流管，18d出院，在当地医院接受化疗，化疗方案不详。化疗期间出现骨髓抑制、贫血。

（2）术后化验检查结果

AFP：2.31ng/ml。

肝功能：谷丙转氨酶101U/L，谷草转氨酶106U/L，白蛋白36.4g/L，总胆红素14.8μmol/L。

（3）术后影像：见图4-5。

影像学表现及意见：左肝缺如，腹腔内无复发、转移结节。

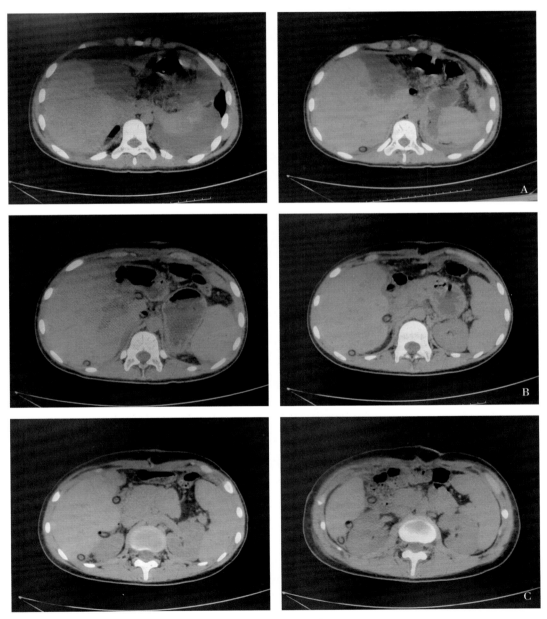

图4-5 术后影像学表现

【术后点评】

1.经验教训总结

（1）术前由于患者憋胀较严重，影响呼吸功能，因此未行穿刺活检。术前也未行化疗，一定程度上影响术中判断及术式。

（2）肿瘤异常巨大，但手术完成的较顺利，与术中正确决策有关。术中如果一味强调肿瘤完整切除，在肿瘤覆盖于肝上方，而根本不清楚它是来源于S_4的情况下，同时切除肿瘤及左肝，则首尾难以相顾，有可能造成难以控制的大出血，而此时分别切除肿瘤，则在较大肿瘤切除后明确看到肿瘤来源于S_4，且第一肝门能够被显露，左肝蒂可以被游离并结扎、切断，继之在缺血线上安全进行解剖性切除，最终完整、安全地切除全部肿瘤组织。

（3）肿瘤侵及膈肌，不必非常担心，尤其梭形切除时，而两侧张力可以允许拉拢缝合。此时将拉钩松开，无张力下间断缝合，多数情况下不需补片即可完成。

（4）心包部分切除后，可以敞开，以大网膜轻轻覆盖即可，切不可为将心包封闭而强行对端缝合，导致心包缩窄，这样带来的损害甚大。

（5）从肿瘤en bloc整体切除的概念及肿瘤周围组织都是正常解剖层次上讲，包抄式切除是最好的方式，但是它的缺点在于对术者临机处置能力要求较高，一旦周围组织均已离断，而中心区域无法完整切除，则术者"难以下台"，因此，正确评估自身实力与肿瘤解剖界限，在适合自己能力的基础上尽量采用"包抄式切除"。

2.关于肝母细胞瘤的前沿进展

（1）由于本病起病隐匿，早期无特异性症状，患儿多以发现腹部包块为首发症状，加之肿瘤生长迅速、转移早、婴幼儿缺乏自我表达能力等因素，患儿初诊时往往已经处于中晚期，明确诊断时50%以上的患儿丧失了完整切除肿瘤的机会，或已有远处转移。"手术切除+新辅助化疗"是目前治疗肝母细胞瘤首选和有效的方案。是否完整切除肿瘤被认为是影响肝母细胞瘤预后的重要因素。

（2）肝母细胞瘤疗效取决于是否可以完整切除，所以要尽可能创造机会手术切除，但初诊时能够完整切除的病例不到50%，实际上，以SIOPEL为代表的全世界大多数研究机构均赞成延迟外科手术。即初诊为肝母细胞瘤后即使能够行手术切除也不建议先切除，而是先给予术前化疗或栓塞等使瘤体进一步缩小至更易切除后再行手术，可明显改善肝母细胞瘤的预后。SIOPEL组织在肝母细胞瘤外科手术指南中指出，肺转移并不是外科切除手术禁忌证，因为大部分肺转移灶在接受全身化疗后可消失，继而外科手术得以继续进行，甚至原发灶与转移灶可同时切除。因此，我们亦认为肝母细胞瘤肺转移也不是TACE的绝对禁忌证，可采用全身化疗与TACE相结合的方式继续治疗，此观点亦得到日本学者认可。化疗方面，以欧洲患者为基础的SIOPEL，所有患者均进行辅助化疗。他们认为：①如果肿瘤在首次诊断时就被切除，并且其病理结果为纯胎儿型（PFH），无术后化疗的无病生存率可达到100%；②对于有转移的且组织分型较差的患者，应当考虑联合强化化疗（SIOPEL用高剂量的顺铂，COG应用前期实验窗）和肺部转移性结节切除术；③切缘阳性预后不一定不好；④对于不可切除的HB患儿，应当考虑肝移植或复杂肝肿瘤切除术。

因此，对于肝母细胞瘤的治疗，只有化疗、介入、手术甚至生物治疗，多种形式共同参与，才能有较好的治疗效果。

（段伟宏　刘军桂）

参考文献

Ablin A,Plaschkes J.A perspective on the hepatoblastoma symposium.Pediatr Blood Cancer,2012,59(5):775

Barrena S, Hernandez F, Miguel M, et al.High-risk hepatoblastoma:results in a pediatric liver transplantation center.Eur J Pediatr Surg,2011,21:18-20

Czaudema P,Otte JB,Aronson DC,et al.Guideling for surgical treatment of hepatoblastoma in the modem recommendations from the Childhood Liver Tumour Strategy Group of the International Society of Paediatric Oncology(SIOPEL).Eur JCancer,2005,41(7):1031-1036

Czaudema P,Otte JB,Roebuck DJ,et a1.Surgical treatment of hepatoblastoma in children.Pediatr Radiol,2006,36(3): 187-191

Daniel C Ar,Piotr C,Rudolf M,et al.The treatment of hepatoblastoma:its evolution and the current status as per the SIOPEL trials.Indian AssocPediatr Surg,2014,19:201-207

Htsuka Y,Matsunaga T,Yoshida H,et al.Optimal strategy of preoperative transcatheter arterial ehemoembolization forhepatoblastoma.Surg Today,2004,34(2):127-133

Ismail H,Broniszczak D,Kalicifiski P.et al.Changing treatment and outcome of children with hepatoblastoma: analysis of a single center experience over the last 20 years.J Pediatr Surg,2012,47(7):1331-1339

JÓzsef Z,Laurence B,Penelope B,et al.Dose-dense cisplatinbased chemotherapy and surgery for children with high-risk hepatoblastoma(SIOPEL-4):aprospective,single-arm,feasibilitystudy.Lancet Oncol,2013,14:834-842

Maibach R,Roebuck D,BrugieresL,et al.Prognostic stratification for children with hepatoblastoma:the SIOPEL experience. Eur J Cancer,2012,48(10):1543-1549

Malogolowkin MH,Katzenstein HM,Meyers RL,et al.Complete surgical resection is curative for children with hepatoblastoma with pure fetal histology:a report from the Childreng Oncology Group.Clin Oncei,2011,29:3301-3306

Mergental H,Adam R,Eficzon BG,et al.Livertransplantationfor unresectable hepatocellular carcinoma in normal livers. Hepatol, 2012,57:297-305

Ohtsuka Y,Matsunaga T,Yoshida H,et al.Optimal strategy of preoperative transcatheter arterial chemoembolization for hepatoblastoma.Surg Today,2004,34:127-133

Perilongo G,Malogolowkin M,Feusner J.Hepatoblastomaclinical research:lessons learned and future challenges.Pediatr 13100d Cancer,2012,59(5):818-821

Perilongo G,Shafford E,Plaschkes J,et al.SIOPEL trials using preoperative chemotherapy in hepatoblastoma.Lancet Oncol,2000,1:94-100

vonSchweinitz D.Hepatoblastoma:recent developments in research and treatment.Semin Pediatr Surg,2012,2l:2l-30

胆管细胞型肝癌肋骨转移行多脏器联合切除术

　　胆管细胞型肝癌根据发病部位分为周围型胆管细胞型肝癌和肝门型胆管细胞型肝癌两类，在肝内原发性恶性肿瘤中，胆管细胞型肝癌的发病率仅次于肝细胞肝癌而居第二位。与肝细胞肝癌不同，胆管细胞型肝癌缺少血液供应，对化疗和放疗不敏感，手术治疗是其获得长期生存的重要因素。

【一般情况】

　　患者，车某某，老年男性，因"右侧肝区疼痛2个月，进食后呕吐2周"入院。患者五年前常规体检发现右肝占位，大小约2cm×3cm，当时诊断为"血管瘤"，未予特殊处理，定期复查，未见明显增大。3个月前常规体检，发现肝占位较前明显增大，大小约10cm×8cm，且形状不规则。查体：腹软，全腹无压痛及反跳痛，肝脾肋下未触及，未触及胆囊，Murphy征阴性。辅助检查：（山西省肿瘤医院）PET-CT肝右叶占位FDG摄取增高，肝血管肉瘤可能性大；甲状腺结节，提示腺瘤；右侧第8肋骨后转移癌可能；十二指肠降部代谢增高结节，结合胃镜除外MT。

入院诊断：

1.肝内占位：①胆管细胞型肝癌？②血管肉瘤？

2.胰头后占位：淋巴结转移癌？

3.右侧第8肋骨转移癌。

4.原发性高血压2级。

5.前列腺肥大。

6.甲状腺腺瘤。

【实验室检查】

入院后查：

血常规：白细胞$5.71×10^9$/L，红细胞$4.79×10^9$/L，血红蛋白146g/L。

肿瘤标志物：糖基抗原199 75U/ml。

肝功能：白蛋白40.8g/L，直接胆红素5.06μmol/L，碱性磷酸酶10U/L。

【术前影像及分析】

影像学表现及意见：肿瘤位于右肝S_6、S_7，部分侵及S_5、S_8，大小约10cm×9cm。动脉期强化明显，延迟期仍有部分强化；十二指肠后方后方有一大小约2.5cm×2.5cm的可疑转移淋巴结；第10肋骨有骨质破坏表现，怀疑肿瘤骨转移。见图5-1。

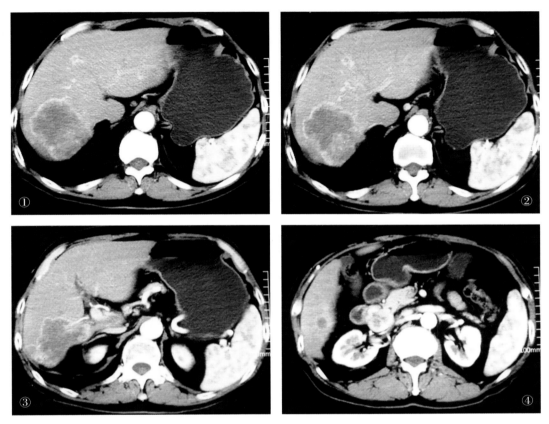

图5-1　术前影像

【术前规划】

患者术前影像提示"肝巨大肿瘤，胆管细胞型肝癌可能，伴胰头后方转移病灶，右侧第10肋骨转移"。基于传统认识，患者属于Ⅳ期肝癌，无手术机会与价值了。但我们认为，肿瘤巨大，依靠单纯化疗、放疗效果欠佳；且胰头后方肿块压迫十二指肠，患者进食有通过不畅的表现；同时PET-CT提示只有此三个明确的原发与受侵病灶，因此我们决定行"肝肿瘤切除＋胰头后转移病灶切除＋转移肋骨切除术"，术后再行相应的放、化疗。鉴于术前无法确定胰头后方病灶是否与胰头十二指肠粘连紧密，我们决定术中先做胰头后肿瘤切除，如果是融合淋巴结转移，且能顺利剥离出来，则可以施行前述的手术；如果难以剥离出来，必须行Whipple手术才能切除干净，则放弃原有手术计划，毕竟行HPD（肝胰十二指肠联合切除）手术再加转移肋骨切除创伤较大，可能的潜在效益有限。

【术中照片及过程】

（1）进腹后探查见右肝巨大肿瘤，大小约为 12cm×12cm×10cm，无周围组织转移结节及腹水。分离开 Koche 切口，可见胰头后方有一 3cm×3cm×3cm 类圆形转移结节，电刀小心分离可以完整剥离，因此切除此转移病灶后，决定切除肝及肋骨病灶。

（2）解剖肝门，依次分离出右肝动脉、右门静脉、右肝管，分别结扎、切断，规则性半肝切除，创面止血。

（3）邀请胸外科专家同台进行转移的第 10 肋骨全切除，之后缝合切口。

（4）术毕，冲洗置管引流。

见图 5-2。

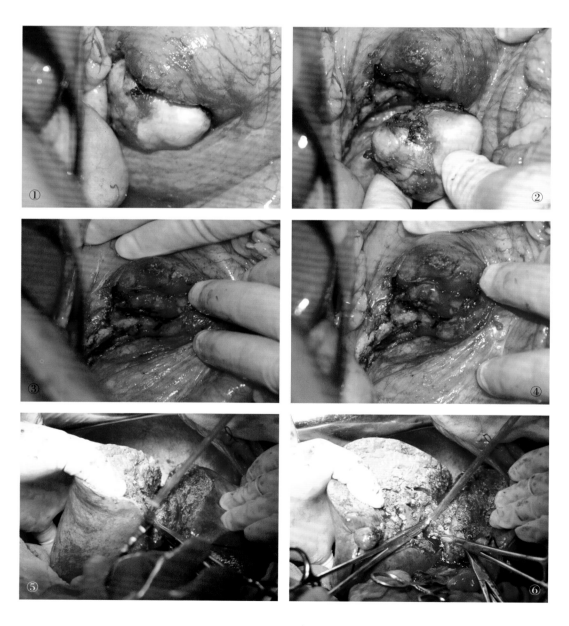

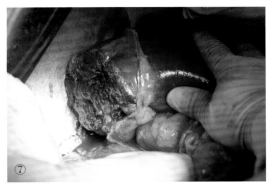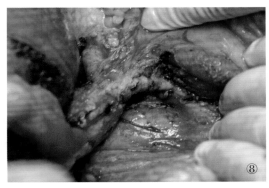

⑦　⑧

图5-2　手术过程照片

【术后病理】

1.大体标本　见图5-3。

2.病理切片　见图5-4。

3.病理诊断　（右肝、左肝叶结节、12b淋巴结、胆囊、胰腺结节）右肝肝内胆管细胞癌（中分化腺癌），肿瘤多发，最大体积7.5cm×6.5cm×6.0cm，可见神经侵犯，未见明确脉管癌栓；切缘可见神经侵犯，未见明确脉管癌栓；切缘可见癌组织。左肝肝内胆管细胞癌（中分化腺癌），肿瘤大小1.3cm×1.0cm×0.3cm，未见明确脉管及神经侵犯，切缘可见癌组织。送检12b淋巴结未见转移癌，送检胰腺后结节为淋巴结转移癌。慢性胆囊炎。肋骨转移结节。

PTNM分期：Ⅵ A 期（T_4N_1Mx）

免疫组化：CK（+），CK7（+），CK8/18（+），CK19（+），CK20（−），villin（+），CEA（+），AFP（−），CD34（−），D2-40（−），Ki-67（30%），Hep（−），P16（−），P53（灶+）。

分子生物学检测：ERCC1高表达。

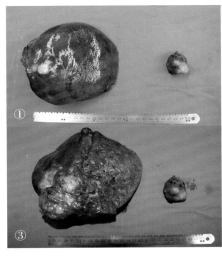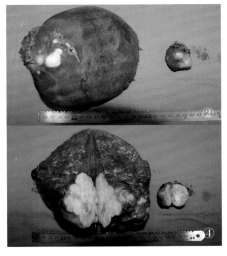

①　②
③　④

图5-3　大体标本

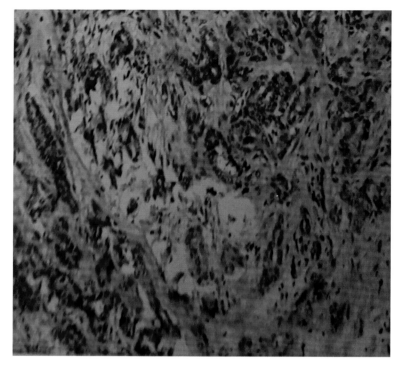

图5-4　病理切片

【术后恢复过程及情况】

（1）患者术后恢复顺利，无任何不适表现，半年后右侧第8肋骨后肋轻压痛。余心肺体征阴性，腹部切口愈合良好，腹部平坦，全腹无压痛，无反跳痛及肌紧张，叩鼓音，无移动性浊音，行PET-CT发现右侧第8肋骨后肋转移，为求进一步治疗再次入我院胸外科行肋骨转移瘤切除术，手术顺利，术后愈合良好。

（2）术后检验：见图5-5。

（3）术后影像：见图5-6。

影像学表现及意见：CT示右半肝切除术后改变，左肝略有代偿性增大；右侧胸腔少量积液，胃及十二指肠形态正常，周围无肿大淋巴结。

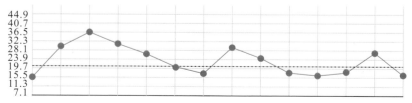

图5-5　总胆红素变化趋势

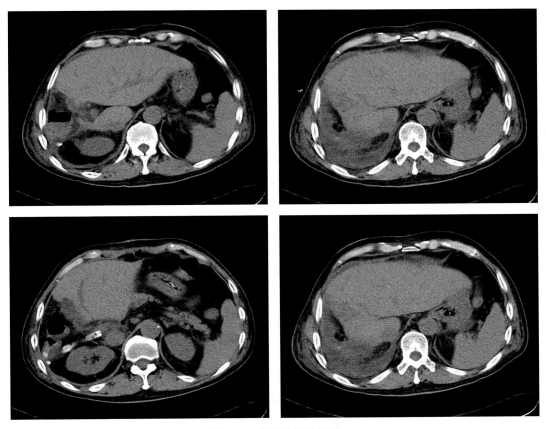

图5-6 术后影像学表现

【术后点评】

1. 术后经验教训总结 胆管细胞型肝癌恶性度高，既容易沿胆管系统及神经纤维在肝十二指肠韧带及淋巴结内浸润，又容易沿血液途径转移。本例患者出现了胰头后方淋巴结融合转移，同时又有第10肋骨转移，多家就诊均不建议行手术治疗，因为考虑到可能手术创伤较大，又有远隔转移，效果不会理想。但是我们认为：①患者因为有胰头十二指肠后方肿瘤压迫，进食已经有困难，在不能保证进食及营养前提下，任何化疗、放疗都很难进行下去，至少需要行一个消化道短路手术吧？②胰头十二指肠后方的病灶，我们考虑像是一个融合的淋巴结，它不会和组织融合在一起，虽然位置凶险，与门静脉、胆管下端关系密切，但是只要解剖技巧好，多数能完整剥离下来且不会损伤门静脉、胆总管，不会因此行Whipple手术。③虽然肿瘤有沿淋巴结转移、血液转移的表现，属临床IV期，但是目前影像技术的进步使得我们不再根据"概率学"的方法来揣测转移的程度，PET-CT可以直观地告诉我们肿瘤是弥漫性转移还是有特定几个脏器的确定转移，而对于后者，我们的经验是，可以按追求R_0切除的标准来对待，就类似"结直肠癌肝转移"时的处理原则。但是，如果此时胰头十二指肠后方淋巴结不能完整剥离，需要Whipple手术才能切净的话，那这个HPD手术+转移肋骨切除手术我们还是会慎重对待的。如果仅仅是能剥离下来的淋巴结融合，则我们还是认为手术价值极大。④术中按照规划顺利完成了手术方案，术后恢复一直非常顺利，也进行了化疗及免疫药物治疗，随访表明生活质量很好，术后2年余出现肝复发、黄疸，之后引流处理，两年半时患者因为功能衰竭死亡。因此这个病例如果当时用非手术治疗的方式来对待，中位生存时间通常为5～7个月。所以，在肿瘤局限于几个脏器且能用PET-CT诊断明确，而且能做到完整切除的前提下，适度冒险有其合理性。

2.关于胆管细胞型肝癌前沿动态　肝内胆管细胞型肝癌病因不明，发病年龄多为40～60岁，男女比例大致相等，患者不伴肝炎、肝硬化，但肝内胆管细胞型肝癌常与华支睾吸虫感染、慢性胆管炎及胆管结石、胆总管囊肿、Caroli病及原发性硬化性胆管炎等合并存在，因此推测其可能与胆管系统的慢性炎性、理化刺激有关。常见临床表现为腹痛、体重减轻，晚期患者出现腹水、功能衰竭。APF水平在正常范围，CEA升高。

周围型胆管细胞型肝癌是发生在包括二级胆管在内的末梢侧肝内小胆管上皮性的腺癌；肝门型肝内胆管细胞型肝癌则起源于一级胆管或更大的胆管，即左、右肝管和肝总管分叉处。周围型胆管细胞型肝癌以单中心孤立结节居多，因纤维组织丰富而质地较硬，较少坏死或液化。虽带有浸润性边缘，但肿瘤较少侵犯肝静脉、门静脉，发生肝内转移也少见，易于发生肝门区、腹腔内和腹膜后的淋巴结转移及远隔转移。周围型胆管细胞型肝癌根据大体外形分为三种类型：①肿块形成型；②管周浸润型；③管内生长型。肝门型胆管细胞型肝癌多含丰富的纤维间质。肿瘤很小体积就可以引起阻塞胆管，引起肝内胆管扩张。

前期研究证实：胆管细胞型肝癌具有恶性程度高、预后较HCC更差的特点。广泛的肝原发灶切除加淋巴结清扫被认为是根治性手术切除的标准术式。它的淋巴结转移主要是经由肝十二指肠韧带组淋巴结，然后至肝总动脉淋巴结和主动脉旁淋巴结，因此，手术清扫肝十二指肠韧带及周围组织淋巴结对提高治疗效果具有重要意义。但由于其在术前较难明确诊断，易导致术中未实施系统的淋巴结清扫，从而直接影响患者的预后。

同时我们需要建立针对本病的基本手术方式，包括：①原发的肝内病灶的根治性切除；②肝十二指肠韧带的骨骼化；③肝总动脉，胃左动脉和腹腔动脉区域的淋巴结清除术；④可能的膈肌、胃的部分切除。

总之，要加强对高危人群的检查随访，做到早发现、早根治切除，才能得以提高它的疗效，改善预后。

（段伟宏　刘军桂）

参考文献

李绍林,张雪林,周杰,等.肝内外周型胆管细胞癌临床特点和CT、MRI诊断.肝胆外科杂志,2003,11:338-342

郑可国,许达生,李子平.肝细胞肝癌临床CT诊断.广州:广东世界图书出版公司,2003：145

Goodman ZD.Neoplasms of the liver.Modern Pathology,2007,20(Suppl 1)：49-60

McGlynn KA,TsaoL.Hsing AW,DevesaSS,Fraumeni JF Jr.International trends and patterns of primary liver caner. International Journal of Cancer, 2001,2(2):290-296

Yamamoto M, Takasaki K, Yoshikawa T.Extended resection for intrahepatic cholangiocarcinoma in Japan.J HepatobiliaryPancreat Surg,1999,6(2):117-121

病例六

肝原发性血管肉瘤切除术

原发性肝血管肉瘤（primary hepatic angiosarcoma，PHA）是最常见的肝恶性间质肿瘤，约占原发性肝肿瘤的2%，其组织来源为血管或淋巴管上皮细胞。PHA预后极差，大多数患者平均生存期仅为6个月。

【一般情况】

患者，田某，男性，24岁，因体检发现肝占位半个月入院，诊断为肝右叶占位，脾大，脾功能亢进，6岁时患肾病综合征，服用激素5年余。

【实验室检查】

入院后查：

血常规：白细胞6.28×10^9/L，红细胞3.41×10^9/L，血红蛋白129g/L。

肿瘤标志物：正常。

肝功能：谷丙转氨酶20.0U/L，白蛋白36.2g/L，直接胆红素4.70μmol/L，碱性磷酸酶70.6U/L。

【术前影像及分析】

影像学表现及意见：CT示右肝巨大肿瘤，平扫密度略低。强化时密度增高明显，不均匀强化，静脉期及延迟期有所减低，但仍略有强化呈"早出晚归"表现。类似血管瘤样表现，但瘤体密度不均，似乎不是典型的血管瘤表现，脾增大明显，周围血管有纤曲扩张，呈区域性门静脉高压表现。见图6-1。

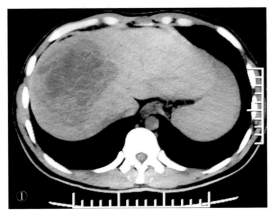
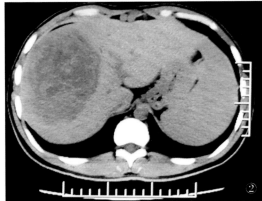

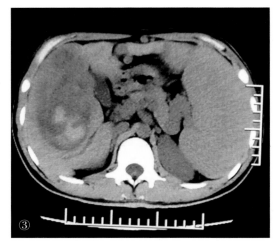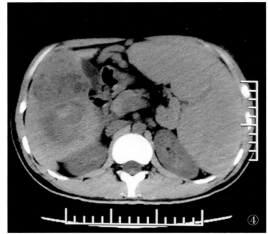

图 6-1　术前影像学表现

【术前规划】

此手术是在外地医院完成，初看影像图片考虑是一个血管瘤，但不是非常典型的。同时患者有肝硬化表现，伴有脾大，因此初步考虑为"肝血管瘤，不排除肉瘤可能，伴有脾大，脾功能亢进"。准备同时行右半肝切除术+脾切除术。

【术中过程】

（1）由于是在外地手术，未留下当时术中及术后标本照片，极为遗憾。术中进腹后见腹腔内无转移结节、无腹水，肿瘤位于右肝，体积较大，17cm×15cm×15cm大小，几乎占据右半肝，与典型血管瘤并不完全一致。二者有相似性，如外观、颜色，但也有异质性，如质地较单纯血管瘤略韧。由于没有血管肉瘤的经验，当时难以判断明确，但直观感觉不是一个单纯血管瘤，因此，不宜行单纯血管瘤那样的瘤体剥除术，而要进行完整规则的右半肝切除术。

（2）在第一肝门处依次解剖右肝动脉、右门静脉、右侧胆管，分别予以结扎、切断，显露右侧半肝缺血线。沿缺血线依次由前至后逐步分离结扎，至第二肝门处分离结扎右肝静脉，最后将右半肝完全离断，移出体外。

（3）在脾门处游离脾门的脾动脉、脾静脉，分别予以结扎、切断，之后分离结扎脾胃韧带、脾结肠韧带、脾肾韧带，将脾从后侧方完全游离起来，最终将其完整切除，移除体外。腹腔冲洗后，置管引流。

【术后病理】

1. 病理切片　见图 6-2。

2. 病理诊断　原发性肝血管肉瘤。

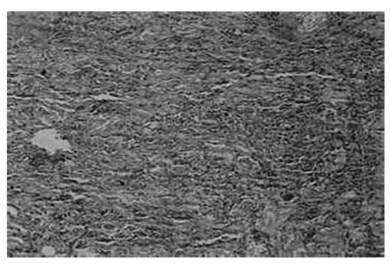

图6-2　病理切片

【术后恢复过程及情况】

（1）术后早期恢复尚可，但1周后患者出现高热，体温最高达40℃，当地医院给予对症处理效果不佳，后就诊于解放军三零二医院，给予完善相关辅助检查，对症抗炎、补液、保肝等治疗，腹部B超提示有门静脉血栓，为求进一步治疗急诊转入我院。辅助检查：①腹部B超：门静脉左支矢状部栓塞，腹腔积液。（解放军三零二医院）。②血生化：TB 111.9μmol/L，DB 86.1μmol/L，Na 131mmol/L，Cl 89.4mmol/L。经非手术治疗患者好转，顺利出院。

（2）术后6个月行辅助检查：颅脑CT示左顶骨软组织密度影合并骨质破坏，结合病史，转移性病变不除外。腹部CT：结合病史，肝血管肉瘤术后改变，肝内多发稍低密度灶，考虑转移性病变可能性大。PET-CT：出现腹腔淋巴结肿大，肺内出现转移结节，肝内出现转移结节，肋骨出现破坏。此时患者出现骨痛表现，遂给予针对肉瘤的化疗，效果好。患者疼痛明显好转，后续复查中出现颅骨转移结节，质地较硬，腹水逐渐出现，并慢慢增多，术后1年患者因功能衰竭去世。

（3）术后检验变化趋势：见图6-3。

（4）术后影像：见图6-4。

影像学表现及意见：CT可见右半肝、胆囊及脾缺如，左肝代偿性增大，腹腔无积液，未见明显转移结节。

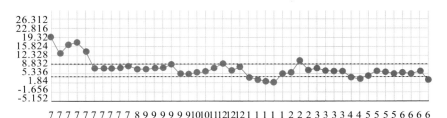

A.白细胞变化趋势

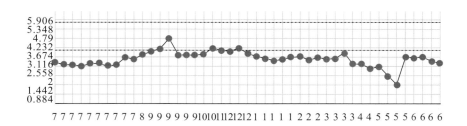

B.红细胞变化趋势

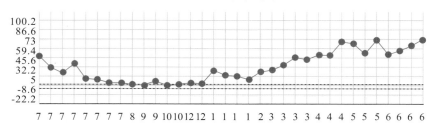

C.直接胆红素变化趋势

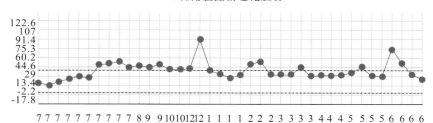

D.谷丙转氨酶变化趋势

图6-3 检验变化趋势图

【术后点评】

1.术后经验教训总结　肝血管肉瘤是极为罕见的病例，术前未行活检证实，影像也难以明确诊断。术前初步考虑是肝血管肉瘤，但不完全排除是其他性质的肉瘤，因伴有肝硬化、脾功能亢进，因此不敢贸然仅行单纯的血管瘤剥除术，而是较为慎重地行右半肝切除术，同时行脾切除术治疗脾功能亢进。术后恢复过程也是跌宕起伏，出现了残肝功能代偿不全的表现，经非手术治疗后逐渐好转。术后病理证实为"肝脏血管肉瘤"。我们对此经验甚少，咨询肿瘤内科专家也均无更好的治疗方案。仅了解其进展极快，恶性度较高，生存期很短，随后的复诊中证实了这一点。术后半年PET-CT证实全身包括肺、肝、胃、淋巴结等多处转移。

鉴于其没有特别有效的化疗方案，我们尝试应用针对肉瘤的方案进行化疗，患者疼痛逐渐好转，后续又出现了颅骨骨膜的转移结节，质地较硬，逐渐又出现了腹水，最后因多脏器功能衰竭、恶病质而去世。

在既往病史的了解中，我们发现其早年有肾病史，并行药物治疗多年（具体疾病名称及使用药物不详），而此肝血管肉瘤与既往病史及用药有无关联，没有更多证据证实，但其家族中无此类疾病家族史，因此这个病例的整个完成及后续治疗我们仅有一点思考，但还不是什么经验，需要积累更多病例才能有完整认识。

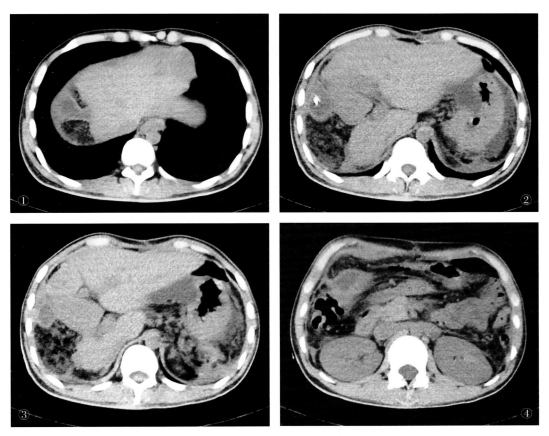

图6-4 术后影像学表现

2. 关于原发性肝血管肉瘤的前沿动态 原发性肝血管肉瘤是罕见的间质来源恶性肿瘤，同时，PHA 又称肝血管内皮肉瘤、肝恶性血管内皮瘤和库普弗细胞肉瘤，是起源于肝窦血管内皮细胞的恶性肿瘤，约占原发性肝肿瘤的0.4%，约占肝肉瘤的36%。好发于成年人，以50～70岁多见，儿童罕见，男女比例约为4:1。来源于肝窦血管内皮细胞，恶性度高，进展迅速，术前诊断困难，病因不明。研究显示其与环境及职业性致癌物质如二氧化钍胶体、氯乙烯、砷化钾等有关。主要症状有右上腹腹胀、腹痛，疼痛呈持续性并进行性加重，可伴有不同程度的乏力、食欲缺乏、消瘦和低热，但其临床表现无明显特异性，实验室检查早期无特异性，随着病变进展，肝功能可出现不同程度损害，但血清肿瘤标志物一般正常。

PHA 按形态学分为巨块型、巨块结节混合型、弥漫多结节型及弥漫浸润微结节型4种类型。它的组织成分不同，影像学表现各异，当肿瘤以实性成分为主、血管腔样结构较少、血供减少时表现为乏血供肿块，增强扫描呈动脉期或静脉期多中心轻度强化；

肿瘤血窦、血管腔样结构丰富时表现为富血供肿块，增强扫描动脉期呈多结节样或环状明显强化，或伴中心结节样、网格状明显强化；PHA富含纤维组织，表现为特征性的静脉期延迟填充强化。由于它多沿肝内血管间隙浸润生长，极易侵犯肝窦、中央静脉及门静脉小分支，导致肝细胞缺血坏死，故瘤内有较多的出血坏死区。因此其强化方式有时与血管瘤相似，但在MRI影像上，T_1WI和T_2WI有助于肿瘤内成分的分辨及分析。目前对其确诊仍需依靠病理及免疫组织化学诊断，典型的PHA病理表现为多中心、海绵状生长，灰白灰红相交替，瘤内腔隙充满不凝血。

PHA的预后极差，极易复发及远处转移，未经治疗，中位生存期少于6个月。虽然手术切除是一个很好的治疗选择，但多数情况手术已不能切除。

（段伟宏　许其威）

参考文献

金光玉，廷光海，赵志梅，等.原发性肝脏血管肉瘤的CT及MRI表现1例.中国医学计算机成像杂志，2009，25:1727-1727

杨伟聪，邱士军.原发性肝血管肉瘤的多层螺旋CT表现.放射学实践，2012，27(7):771-774

余日胜，华建明，章士正.肝血管肉瘤不典型螺旋CT表现一例.中华放射学杂志，2003，37:186-187

Fracanzani AL，Conte D，Fraqueli M，et al.Increased cancer risk in a cohort of 230patients with hereditary hemochromatosis in comparison to matched control patients with non-iron-related chronic liver disease.Hepatology，2001，33(3):647-651

Husted TL，Neff G，Thomas MJ，et al.Liver transplantation for primary or metastatic sarcoma to the liver.Am J Transplant，2006，6:392-397

Kim HR，Rha SY，Cheon SH，et al.Clinical features and treatment out comes of advanced stage primary hepatic angiosarcoma.Annals of oncology:Oficial journal of the European Society for Medical Oncology/ESMO，2009，20(4):780-787

Kim KA，Kim KW，Park SH，et al.Unusualmesenchymal liver tumors in adults:Radiologic-pathologic corelation.AJR Am J Roentgenol，2006，187(5):481-489

Koyama T，Fletcher JG，Johnson CD，et al.Primary hepatic angiosarcoma:Findings at CT and MR imaging.Radiology，2002，222(3):667-673

Koyama T，Fletcher JG，Johnson CD，et al.Primary hepatic angiosarcoma: findings at CT and MR imaging.Radiology，2002，222:667-673

Yang KF，Leow VM，Hasnan MN，et al.Primary hepatic angiosarcoma:Dificulty in clinical，radiological，and pathological diagnosis.Med J Malaysia，2012，67(1):127-128

Yu RS，Chen Y，Jiang B，et al.Primary hepatic sarcomas: CT findings.EurRaidol，2008，18:2196-2205

病例七

巨大中央型肝癌切除术

自1891年Lucke首先报道肝癌的外科治疗，肝癌肝切除技术快速发展，各种新的治疗方法不断涌现，目前已经建立了以外科为主导的综合治疗模式，大大提高了原发性肝癌的治疗效果。然而，对于一些中央型高危部位肿瘤，由于邻近或侵犯肝内重要管道结构，手术切除率低，安全性差，复发率高，仍然是目前肝癌治疗的难点。

【一般情况】

患者，任某某，男性，54岁，右上腹不适伴食欲缺乏1个月余，近1周出现肝区刺痛。2011-10-18川北医学院附属医院CT检查提示肝右叶巨大团块稍低密度影，大小约12.7cm×10cm，门静脉强化减退，并可见假包膜。查体：右上腹部可触及大小约8cm×10cm包块，腹平软，无肌紧张，右上腹压痛，无反跳痛。

【实验室检查】

入院后查：血红蛋白126g/L，谷丙转氨酶63U/L，γ-谷氨酰转移酶495.5U/L，谷草转氨酶56.6 U/L，肝功能储备试验：ICGk 0.196/分，ICG15 R15 5.3%，ICG10 R10 14.1%。

【术前影像及分析】

影像学表现及意见：肝右叶见多个类圆形不均匀低密度影，大小2.0～12cm，CT值43HU，增强扫描动脉期病变不均匀强化内见异常血管影，门静脉期病变强化程度增加，延迟期廓清并见假包膜强化，其内见多发片状低密度区。肝内外胆管未见异常扩张。见图7-1。

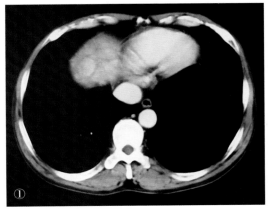
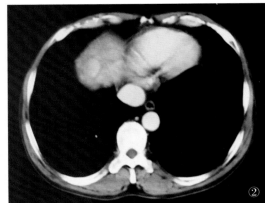

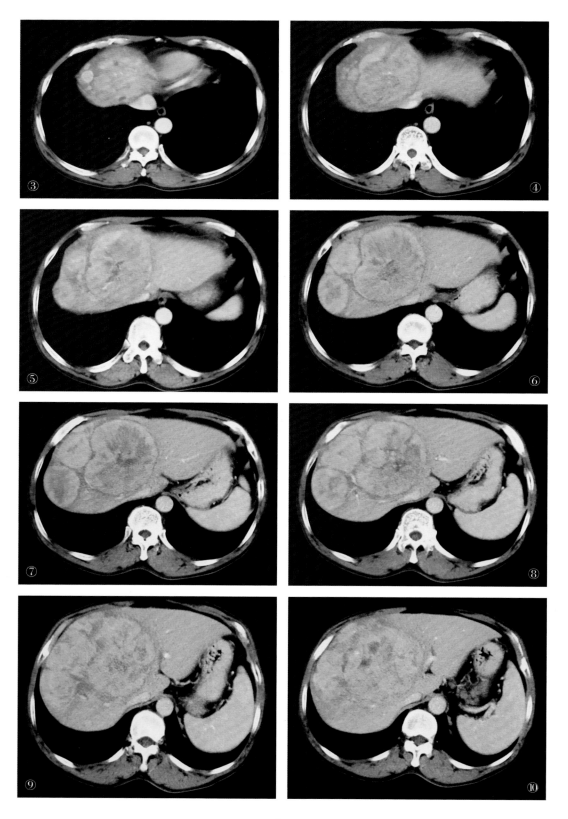

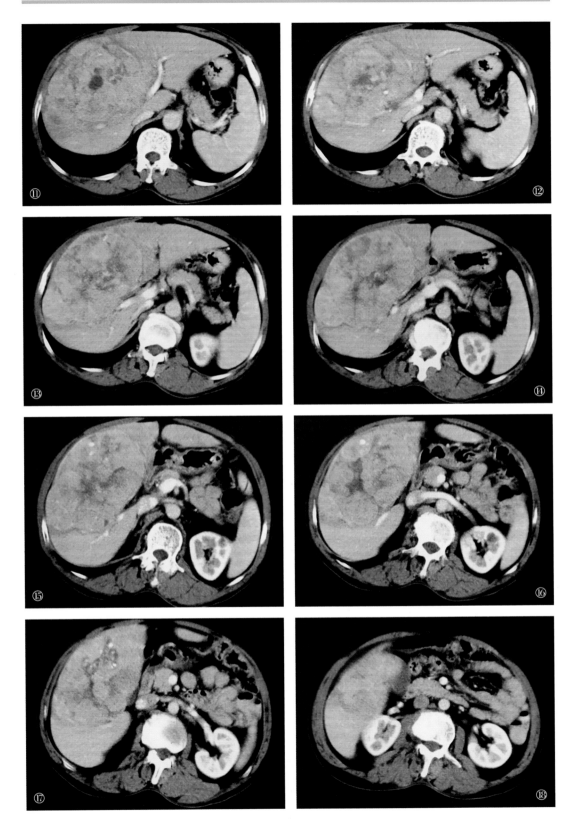

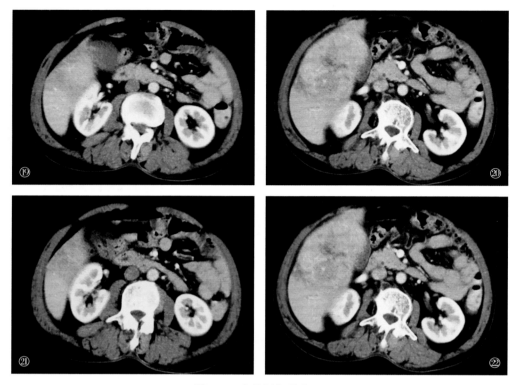

图 7-1　术前影像学表现

【术前规划】

　　肿瘤位于右肝，S_5、S_8为主，同时伴有肝炎、肝硬化，从CT影像上看肿瘤巨大，但包膜完整，呈现为三个巨块型肿瘤融合为一个巨大肝肿瘤，第一肝门及第二肝门均未受侵。针对此种包膜完整的肿瘤，也有医师选择沿着肿瘤包膜外侧整体切除而术后长期生存的病例，我们为了尽可能多地保留剩余正常肝组织，也准备进行沿包膜周围完整切除肿瘤。

【术中照片及过程】

　　（1）术中探查见肿瘤位于右肝，S_5、S_8为主，包膜及边界尚清晰，其余肝无转移结节，肝质地较韧，轻中度肝硬化，脾略增大，无腹水，遂决定行肿瘤切除术。

　　（2）Pringle法阻断肝门，在肿瘤左侧边界包膜外0.5～1cm处以钳夹法沿肿瘤左侧缘从前向后进行分离结扎，至近第二肝门处停止，25min后松开Pringle阻断，5min后再次阻断肝门。

　　（3）沿肿瘤包膜右侧包膜外侧0.5～1cm处仍以钳夹法自前向后进行分离、结扎并离断，至第二肝门处停止。

　　（4）自第一肝门处沿肿瘤下方边界，小心避开左半肝的左肝蒂及右后支的肝蒂，以钳夹法游离、结扎并离断肿瘤与第一肝门处S_5、S_8段的门静脉、肝动脉及胆管系统，下方自前向后与下腔静脉之间的组织、血管之间的联系一一结扎、离断，近第二肝门处与左、右游离缘汇合，中肝静脉根部结扎，切断中肝静脉，最终将肿瘤整体移出体外。创面仔细止血，冲洗后放置引流管。见图7-2。

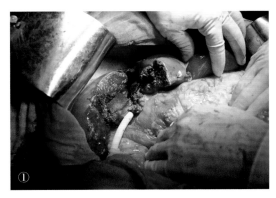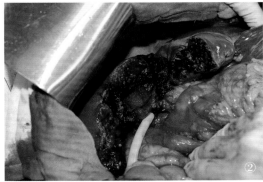

图7-2　手术过程

【术后病理】

1.大体标本　见图7-3。

2.病理切片　见图7-4。

3.病理报告　（部分肝）中分化肝细胞肝癌，周围肝组织慢性B型肝炎；（胆囊）慢性胆囊炎，胆囊壁外侧纤维脂肪组织与癌组织粘连，未见癌组织侵及胆囊内部结构。

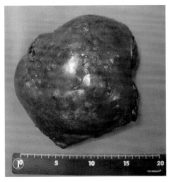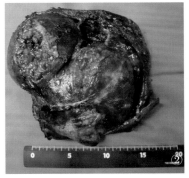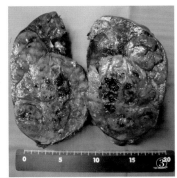

图7-3　大体标本

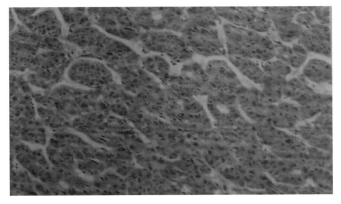

图7-4　病理切片

【术后恢复过程及情况】

（1）术后恢复顺利，胆红素、白蛋白及转氨酶均无明显大的波动。术后随诊 6 年，无复发及转移，之后失访。

（2）术后检验变化趋势：见图 7-5。

（3）术后影像：见图 7-6。

影像学表现及意见：CT 示右前叶肝切除术后改变，右侧胸腔少量积液，脾稍大，剩余肝无转移结节。

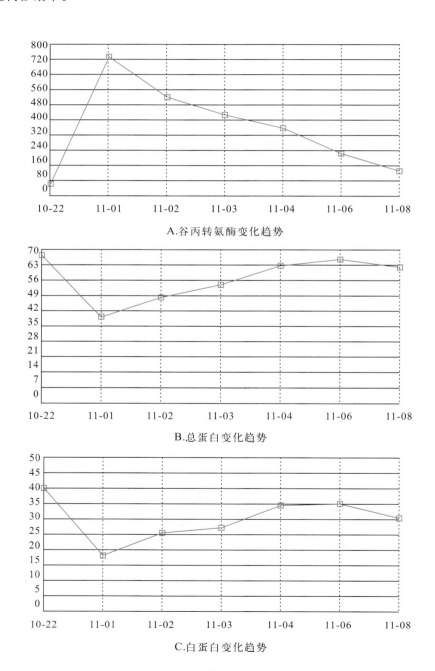

A.谷丙转氨酶变化趋势

B.总蛋白变化趋势

C.白蛋白变化趋势

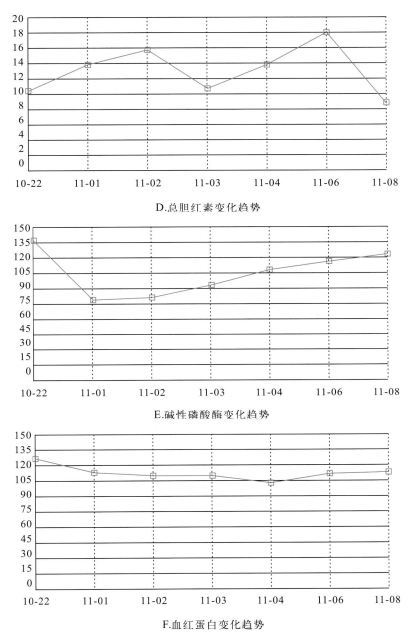

D.总胆红素变化趋势

E.碱性磷酸酶变化趋势

F.血红蛋白变化趋势

图7-5　术后检验变化趋势图

【术后点评】

1. 术后经验教训总结　该病例为较早期完成的病例，当时无论是鞘内解剖，还是高崎建教授的Glisson蒂横断的鞘外解剖的方式，笔者都不是非常熟练，因此还是按照传统的Pringle法阻断、钳子剪刀游离的传统方法进行切除，切除线就选择离肿瘤边缘0.5 ~ 1cm处进行。多年后个人对于肝的解剖认识与手术技巧都有了很大的提高，重新审视当年的手术资料，觉得也有很多经验与教训在其中。

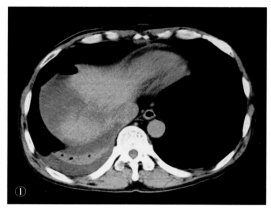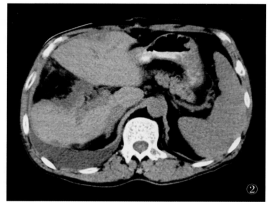

图7-6　术后影像

（1）传统Pringle法阻断并沿肿瘤包膜边缘0.5 ~ 1cm处进行分离切除有它的优势。首先是手术较快，因为不能阻断肝门时间太久；其次肿瘤有包膜，就有了天然的保护屏障，在它周边进行分离结扎也同样不会有较多的穿行血管及大血管存在，同时也不会有太多的癌细胞在包膜外组织中存在。因此，虽然没有按照精准的叶、段解剖来进行切除，但精准切除所要达到的出血少、术野处无瘤的要求也能基本满足。所以，对包膜完整型的肝癌，即或不是按解剖式切除，也仍然不会失分很多，这也是为何该病例术后6年仍无复发的基础和前提。

（2）但是，这种沿包膜切除相较于Glisson蒂横断法的鞘外解剖和精准解剖的鞘内分离法而言，它的盲动性和安全性还是略差一点，表现在第一肝门的处理上：此时Pringle法阻断后第一肝门的切离线很容易在左边损伤左肝蒂，在右边损伤右肝蒂。为了避免这种负损伤，有时需要尽量靠近瘤体操作，这样容易造成分离进肿瘤实质内。因此从安全性角度讲，这种不精确地切除中央型肝癌的方法有其局限性。

2.关于中央型肝癌切除的前沿进展　1954年Couinaud提出肝的功能性分段，其中肝中央区包括左肝Ⅳ段和右肝Ⅴ、Ⅷ段，上界为第二肝门，下界为肝前缘的中间部分，左缘为肝镰状韧带，右缘为右叶间裂；背面贴邻第二肝门、下腔静脉和第一肝门，并与肝尾状叶相连，位于此处的肝癌通常称为中央型肝癌。中央型肝癌的主要特点在于其位置特殊，手术难度较大，涉及肝重要管道结构。所有中央型肝癌均无法满足大于1cm的安全切缘，尤其是部分肿瘤与肝静脉、门静脉或胆管系统主干分支密切粘连，这通常被认为是手术禁忌。然而，我们在临床实践中发现并非如此，通过改进手术方式、加强综合治疗，对此类肿瘤均能取得较好的治疗效果。我们在临床实践中将肝中叶肿瘤切除分为四种术式：①中肝叶切除，适于肝中央区的大肝癌或巨大肝癌，且不合并重度肝硬化者；②肝Ⅳ段切除，适于肿瘤局限于肝Ⅳ段内的患者；③肝Ⅴ、Ⅷ段切除或联合两肝段切除，适于局限于一个或两个肝段的小肝癌；④中央区不规则切除，适于合并有明显肝硬化的中央区肝癌。中央型肝癌作为肝肿瘤的特殊类型，对其认识经历了不断改变、逐步完善的过程，临床上的每一点进步，都离不开实践中的总结与创新。

（段伟宏　朱振宇）

参考文献

吴健雄，余微波.中央型肝癌治疗理念的开拓与创新.肝胆胰外科杂志，2013，25(3)：177-181

Morris-Stiff G,Gomez D,de Liguori Carino N,et al.Surgical management of hepatocellular carcinoma:Is the jury still out?. Surg Oncol,2009,18(4):298-321

Poon D,Anderson BO,Chen LT，et al.Management of hepatocellular carcinoma in Asia:consensus statement from the Asian Oncology Summit 2009.Lancet Oncol,2009,10 (11):1111-1118

病例八

巨大肝海绵状血管瘤切除术

肝血管瘤是肝最常见的良性肿瘤，其发病率为0.4%～20.0%，好发于30～50岁女性，男女比例约1:5。包括海绵状血管瘤、硬化性血管瘤和毛细血管瘤等病理类型，临床上以海绵状血管瘤最为常见。肝血管瘤多数为单发病变，但仍有约10%的患者为多发病变。大多数肝血管瘤直径偏小而且是无临床症状的。国外按照文献将瘤体直径＞4cm者称为巨大海绵状血管瘤，而国内则一般将瘤体直径＜5cm者称小海绵状血管瘤，直径5～10cm者称大海绵状血管瘤，直径＞10cm者则称为巨大海绵状血管瘤。

【一般情况】

患者，周某，女性，主因"上腹部胀闷不适6个月加重1个月"入院。患者6个月前出现无明显诱因上腹部胀闷不适，伴轻度恶心等症状，未见寒战、发热、黄疸、呕吐等，当地医院予以慢性胃炎等治疗，效果欠佳，1个月前上腹部饱胀感加重，进食后尤甚，2015-08-18就诊于唐山市人民医院行腹部CT检查见右肝巨大占位性病变（大小约20cm×20cm），考虑巨大肝血管瘤，为求进一步治疗急诊入我院。既往"高血压病"病史3年，最高150/100mmHg，口服厄贝沙坦片治疗，150mg，qd治疗，血压控制尚可。入院查体：于右侧肋缘下4cm可触及一包块，质硬；脾肋下未触及。辅助检查：2015-08-18唐山市人民医院行腹部CT检查见右肝巨大占位性病变（大小约20cm×20cm），考虑巨大血管瘤。

【实验室检查】

入院后查：

白细胞 4.35×10^9/L，红细胞 4.68×10^{12}/L，血红蛋白147g/L。

肿瘤标志物：甲胎蛋白2.68ng/L，糖基抗原199：7.5U/L，癌胚抗原0.59ng/ml。

肝功能：白蛋白43.8g/L，直接胆红素7.54μmol/L，谷丙转氨酶19.8U/L，碱性磷酸酶：52.7U/L。

【术前影像及分析】

影像学表现及意见：肝右叶巨大软组织占位，CT值约42HU，大小范围约18.8cm×12.9cm×21.2cm，边界清晰，动脉期呈边缘结节样明显强化，门静脉期及延迟期向心性填充，内见条片状强化程度较低区。肝左叶增大。病变推移、压迫周围组织，门静脉右支受压明显狭窄。病变周围残存肝右下叶门静脉期呈斑片状较低密度。胆囊略大，腔内未见异常密度。右肾内见多个小囊性密度，未见明确强化。脾、胰腺及双侧肾上腺形态密度如常，未见异常强化密度。腹膜后未见明确肿大淋巴结。见图8-1。

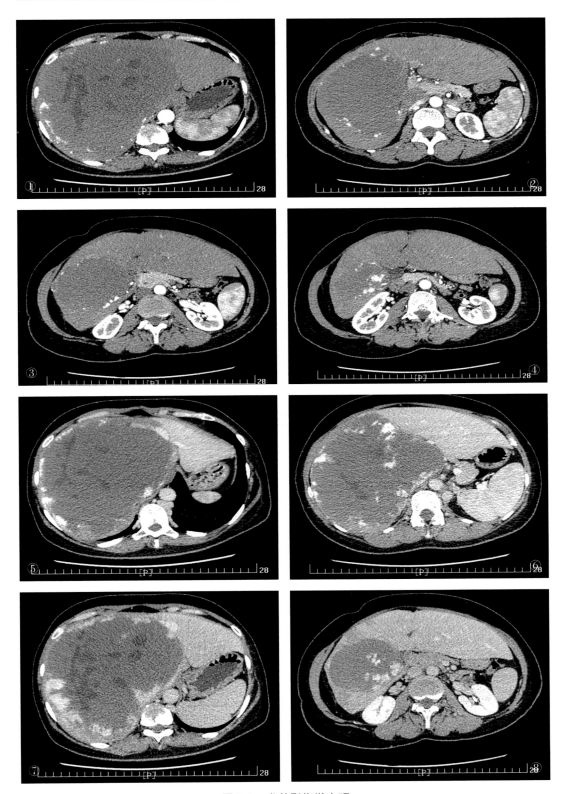

图8-1　术前影像学表现

【术前规划】

患者，中年女性，肝巨大肝血管瘤，中肝静脉、右肝静脉未见显示，第一肝门处右肝动脉、右门静脉与瘤体关系密切，左肝动脉、左肝静脉及左门静脉未受影响，从瘤体大小看，几乎是一个不规则的右三区肿瘤，拟行右三叶切除，由于血管瘤的生物学特性，它有一层由瘤体生长过程中推挤周围肝而产生的一层膜性结构，加之它不是恶性肿瘤，沿着瘤体的膜进行完整切除，也是一个很好的选择，本例患者的瘤体几乎占据整个右三肝。因此，沿瘤体周边膜性结构完整剥离及规则性右三区切除是一致的。术中需要非常注意的是左肝静脉，因为离瘤体非常近，多数情况下与中肝静脉共干，因此极易损伤，尤其是剥离过程中右侧壁损伤。再有需注意的是左肝动脉、左门静脉要保护好；门静脉矢状部右侧 S_4 段的肝动脉、门静脉都应结扎、离断，此时极易损伤 S_2、S_3 的肝动脉及门静脉。在保护以上血管基础上，争取做血管瘤整体切除。

【术中照片及过程】

（1）进腹后见肝增生明显，暗褐色血管瘤样组织占据几乎整个右三区，大小约 35cm×25cm×20cm，第一肝门未受侵犯，右肝动脉、门静脉似乎略增粗，无腹水，无其他异常表现，拟决定行右肝巨大血管瘤切除术。

（2）沿右第一肝门处切开肝十二指肠韧带前层，寻找肝固有动脉，沿其解剖，找寻到右肝动脉，于根部结扎、离断，再找到门静脉右支，于其根部结扎、离断，最后右肝门处游离右肝管，于分叉处上方0.5cm处，结扎切断右肝管，之后将胆囊动脉游离，并结扎、离断，胆囊管结扎、切断，胆囊不做游离。

（3）肝圆韧带处切开前壁，解剖门静脉矢状部右侧通向 S_4 的肝动脉、门静脉并一一游离、结扎，此时，右三区肝组织呈现颜色较暗表现，与左外叶之间形成缺血线。

（4）分离右侧三角韧带、冠状韧带，结扎、切断第三肝门数支肝短静脉，离断马库奇韧带，游离出右肝静脉，给予结扎、切断，接着向左侧游离静脉韧带，离断Arantius管，游离出左肝、中肝共干的静脉，悬吊、防止损伤。

（5）沿缺血线，也就是包膜外缘自前向后仔细游离、结扎，切断期间的交通血管，最后在肝静脉根部保护好左肝静脉，将中肝静脉结扎、离断，将巨大血管瘤整体切除，移出体外。在分离过程中，左肝静脉右侧壁破损，在去除肿瘤后，连续缝合修补，检查无活动性出血、冲洗、放置引流管。

见图8-2。

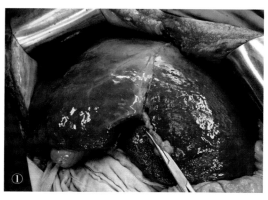 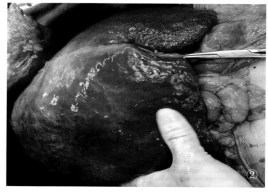

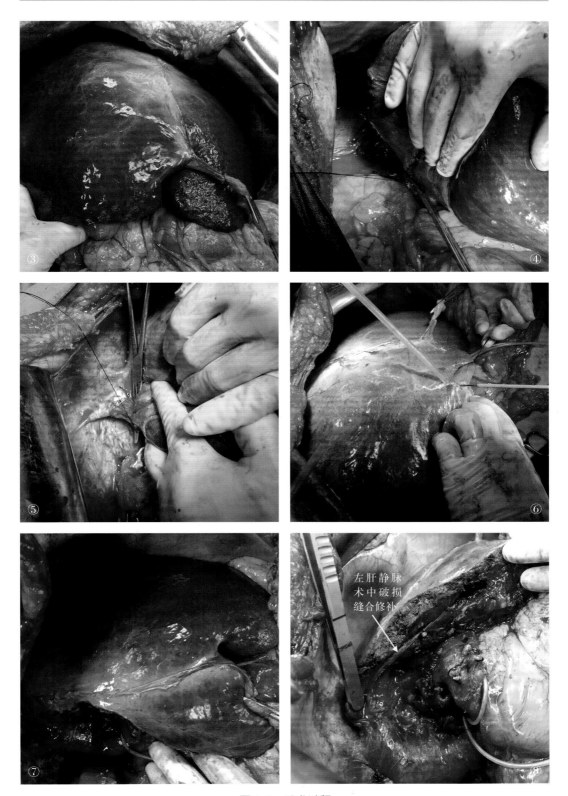

图8-2 手术过程

【术后病理】

1.大体标本　见图8-3。

2.病理切片　见图8-4。

3.病理报告　（肝）海绵状血管瘤。

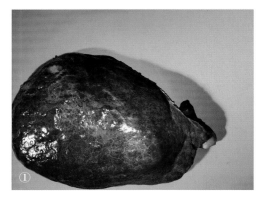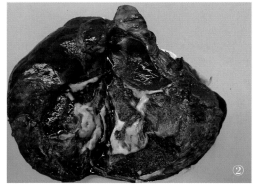

图8-3　大体标本

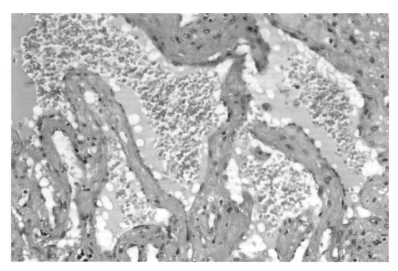

图8-4　病理切片

【术后恢复过程及情况】

（1）术后恢复顺利，无术后出血、感染、胆瘘等表现，无腹水、肝功能不全等表现。

（2）术后检验：见图8-5。

（3）术后影像：见图8-6。

影像学表现及意见：CT示肝左叶增大，右叶部分缺如，余肝实质内未见确切异常密度影，肝内胆管未见扩张。胆囊未见确切显示。脾大，其实质内未见异常密度影。胃腔形态欠规整，其内见管状结构影。上腹部肠管分布欠自然，右腹部腹腔内见多支引流管影。双侧胸腔见弧形液性低密度影，右侧为著并部分肺组织呈压缩状改变，其内见支气管充气征。胰腺未见确切异常密度影。双侧肾上腺与周围组织显示分辨不清，双肾实质未见确切异常密度影。

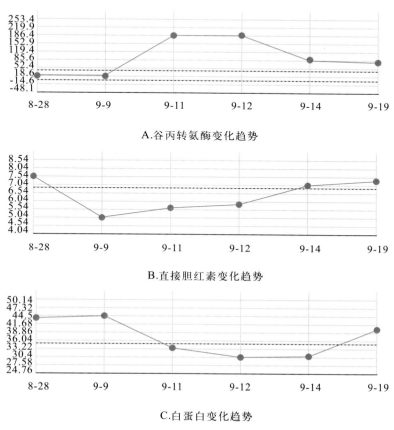

A.谷丙转氨酶变化趋势

B.直接胆红素变化趋势

C.白蛋白变化趋势

图8-5　术后检验变化趋势图

【术后点评】

1.术后经验教训总结

（1）本例手术为一巨大血管瘤，对于非常巨大的血管瘤样肿瘤，首先应判断是否真的是血管瘤，因为此时有可能混淆的有血管肉瘤、血管上皮样肿瘤等，难以完全在影像上截然区分。同时，由于是血管瘤或肉瘤，不能行穿刺活检证实，因此面对这些巨大肿瘤，在切除范围上，应遵循满足足够肝体积前提下，尽量做较大范围切除的原则。

（2）如果能确定是血管瘤，笔者不主张做规则性切除，因为规则性切除意味着可能有被浪费的肝组织，而只需沿着肿瘤边缘剥离或剥除即可，既能完整切除肿瘤，不会导致近期复发，又能避免切除过多的肝组织。这个原则不但适用于中小肝血管瘤，也同样适用于大血管瘤，因为这种肿瘤再大，也有一层推挤周围肝组织形成的纤维膜，沿着其分离，无论多大，都可以完整切除。

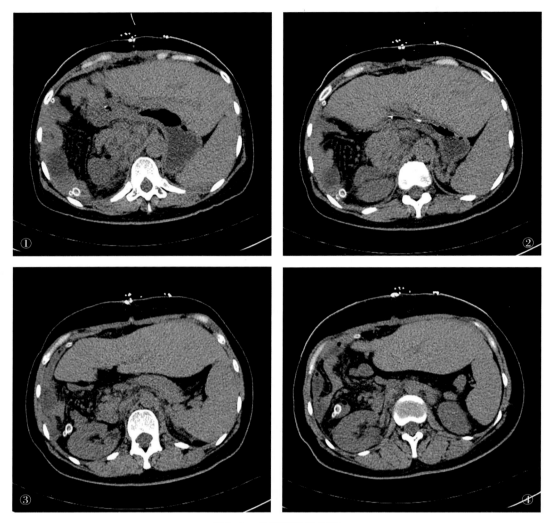

图8-6　术后影像学表现

（3）血管瘤手术的关键在于寻找其与周围肝组织之间的那个"间隙"，找到这个正确的解剖间隙就成功了一半，否则无论是走在正常的肝实质内还是血管瘤体内，都会出现较多出血，甚至瘤体未能剥离干净。

（4）在肝功能较好的前提下，能够暂时进行肝门的阻断是很有裨益的，因为这样会使瘤体明显缩小，降低了手术的难度和风险，也并未过多增加肝功能的损害。

2.关于巨大肝血管瘤的前沿进展　肝血管瘤是一种良性肿瘤，尚无证据表明其有恶变可能。由于血管瘤至今尚未发现确切有效的药物治疗方案，外科治疗是主要的治疗选择手段。外科治疗作为有创治疗手段有一定的风险，用于治疗短期内不会威胁患者生命的良性肿瘤时应该经过慎重考虑、仔细评估后方能进行。

目前肝血管瘤仍缺乏统一的、广泛认可的手术切除适应证，但也走出了按照肿瘤直径大小来决定是否手术的思维定式。我们认为应该从严掌握肝血管瘤的外科手术适应证。具体包括：有与血管瘤明确相关的严重症状；不能排除恶性；肿瘤破裂出血；

肿瘤迅速增大；出现 Kasabach-Merrit 综合征等并发症。Kasabach-Merritt 综合征是巨大肝血管瘤的一种比较罕见但非常著名的并发症，主要是由于瘤内血细胞消耗破坏过多而出现贫血、血小板减少和凝血功能障碍。Kasabach-Merritt 综合征的病死率约在30%，是明确的手术适应证，术后其症状可以逆转。

（段伟宏　刘军桂）

参考文献

Adam YG,Huvos AG,Fortner JG.Gianthemangiomaoftheliver.Ann Surg,1970,172(2):239-245

Caseiro-Alves F,Brito J,Araujo AE,et al.Liverhaemangioma: common and uncommon findings and how to improve the differ ential diagnosis.Eur-Radiol,2007,17(6):1544-1554

Choi BY,NguyenMH.The diagnosis and management of benign hepatic tumors.J Clin Gastroenterol,2005,39(5):401-412

Duxbury MS,Garden OJ.Giant haemangioma of the liver:observation or resection?.Dig Surg,2010,27(1):7-11

Terkivatan T,Vrijland WW,Den Hoed PT,et al.Size of lesion is not a criterion for resection during management of giant liver haemangioma.Br J Surg,2002,89(10):1240-1244

—— 病例九 ——

肝胰十二指肠切除术（右半肝联合尾状叶＋胰十二指肠切除＋门静脉部分切除重建）

肝胰十二指肠切除手术创伤大，手术操作复杂，术后并发症及死亡率较高，因此，需严格把握其手术指征及适应证。

【一般情况】

患者，男性，24岁，因"上腹部胀痛不适2个月余。"入院。患者入院前2个月无明显诱因出现上腹部胀痛，就诊于外院，考虑恶性肿瘤可能。为进一步治疗收入我科。查体：皮肤、巩膜无黄染，肝区叩击痛（+）。既往：10年前体检发现乙型肝炎，未行特殊治疗。

【实验室检查】

AFP 1.28ng/ml、CEA 1.76ng/ml、CA19-9 10.2U/ml。HBV-DNA<500U/ml↓。ALT 36.7U/L、DBIL：8.6μmol/L，γ-GT：22U/L，血常规、凝血功能正常。肝功能储备：15min滞留率：2.6%。

【术前影像】

见图9-1，图9-2，图9-3。

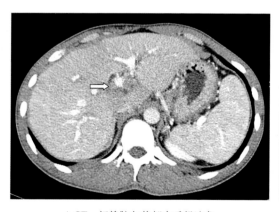

A.CT：门静脉矢状部有受侵迹象

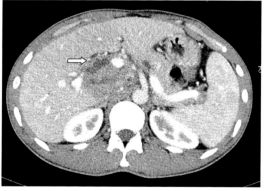

B.CT：肝尾叶增大，肝尾叶较大类圆形低密度，其内可见更低密度影，边界欠清。肝门结构受压，肝内胆管扩张。肿瘤侵犯门脉右支，门脉右支及其分叉处低密度影，肿瘤从门脉下方向上方侵入

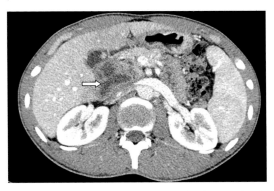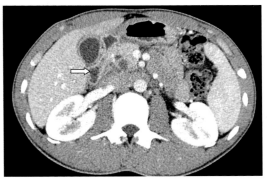

C.肝尾状叶占位瘤体内坏死液化，与十二指肠关联紧密

D.CT：肝脏尾叶病灶，门脉期实性部分中度强化，病灶内见低密度无强化影，病灶范围约4.4cm×5.3cm

图9-1 术前影像学表现

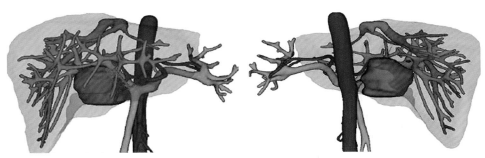

A.肝脏体积（cm³）：1068.88

B.肝内除血管和结节体积（cm³）：966.14
剩余肝脏体积（cm³）：1001.23

图9-2 三维重建后测定：肝脏体积及剩余肝脏体积

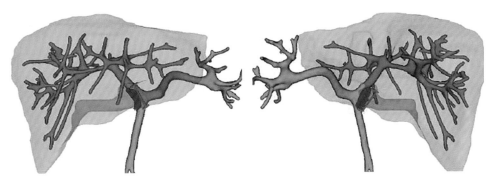

图9-3 三维重建：肿瘤侵及门脉右支范围

【术前规划】

从术前影像上看，门静脉矢状部有受侵迹象，肿瘤侵犯门脉右支，门脉右支及其分叉处低密度影，肿瘤从门脉下方向上方侵入。肿瘤侵犯门脉右支，门脉右支及其分叉处低密度影，肿瘤从门脉下方向上方侵入。肿瘤侵犯十二指肠，影像上似乎与十二指肠有粘连。手术方案拟定为剖腹探查、尾状叶切除术。

【术中照片】
见图9-4。

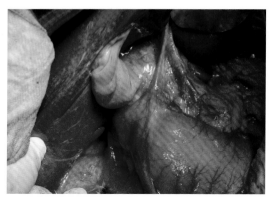

A.肿瘤自下腔静脉前方向上生长，肝十二指肠韧带痉挛，多个肿大淋巴结，肿瘤与十二指肠球部、胆囊、向上与肝十二指肠韧带融合

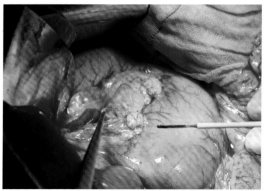

B.肿瘤与十二指肠球部融合，肝十二指肠韧带挛缩、多个肿大淋巴结。手术入路先Korch切口游离，暴露下腔静脉

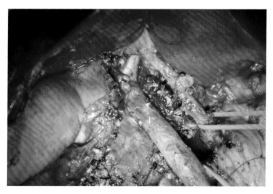

C.肝门部血管脉络骨骼化（1.门静脉；2.肝动脉）

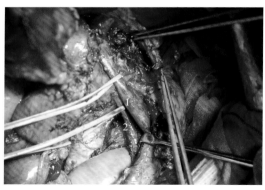

D.肝门部血管脉络骨骼化（1.门静脉；2.肝动脉）

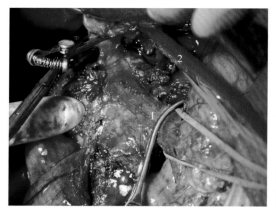

E.联合门静脉切除重建后再行肝脏的离断，联合右半肝及尾状叶切除（1.门静脉；2.肝动脉）

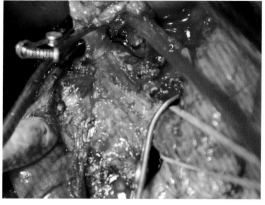

F.受累血管约3.5cm，准备切除后直接对端吻合（1.门静脉；2.肝动脉）

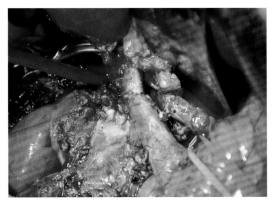

G.门静脉吻合后无扭曲、成角（1.门静脉；2.肝动脉）

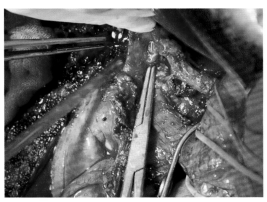

H.（3.门静脉左支矢状部尾状叶的分支）

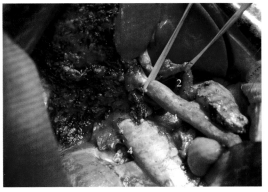

I.右半肝联合尾状叶切除术后：4.下腔静脉

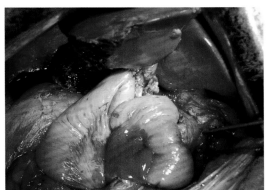

J.胰管空肠吻合，注重空肠后壁与胰腺断端、左肝管空肠吻合

图9-4　术中照片

【术后病理】

病理：(右半肝脏、尾状叶、胰腺、十二指肠)，肝门部肉芽肿性炎伴坏死，结合病理及测符合结核病，病灶累及十二指肠浆膜面及胰腺被膜，第8组淋巴结可见病变。分子病理检测：结核分枝杆菌核酸检测（+）。见图9-5，图9-6。

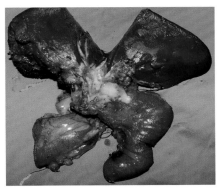

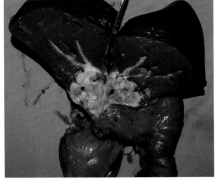

图9-5　术后大体标本

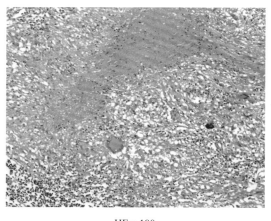
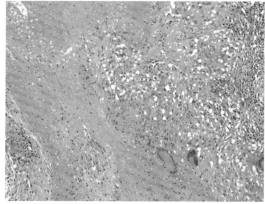

HE×100   HE×100

图9-6 病理切片

【术后随访】

1.术后无胰瘘、胆漏，术后13d，出现乳糜瘘，给予禁食、醋酸奥曲肽、利尿等保守治疗。

2.术后20d出院，随诊情况好，后续给予积极的抗结核治疗。

【术后点评】

1.患者术前考虑肝尾状叶恶性肿瘤，术后病理为肝结核。肝结核（tuberculosis of the liver）系指肝组织结核感染，该患者肝尾状叶瘤体结构临床上罕见。结核杆菌多通过血行播散，经肝动脉或门静脉进入肝脏，也可经淋巴管、胆管或邻近病灶直接感染。由于肝组织具有丰富的单核巨噬细胞系统及强大的再生修复能力，胆汁又可抑制结核杆菌的生长，结核杆菌即使侵入肝脏也不易发病，只有免疫力减低时才可发生肝结核。

肝结核可分为三型：①粟粒型（小结节型），是全身性结核血行播散的一部分。②结核瘤型（巨结节型）系由较小粟粒结节融合而成孤立性或增殖性结核结节，若中央干酪坏死、液化，可形成脓肿。本病例即属于这一类型，而如此大的肝结核瘤非常罕见。③肝内胆管型（结核性胆管炎），可能由于干酪样结核病灶或结核脓肿溃破入胆道所致。

瘤型肝结核术前不容易与肝癌区分，一般有结核病史，但部分患者因为无症状或未就医而无明确病史，多无乙肝或其它肝炎病史（也有合并肝炎病史者），结核菌素试验常为阳性，但不确定，AFP阴性。瘤型肝结核，尤其较大的瘤体应积极手术切除为主，术前或术中能确诊者，可手术区域给予抗结核药物。无论术前术中确诊与否，术后待病情稳定伤口愈合后，均应给予抗结核治疗。

2.日本学者Takasaki等曾报道5例晚期胆囊癌病人施行扩大右半肝切除及胰十二指肠切除术取得成功，他首先将该手术称为hepatopancreatoduodenectomy（HPD）。从此，HPD逐渐被有选择性地应用于某些晚期胆囊癌和胆管癌患者。Nimura等进一步明确指出，HPD指肝段或肝叶切除联合胰十二指肠切除术，并不是胆囊床肝楔形切除加胰十二指肠切除术。HPD治疗胆道肿瘤的指征目前仍有争议，主要原因是HPD手术创伤大，术后死亡率和手术并发症发生率很高。手术适应证应严格掌握。多数学者认为，

HPD适用于没有远处转移或无腹膜广泛播散者；肿瘤系中晚期并有邻近器官如肝脏、胆总管、胰头十二指肠等侵犯者；有胰头后淋巴结转移者。此外，一般要求年龄不超过65岁、无其他合并症、CT检查剩余的功能肝体积有30%以上者。Nagino进一步对胆管癌行HPD做了细致的阐述和总结。

3.此例患者，术前考虑为肝脏尾状叶占位，且侵犯了门脉右支，术前规划时并未考虑行HPD，但在术中发现肝十二指肠韧带挛缩，淋巴结融合，尾状叶占位侵犯十二指肠，门静脉右支受累。若单独行尾状叶或联合右半肝手术入路困难、难以暴露及完整切除病灶。因此术中探查过程中考虑到患者年轻、肝脏质地较好决定行HPD。具体操作时，一般还是以由下向上的顺序操作，打开Korcher切口，断胃、断胰腺后，沿着门静脉向第一肝门推进，病灶在门脉下方向上方侵犯，在遇到受累的门脉后，游离出受累的上下端，切除受累门脉完成吻合后，继而劈肝，一并切除标本，完成消化道重建。术中考虑患者年龄较轻，肝脏质地良好、肝体积及肝功能储备达标，为完整去除病灶，历经了艰难抉择后选择了行HPD。术后病理报告为肝结核，给予后续的抗结核治疗。

(谈景旺　谢　于　王　政)

参考文献

Jeong HY.Yang HW,Seo SW.et al.Adenocarcinoma arising from an ectopic pancreas in the stomach. Endoscopy.2013,34:1014-1019

Maharaj B,Leafy WP,Pudifin DJ.A prospective study ofhepatic tuberculosis in 41 black patients.Q J Med,1987,63:517-22

Nagino,Masato MD,Takahashi,Yu MD,Nimura,Yuji MD,Hepatopancreatoduodenectomy for Cholangiocarcinoma:A Single-Center Review of 85 Consecutive Patients.Annals of Surgery _ Volume 256,Number 2,August 2012

Nimura Y,Hayakawa N,Kamiya J,et a1.Hepatopancrea toduodenectomy for advan ced carcinoma of the biii-tract[J].Hepato gastroenterology,1991,38(2):170-175

Prasd TR,Gupta SD,Batnagar V Ectopic pancreas associatedwith a choled0chalcyst and extrahepatobiliary atresia. PediatrSurg Int,2014,17:552-556

Takasaki K,Kobayashi S,Mutoh,et al.Our expefience(5cases)of extended fight hepatectomy combined pancreaticod-uodenectomy for carcinoma of the gallbladder[J].Tan-to Sui,1988,1:923-932

Xing X,Li H,Ⅱu WG.Hepatic segmentectomy for treatment of hepatic tuberculous pseudotumor.Hepatobiliary Pancreat Dis Int,2005,4:565668

病例十

肝中高分化肝细胞癌（剖腹探查，右肝Ⅵ段巨大肿瘤切除、Ⅷ段肿瘤切除术）

外科决策甚于外科操作。肝切除中肝体积的测定往往能够影响到外科的决策，决定是否行解剖性的肝切除还是肝脏局部切除。

【一般情况】

男性，80岁，因"肝占位射频消融术后5个月余间断腹痛1个月"入院。行腹部CT检查见肝多发占位性病变，择期行腹腔镜探查、右肝癌微波消融术，术后恢复好，5个月初始右上腹部不适，偶伴轻度疼痛，无发热、寒战，遂入本院复查见有新发病灶。查体：皮肤、巩膜无黄染，腹部无明显阳性体征。

【实验室检查】

入院后谷丙转氨酶19.5U/L、白蛋白44.1g/L、总胆红素15.92μmol/L、直接胆红素7.83μmol/L、钾4.36mmol/L、钠134.3mmol/L、癌胚抗原0.78ng/ml、糖基抗原19-911.7U/ml、凝血酶原时间10.2s、凝血酶原时间（INR）0.90/。血常规、生化、凝血功能正常，肿瘤标志物检查指标正常，肝功能储备：15min滞留率：5.6%。残余肝功能见图10-1。

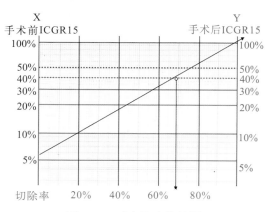

图10-1　残余肝功能简图

78

【术前影像】

见图10-2。

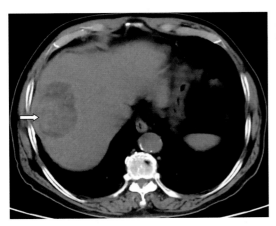
A.射频后坏死灶

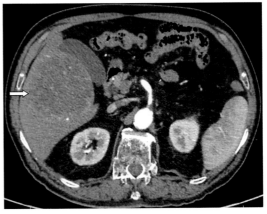
B.胆囊受肿大的肝脏右前叶推挤轻度变形

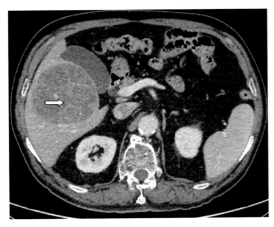
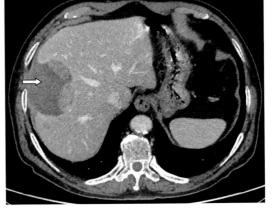
C.肝右叶见团块状混杂密度不均匀强化改变，范围约9.8cm×9.4cm

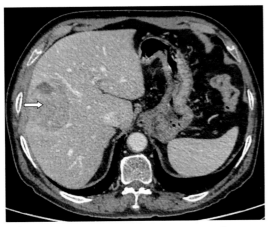
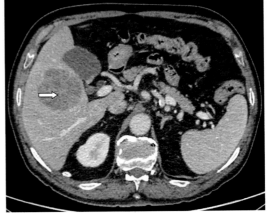
D.肝右叶瘤体周边强化显著并于动脉期可见较多细小血管增多影，边界较清晰

图10-2　术前影像学表现

【术前规划】

据此患者病史及辅助检查，肝癌诊断明确。从术前影像上看，肝内存在两个病灶，一个位于Ⅴ、Ⅷ段，一个位于Ⅵ段，患者既往行微波治疗，但瘤体周边仍有强化，有肿瘤活性组织。综合考虑决定手术治疗。单纯从影像上看，完整切除病灶最好行右半肝切除，但考虑患者高龄，手术耐受性差，术后出现肝衰竭的危险我们进一步完善肝功能储备，15min滞留率为5.6%。进行了肝体积的测定。全肝：1399.4 cm³，左肝＋尾状叶：399.27 cm³，右肝：999.68 cm³，肿瘤体积：716.3 cm³。若行右半肝切除后，则剩余肝脏体积为28.5%，小于30%，术后肝衰竭可能极大。手术方案拟定为右肝肿瘤的局部切除，在满足手术条件后准备手术。

【术中照片】

见图10-3。

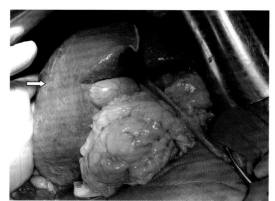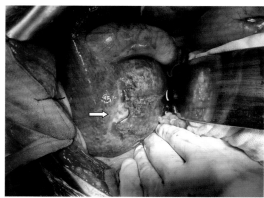

A. 显露瘤体

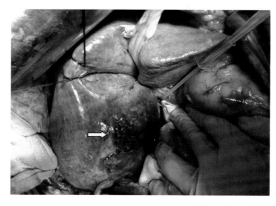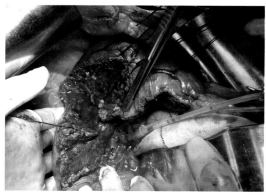

B. 右肝Ⅵ段巨大肿瘤切除、Ⅷ段肿瘤切除

图10-3　术中照片

【术后病理】

（肝脏）中高分化肝细胞癌，胆囊慢性炎。免疫组化：AFP（－），GPC3（－），Hep（＋），CK（灶＋），CK5/6（－），CK7（－），CK18（灶＋），CK19（－），CK20（－），Ki-67（20%），CD34（血管＋），P53（－）。见图10-4，图10-5。

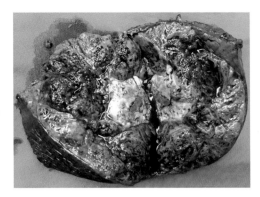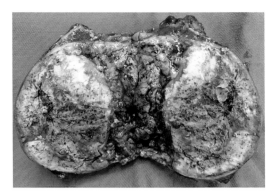

图10-4　切除标本

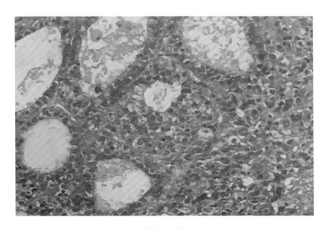

HE×100

图10-5　术后病理切片

【术后点评】

AI-Faflawi AA等的研究结果表明实施解剖性肝切除，术中出血量、手术时间等指标优于非解剖性肝切除。多数学者认为肝功能指标、残肝体积大小、肝功能储备、血管与肿瘤的关系、肿瘤位置、患者机体状态等是选择手术方式的重要指标。因此实施解剖性或非解剖性肝切除有时需要结合患者瘤体大小、残肝体积、肝功能储备等因素。随着肝外科的进步，肝解剖病理生理的认识，有些学者说"没有切除不了的肝，只有恢复不了的肝功能"也从侧面说明了肝功能储备检测的重要性及手术方案制定的重要地位。

对于肝功能检查的方法临床上应用的方法很多，从最早的肝酶测定、乳酸、胆红素、凝血指标等。近年来，吲哚青绿ICG的应用，通过ICG15的数值来指导和评估半肝、肝段、肝局部切除的安全性，其中以名大标准和苏黎世标准采用较多。

对于肝体积测定，目前，以预防患者手术后发生肝衰竭。肝体积的测量方法主要分为手工测算法和三维重建法两种。手工测算法和三维重建法两种。手工测算法是利用CT、MRI等断层影像逐层将目标肝脏区域的轮廓描出，由计算机软件自动计算得出各层面轮廓线之内的像素量，得出其横断面积，各层面肝面积乘以层面厚再累加得出全部体积。可视化3D影像的发展对肝体积的测定有了更为精确的计算，能够提供全肝体积、门静脉区域引流的肝段体积、瘤体体积、残肝体积等。一般认为，正常肝脏可耐受肝实质切除率为75%～80%或剩余肝脏功能性体积为肝实质体积的25%～20%的肝切除。术前通过CT及MRI检查，来判断需要切除的病肝范围、残存肝脏体积。肝体积测定的方法给外科医师术前的判断提供了有力的支持，减少了术后残肝体积不够带来的风险和并发症。虽然有了很大的进步，但仍存在不足，单纯的肝体积测定只是从体积上来推测肝细胞的功能，不能完全等同肝细胞群的功能，因此有些学者提出了功能性肝体积的测定，采用唾液酸糖蛋白^{99m}TcGSA来检测残肝的功能性肝体积，应该说具有很好的应用前景。

　　本例患者的治疗就涉及了肝体积的测定和肝功能的评估问题。术前方案的制定尤为重要，外科的决策可能更胜于外科操作。若单纯从影像学及切除肿瘤的角度来考虑，需行解剖性右半肝切除，干净利落，操作也不复杂。但涉及此患者高龄，既往有微波治疗。虽然术前肝功能显示良好，但仍存在巨大风险。尤其涉及切除右半肝后残肝体积仅为28.5%，小于30%，术后肝衰竭可能极大。故采用局部切除。术中尽量缩短手术时间，肝门阻断3次，每次10min，间歇5min，手术时间2h，出血200ml。此例患者虽采用肿瘤局部切除，但术后仍出现腹水、肝酶增高等情况，给予补充蛋白、利尿、保肝等对症处理后，患者无肝衰竭发生康复出院。因此，回顾此病例的过程，通过肝体积的测定决策外科手术的方案还是比较成功的。

【术后情况】

　　术后患者出现中度腹水，持续一周后给予蛋白支持、利尿、保肝等处理好转。胆红素及转氨酶稍有增高后缓解，总胆红素一度达到85μmol/L。术后14d出院。随访至今（2016年12月）患者无肿瘤复发。

（谢　于　郝法涛　王　政　张剑伟）

参考文献

肝切除前肝脏功能评估的专家共识(2011版)

A1-Fatlawi AA,Irshad M,et a1.Rice Bran Phytie Acid Induced Apoptosis Through Regulation of Bel-2/Bax and p53 Genes in HepG2 Human Hepatocelular Carcinoma Cells.Asian Pac J Cancer Prev,2014,15(8):3731-3736

ClavienPA,PetrowwlyH,DeOliveira ML,etal.Strategies for safer liver surgery and partial liver transplantation.N Engl J Med,2007,256(15):1545-1559

Dello SA,Stoot JH,van Stiphout RS,et a1.Prospective volumetric assessment of the liver on a personal computer • 1743 •by nonradiologists prior to partial hepatectomy.WorldJ Surg,2011,35(2):386-392

Fung J,Poon RT,Yu WC,et al.Use of liver stiffness measurement for liver resection surgery:correlation with indocyanine green clearance testing and post-operative outcome.PLoS One,2013,8(8):800-802

Karlo C,Reiner CS,Stolzmann P,et a1.CT-and MRI-based volumetry of resected liver specimen:comparison to intraoperative volume and weight measurements and calculation of conversion factors.Eur J Radiol,2010,75 (1):el07-el11

Makuuchi M,kokudo N.Clinical practice guidelines for hepatocellular carcinoma:the first evidence baced guidelines from Japan.World J Gastroenterol,2006,12(5):828-829

—— 病例十一 ——

右肝巨大血管瘤切除术

肝脏巨大血管瘤的外科治疗，其手术指征的考量。

【一般情况】

患者体检时发现肝脏占位，大小约11.2cm×11.9cm，诊断为"肝巨大血管瘤"，当时未予特殊治疗，入院前一周患者自觉右上腹胀满不适感，遂于当地医院行B超示：肝内异常回声，大小约18.9cm×12.3cm，入院治疗。

入院查体：右上腹稍隆起，未见腹壁静脉曲张，未见胃肠型及蠕动波；上腹部剑突至脐下3cm可触及巨大包块，质硬、局部压痛（＋），无反跳痛，脾脏肋下可触及，墨菲征阴性，肝浊音界增大，肝、肾区叩击痛（＋），移动性浊音（－），听诊肠鸣音弱；双下肢无水肿。

【实验室检查】

入院后：患者糖基抗原19-9 15.7U/ml、AFP 4.16ng/ml、CEA 3.36ng/ml。ALT：8.4U/L，ALB：48.2g/L，WBC：7.8×10⁹/L，HB：144g/L，PLT：168×10⁹/L。血常规、肝功能、凝血功能：正常。

【术前影像】

术前腹部增强CT：见图11-1。

ICG15：7%。

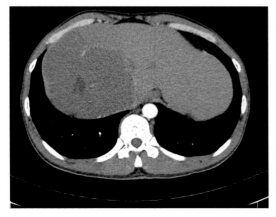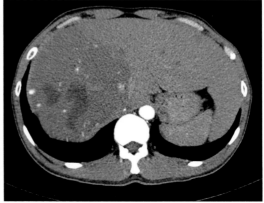

A.肝脏实质内见大小不等略低密度，病灶最大范围约13.0cm×14.2cm

83

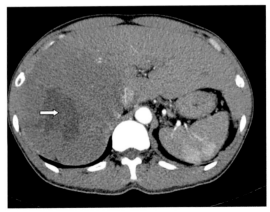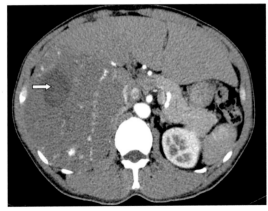

B.肿瘤中心有坏死出血

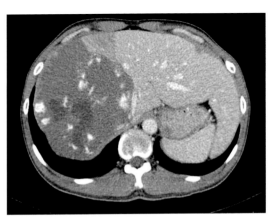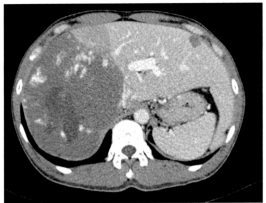

C.右肝可见大小不等略低密度影

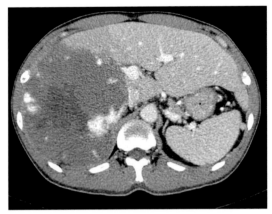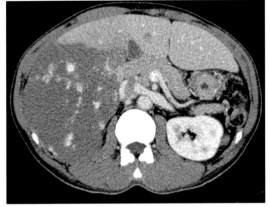

D.三期增强后呈周边向中心逐渐强化改变

图11-1　术前腹部增强CT表现

【术前规划】

根据术前影像学检查分析，患者呈典型的血管瘤影像学征象。瘤体巨大，肝中静脉与瘤体虽界限不清但似乎仍有边界，瘤体进行性增大至18cm×15cm×12cm，且引起临床压迫等不适感。因此考虑行手术治疗。术中若能保留肝中静脉则行右半肝切除术，若不能保留肝中静脉则行扩大的右半肝切除术。术前ICG15 7%，无肝硬化背景，可耐受扩大的右半肝切除手术。见图11-2。

【术中照片】

见图11-3。

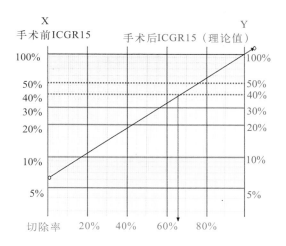

图11-2　残余肝功能简图

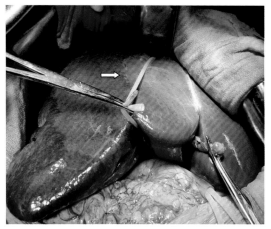

A.缺血线

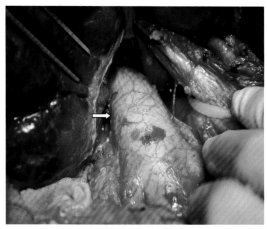

B.暴露并解剖第三肝门

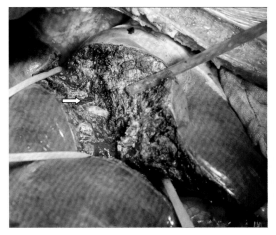

C.肝中静脉

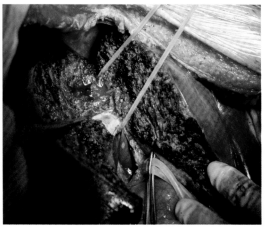

D.断肝平面

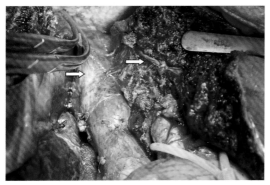
E.夹的肝右静脉及暴露肝中静脉

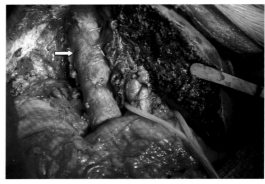
F.切除标本前暴露下腔静脉

图11-3　术中照片

【术后病理及切除标本】

术后病理：（肝脏）海绵状血管瘤伴大片变性、坏死，大小18cm×15cm×12cm，切缘未见病变。见图11-4，图11-5。

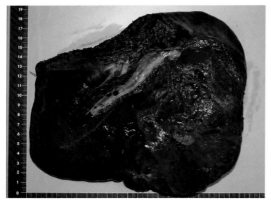
图11-4　切除标本

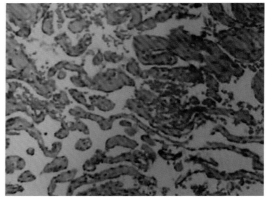
图11-5　病理切片（HE×100）

【术后点评】

肝血管瘤是最常见的肝脏良性肿瘤，尸检检出率为7.3%，女性检出率高于男性。肝血管瘤多为海绵状，大部分无包膜，肿瘤中心可见灰白纤维瘢痕，瘤内可见血栓形成或机化。肝血管瘤属于先天性发育不全异常血管与正常肝实质同步发育，成熟后速度减慢甚至停止生长，因此多为膨胀性生长，CT图像病灶以卵圆形或圆形为主且边界清晰。肝动脉与门静脉为肿瘤血供，有离体标本造影结果证实其诊断主要依据B超、CT、MRI、核素扫描及肝动脉造影检查。肝血管瘤CT特征：平扫为低密度阴影；增强扫描见肿瘤边缘增强明显且逐渐向瘤体中央扩展，到肝静脉期后仍表现强化灶，呈现"快进慢出"的特征。目前介入治疗肝血管瘤逐渐增多，但仍存在不少争议，大多外科医师认为介入治疗后有引起胆管缺血性损伤继而肝脓肿等并发症的可能性。但手术切除是目前公认的治疗肝血管瘤的最佳方法，术式包括肝血管瘤瘤体剥除术、肝脏规则性切除和不规则性切除、肝血管瘤缝扎术及肝动脉栓塞术等。原则上应尽可能多保留正常肝组织。对于手术适应证，大多数的认识是：①血管瘤大于10cm，生长较快或有与血管瘤有关的明显临床症状；②出现与血管瘤有关的并发症，如破裂出血，Kassabach-Merrit综合征等；③不能排除肝脏恶性肿瘤时。④瘤体虽然不到10cm但邻近主要血管且进行性增大，待瘤体增大后再行手术风险及创伤大。多数学者认为，对于体积较小且无症状的肝脏血管瘤进行手术治疗可能得不偿失，这些本无须特殊治疗的患者将面临手术风险，有些严重的手术并发症可能使患者生活质量大大下降甚至危及生命。肝血管瘤切除术要求快速、精细。肝血管瘤血供丰富，术中如何减少出血是手术能否成功的关键因素之一。对于影响手术视野的巨大血管瘤，如何安全手术，显得更为重要。

前入路肝切除术又称原位肝切除或逆行肝切除，是指在肝切除术中，首先行入肝和出肝血流阻断后、完全离断肝实质，最后分离肝脏周围韧带移除标本。较传统的先分离肝脏周围韧带，阻断出入肝脏血管游离肝脏后再离断肝脏的肝切除术，对血流动力学及残余肝脏功能干扰更小。对巨大肝血管瘤采用前入路的方法能够充分暴露术野，避免因瘤体巨大而产生的操作困难等不利因素。Lai等应用前入路肝切除技术为1例肝右叶直径30 cm巨大血管瘤的42岁女性患者施行了肝右叶切除术。本手术中未行入肝血流阻断，行右前、右后肝蒂鞘外解剖结扎切断，手术时间短，出血少。

【术后情况】

术后病情恢复良好，无胆漏、出血等并发症，术后9d出院。随访至今良好，术后3个月、随访半年，无复发。

（谢 于 赵 玮 牛 强 于德磊）

参考文献

董健,朱迎,王万里,等.肝血管瘤128例外科治疗分析.中华肝胆外科杂志,2014,20(8):595-598

刘心,周俊林,刘婷,等.超声造影和增强CT对肝血管瘤的诊断价值比较.实用放射学杂志,2012,28(1):61-64

项楠,方驰华,范应方,等.三维可视化技术在肝血管瘤个体化诊治中的应用研究.实用医学杂志,2014,22(20):3299-3301

Lai EC,Fan ST,Lo CM,et al.Anterior approach for dificult major right hepatectomy[J].World J Surg,1996,20 (3):314-318

Yedibela S,Alibek S,Müller V,Aydin U,Langheinrich M,Lohmüller C et al.(2013) Management of hemangioma of the liver:surgical therapy or Ob-serwation World J Surg 37:1303-1312

—— 病例十二 ——

中分化肝细胞肝癌（前入路右半肝切除术）

本病例采用Glisson肝蒂横断法结合前入路行右半肝切除，操作方便快捷，实用性强。

【一般情况】

患者，男性，47岁，因"肝占位介入治疗后1个月"入院。

查体：精神尚可，体力正常，食欲正常，睡眠一般，体重1个月内下降3kg，大便干燥，排尿正常。皮肤、巩膜无黄染，腹部无明显阳性体征。曾于外院行腹部磁共振及CT提示肝占位，并行TACE治疗。

【实验室检查】

入院后：谷丙转氨酶31.9U/L、总胆红素6.24μmol/L、γ-谷氨酰转移酶119.9 U/L、腺苷脱氨酶27.30 U/L、白细胞4.16×10^9/L、血红蛋白121g/L、乙肝表面抗原0.800S/CO、乙肝e抗原0.128S/CO、乙肝e抗体1.260S/CO、乙肝核心抗体0.009S/CO，甲胎蛋白1.41ng/ml、CA19-9 156.6U/ml。凝血功能正常。

【术前影像】

见图12-2。

【术前规划】

肝功能储备 ICGR15：2.2%。见图12-1。

根据影像评估，肿瘤局限在肝右叶，可行前入路右半肝切除术。

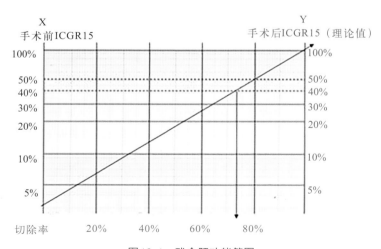

图12-1 残余肝功能简图

88

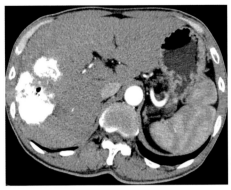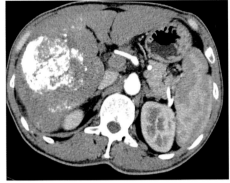

A.TACE术后腹部增强CT动脉期瘤体强化

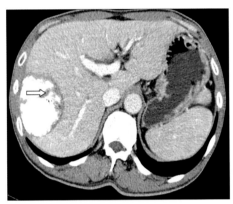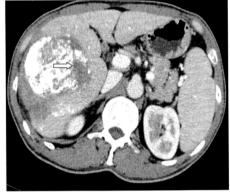

B.CT影像碘油沉积显示周围见有活性组织（箭头示）

图12-2　术前影像学表现

【术中照片】

见图12-3。

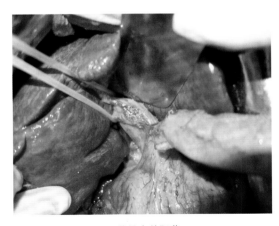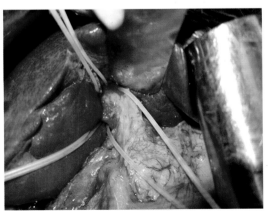

A.悬吊右前肝蒂　　　　　　　　　　　　B.右前、右后及有肝蒂分别悬吊

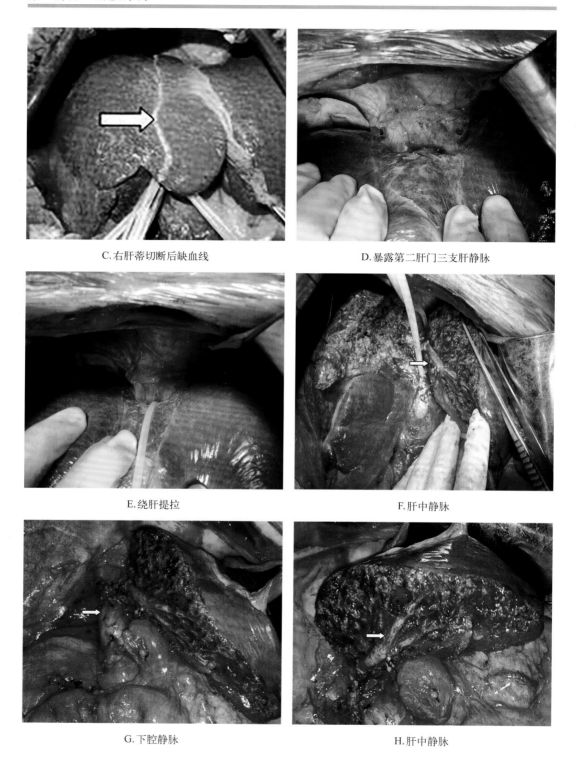

C.右肝蒂切断后缺血线

D.暴露第二肝门三支肝静脉

E.绕肝提拉

F.肝中静脉

G.下腔静脉

H.肝中静脉

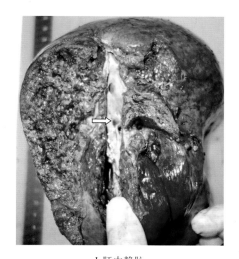

I.肝中静脉

图12-3　术中照片

【术后病理】

（右半肝）中分化肝细胞癌伴大片坏死，大小14.5cm×10cm×8cm，见脉管内癌栓，周围肝组织呈肝硬化改变，切缘未见癌组织侵及（图12-4）。（胆囊）慢性胆囊炎，胆囊颈旁淋巴结未见转移癌（0/1）。免疫组化：CK（+），CK7（−），CK18（+），CK19（−），CD34（−），PMS2（+），MSH6（+），MSH2（+），MLH1（+），P16（−），P53（+），Ki-67（+10%），Hep（+），GPC3（+），HBsAg（−），HBcAg（−），HCV（−），分子病理医嘱：ERCC1表达检查（ERCC1低表达）。

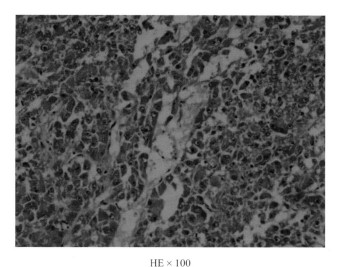

HE×100

图12-4　病理切片

【术后点评】

前入路肝切除（anterior approach hepatectomy），是指在游离肝脏前先切开肝实质直达下腔静脉（inferior vena cava，IVC）前方，最后游离肝脏周围韧带从而完成肝切除的技术。近年来，随着肝脏解剖学研究的深入、全频超声乳化吸引刀（caritational ultrasonic surgical aspirator，CUSA）等精细断肝器械的应用及放射影像学肝脏三维重建技术的发展，前人路肝切除技术的应用范围已被大大拓宽。作为一种不用过多搬动肝脏的操作方法，前入路肝切除及其改良技术在肝脏巨大肿瘤或尾状叶肿瘤肝切除、活体肝移植和原位劈离式肝移植的供肝切取中有较高的应用价值。

传统的右半肝切除术先游离肝脏周围组织，将肝脏向左内侧旋转以便显露右三角韧带、肝裸区和腔静脉韧带，显露并切断引流肝脏Ⅵ、Ⅶ段和尾状叶的肝短静脉，然后开始切肝。该方法存在以下缺点：①在旋转肝脏的过程中不可避免地影响入肝和出肝血流，损害肝功能；②术中对肿瘤的挤压可能导致癌细胞播散进入体循环，而撕裂肝静脉或压破较柔软的癌肿可能导致大出血；③肿瘤体积巨大操作困难时，可能因无法游离肝脏而放弃手术。

前入路肝切除是在离断病变肝脏或活体移植所需肝叶之后游离肝脏周围组织。这和传统的先离断肝脏周围组织、再离断肝脏的顺序不同，因此又称为原位肝切除或逆行肝切除。前入路肝切除是在对肝脏解剖的认识和肝切除水平提高的基础上，在肝脏肿瘤根治治疗的客观要求下发展起来的一种肝切除方法。它既体现了肝脏外科的微创观念，又符合肿瘤外科的无瘤操作原则，还能减少医源性癌细胞扩散。1977年Lin等为4例患者成功实施了逆行肝切除术。之后，香港大学玛丽医院和复旦大学（原上海医科大学）附属中山医院等先后开展了这一术式，多数是肝右叶肿瘤的肝切除术。Lai等应用前入路肝切除技术为1例肝右叶直径30 cm巨大血管瘤的42岁女性患者施行了肝右叶切除术。Capussotti等为1例肝右叶直径12 cm肝腺瘤破裂出血的37岁女性患者成功实施了急诊前入路肝右叶切除术。上述病例均采用传统的前入路肝切除法。近来，前入路肝切除的应用报道大大增加，其手术适应证不断扩大，手术操作方法也在不断改进，手术安全性和应用价值大大提高。

2001年法国Belghiti等首次报道用血管钳在肝后下腔静脉前建立隧道，放置绕肝带提拉肝脏，采用前入路肝切除法完成右半肝切除，即"liver hanging maneuver"技术。

本手术采用Belghiti等提出的绕肝提拉法：是在切肝前沿肝上下腔静脉，经肝右静脉左侧根部，经肝后下腔静脉前间隙，于第一肝门左右门蒂与肝下缘穿出，在肝脏后方建立一条隧道并放置提拉带以提起肝脏，从而使得肝断面深部管道得以充分显露并确切指引下腔静脉位置，提高了切肝过程的安全性。同时采用日本高崎健的Glisson鞘外解剖法大大加快了手术进程。

前入路、鞘外解剖加绕肝提拉促成了此次手术的成功。

【术后情况】

患者术后1个月检查发现腰椎转移给予腰椎骨水泥灌注，治疗效果好，术后半年肝内发现肝内转移灶，至今生存。

（谢 于 郝法涛 王 政 周昆明）

参考文献

吕毅，李宗芳 主译《Glisson 蒂横断式肝切除术》2008 年 7 月第 1 版

吴志全，樊嘉，周俭，等. 逆行肝切除术及其方法探讨. 中华肝胆外科杂志,1999,5(5):301-303

Belghiti J,Guevara OA,Noun R,et.al.Liver hanging maneuver:a safe approach to right hepatectomy without liver mobilization [J].J Am Coll Surg,2O0l,l93(1):109-11

Lai EC,Fan ST,Lo CM,et a1.Anterior approach for dificult major right hepatectomy[J].World J Surg,1996,20 (3):314-318

Lin TY,Sridharan M,Ho ST.Retrograde resection of hepatic lobe for extensive carcinoma of the liver[J].MedChir Dig,1977,6 (2):87-88

第二部分　胆道外科

---── 病例十三 ───---

胆囊癌行肝胰十二指肠联合切除术

胆囊癌是肝外胆道肿瘤中最常见的恶性肿瘤，早期症状、体征往往与胆囊炎和胆石症类似，容易混淆。大部分胆囊癌是在胆囊手术时发现，且多为中晚期，根治性手术切除率低、预后差。因此许多学者强调早期诊断和治疗，对中晚期胆囊癌多持消极态度或仅以内科治疗。近年来，我们对中晚期胆囊癌采取较激进的手术方式，包括肝胰十二指肠联合切除术（HPD），能显著提高 R_0 切除率，但是远期的疗效还在观察中。

【一般情况】

患者，李某某，女性，71岁，因"腹痛1个月"入院。患者1个月前突发右上腹疼痛，持续性发作，阵发加剧，无恶心、呕吐及胸闷表现。入院后，行CT检查，考虑为胆囊癌。

【实验室检查】

入院后查：

白细胞 9.3×10^9/L，红细胞 3.97×10^{12}/L，血红蛋白119g/L。

肝功能：直接胆红素5.7μmol/L，谷丙转氨酶36U/L，白蛋白63g/L。

【术前影像及分析】

影像学表现及意见：CT示胆囊底体部占位，侵及肝及肝曲结肠，肝十二指肠韧带挛缩，门静脉右侧与肿瘤关系密切，胰头后方多发肿大融合的淋巴结。

见图13-1。

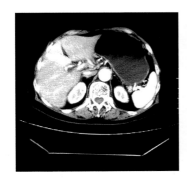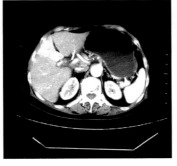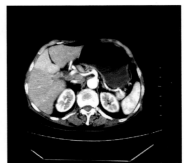

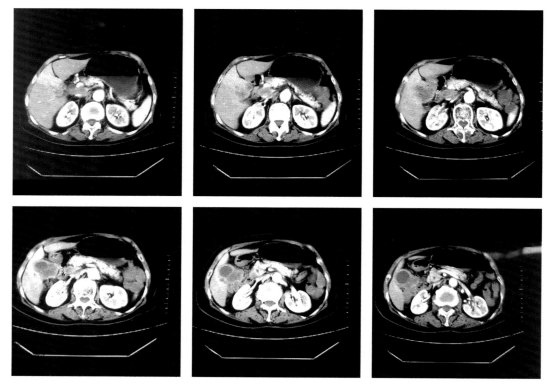

图13-1　术前影像

【术前规划】

（1）术前CT显示肿瘤位于胆囊底体部，侵及 S_5 及横结肠肝曲，肝十二指肠韧带挛缩，胰头后方、胆管下端有融合淋巴结。这个分期的肿瘤，采用局部肝及胆囊切除的方式难以达到 R_0 切除目的，需要进行整体切除。

（2）为达 R_0 切除应整体进行"肝胰十二指肠切除＋右侧肝曲结肠"切除，即HCPD（hepatic and colonic pancre duodenectomy）。

（3）手术入路应先离断结肠两端，才能为探查肝门打开一个通道。

（4）先切肝，再向下切胰十二指肠，还是先切胰十二指肠再向上切除肝？原则上讲，只是能达到 R_0 整体切除，顺序并非绝对，最重要是看术中实际情况而定。

【术中照片及过程】

（1）进腹后探查见肿瘤位于胆囊底体部，向上侵犯肝 S_5，向下侵及肝区结肠，肝十二指肠韧带挛缩，无法明确门静脉是否有严重受侵（术前CT提示门静脉右侧与肿瘤关系密切）。

（2）决定行HCPD，即肝、胰十二指肠及部分结肠切除术。首先距肿瘤两侧10cm处切断横结肠，离断系膜。向上分离肝十二指肠韧带。Pringle阻断，沿Cantlie线位置以电刀划一切离线，游离右半肝后，按肝切除程序切除右半肝、胆囊肿瘤及相连接的右侧肝曲结肠。

（3）向上向下，逐次对肝十二指肠韧带进行解剖，离断胃十二指肠韧带进行解剖。离断胃十二指肠动脉，离断胃窦、胰颈部及 Treitz 韧带下方 5cm 处空肠，按 Whipple 手术流程整体切除胰十二指肠。

（4）主体肿瘤均移出体外，对术区门静脉、下腔静脉、腹主动脉周围淋巴结进行骨骼化清扫。

（5）Child 方法重建消化道，再将肝曲结肠对端吻合，无活动出血后冲洗置管引流。见图 13-2。

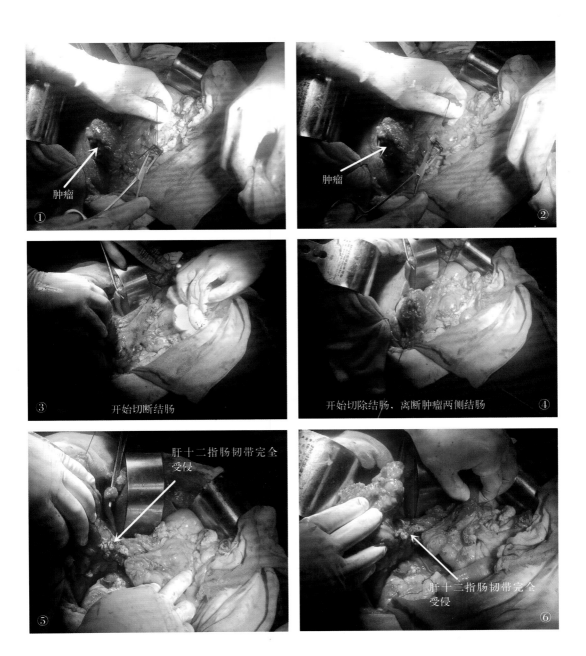

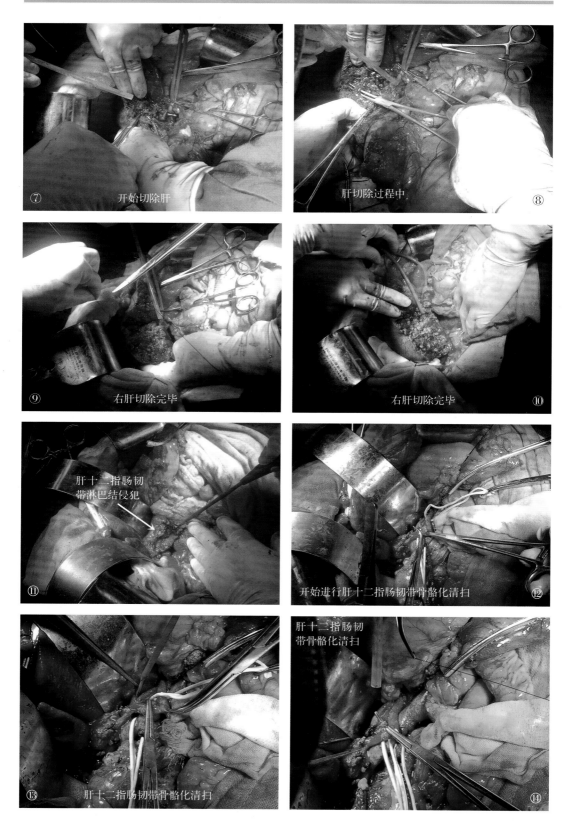

⑦ 开始切除肝

⑧ 肝切除过程中

⑨ 右肝切除完毕

⑩ 右肝切除完毕

⑪ 肝十二指肠韧带淋巴结侵犯

⑫ 开始进行肝十二指肠韧带骨骼化清扫

⑬ 肝十二指肠韧带骨骼化清扫

⑭ 肝十二指肠韧带骨骼化清扫

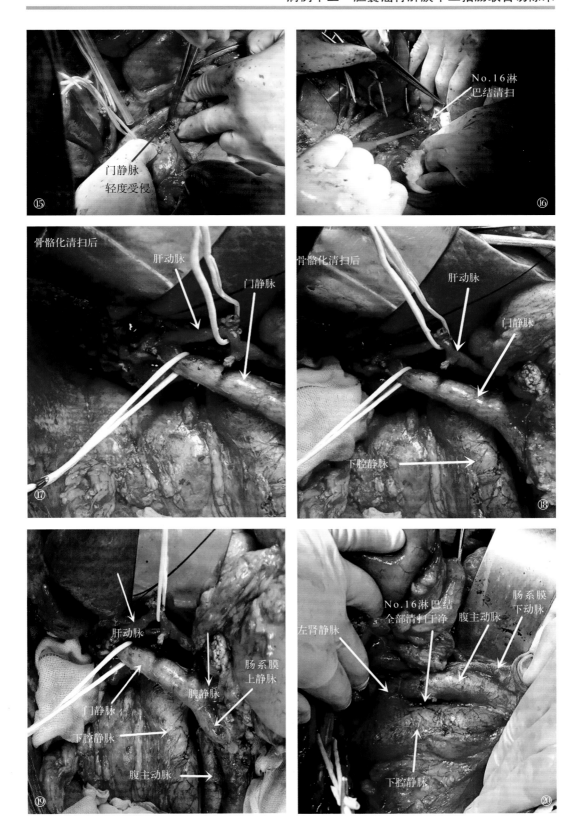

⑮ 门静脉轻度受侵

⑯ No.16淋巴结清扫

⑰ 骨骼化清扫后　肝动脉　门静脉

⑱ 骨骼化清扫后　肝动脉　门静脉　下腔静脉

⑲ 肝动脉　门静脉　下腔静脉　胰静脉　肠系膜上静脉　腹主动脉

⑳ 左肾静脉　No.16淋巴结全部清扫干净　腹主动脉　肠系膜下动脉　下腔静脉

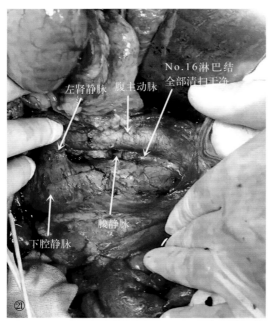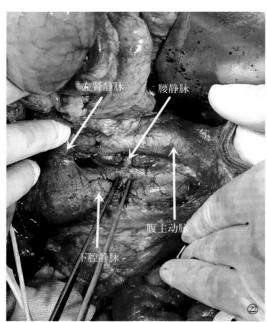

图13-2　手术过程

【术后病理】

1. 大体标本　见图13-3。

2. 病理切片　见图13-4。

3. 病理诊断　（右半肝、胆囊、胰头、十二指肠、结肠肝曲及幽门管）胆囊腺癌，中~低分化腺癌，以低分化为主；肝、胰腺、胃幽门管、十二指肠及结肠未见癌细胞；十二指肠韧带后淋巴结（2/6）可见癌细胞；结肠周脂肪可见癌细胞；胆管上切缘可见癌细胞，取材各切端均未见癌细胞。

（送检淋巴结）8a淋巴结（1/1）可见癌细胞；12a淋巴结（1/1）可见癌细胞；肠系膜下动脉旁淋巴结（2/2）可见癌细胞；第16组淋巴结（6/13）可见癌细胞。

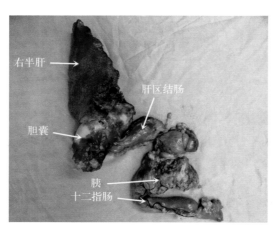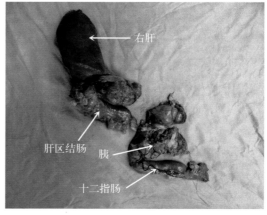

图13-3　大体标本

100

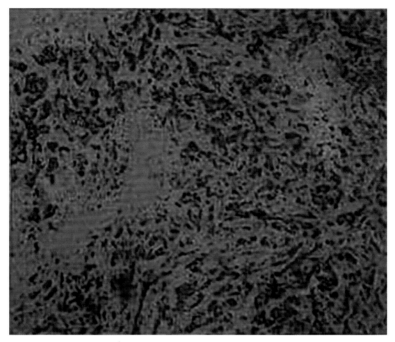

图13-4　病理切片

【术后恢复情况】

（1）患者术后并发较严重的肺部感染，术后脱机后又重新放置呼吸机，腹腔未见明显出血，轻微胰瘘，给予冲洗引流，术后第9天因肺部感染、低蛋白血症自动出院。

（2）术后检查

术后1周：

血常规：白细胞19.3×10^9/L，红细胞2.90×10^{12}/L，血红蛋白92g/L。

肝功能：直接胆红素26.3μmol/L，谷丙转氨酶45U/L，白蛋白29.7g/L。

【术后点评】

1.经验教训总结　本例手术是在外院同笔者的助手共同完成，由于当地医院是第一次配合完成此类手术，术后的管理经验与技术支持条件较大医院略差，加之巨大手术创伤，术后合并严重肺部感染，患者最终死亡，提示我们要格外关注术后严重并发症。

（1）本例手术完成过程顺利，术中出血500ml左右，清扫较彻底，门静脉右侧缘与肿瘤关系密切，但仅侵犯外膜，予以彻底剥离。

（2）本例手术不足之处在于肿瘤标本不是整体切除，而是分步骤切除的。术后反思，也可以在离断横结肠显露十二指肠及肝门后先行离断胃、Treitz韧带下方空肠，先行将胰十二指肠切除步骤完成，再从门静脉与脾静脉汇合处向上逐次分离门静脉主干直至左右门静脉分叉处，在清扫肝十二指肠韧带过程中骨骼化肝动脉、右门静脉，再沿缺血线向上分离肝。最终完整切除右半肝＋肝曲结肠＋胰十二指肠。如能这样切除，可能更符合En-block整体切除概念。

（3）另一个不足之处在于胆囊底部肿瘤距离肝左侧切缘较近，部分胆囊位置距Cantlie线较远，部分较近。对于距离较近的患者我们有时会加做S_{4b}切除，但本例手术仅行右半肝切除，未行S_{4b}切除，略有不足。

（4）胆囊癌的HPD手术创伤大，胰瘘及肝创面发生的胆瘘都是较严重并发症，而二者接触后的胆胰液混合液腐蚀力更大，除造成出血外，易引起腹腔感染。而腹腔感染、胰瘘对肺部影响极大，可造成肺部炎症、胸腔积液、氧饱和度降低、呼吸功能不全，而此时往往需要上呼吸机，但呼吸机易引起呼吸机性肺炎，加之长期卧床，很容易引起恶性循环，导致患者围术期死亡。因此，极度重视腹部原始并发症处理，阻断可能引起的恶性连锁反应至关重要。

2.胆囊癌治疗的前沿动态　HPD是指肝段或肝叶切除联合胰十二指肠切除术，而胆囊床肝楔形切除加胰十二指肠切除术并不是严格意义上的HPD。该术式最早由日本学者Takasaki报道，对5例晚期胆囊癌患者成功进行了扩大右半肝切除加胰十二指肠切除术，并命名为"肝胰十二指肠切除术（HPD）"。

HPD不仅可以切除受累的肝、胆管、胰头和十二指肠，而且有助于清扫胰周淋巴结。对某些局部进展期胆囊癌施行HPD可以提高肿瘤切除率，改善部分患者的预后。HPD虽然可提高部分患者的生存率，但实施该手术有一定的风险，并发症多，故应综合考虑患者的全身情况和局部肿瘤情况严格选择病例。

HPD适用于没有远处转移及腹膜广泛播散的中晚期胆囊癌患者，且肿瘤侵犯邻近器官如肝、胆总管、胰头十二指肠等，或有胰头后淋巴结转移。此外，一般要求年龄不超过65岁，无其他内科合并症，CT检查肝剩余的功能肝体积有30%以上者。

胆囊癌扩大根治术后常见的并发症为肝衰竭、胆瘘、胰瘘等。肝衰竭多见于半肝切除或肝三叶切除者；胆瘘多见于行肝门部胆管切除加胆肠重建术后；HPD术后最主要最危险的并发症是胰瘘，可以导致大出血危及生命。加强术前积极准备、术中仔细操作是防治术后并发症的重要措施。

（段伟宏　刘军桂）

参考文献

黄国民,房学东.中晚期胆囊癌的外科治疗.肝胆外科杂志,2008,16(5):353-354

彭承宏.进展期胆囊癌的外科治疗.临床外科杂志,2010,18(2):78-79

Hawkins W G,Dematteo R P,Jamagin W R.Jaundicepredietis advanced disease and early mortaliy in patients with gallbladder cancer.Ann Surg Oneol,2004,11(3):310-315

胆囊癌、肝行胰十二指肠联合切除术

原发性胆囊癌是胆道系统常见的恶性肿瘤。由于缺乏早期特异性临床表现，恶性程度高，常易直接浸润肝和发生肝门部淋巴结转移，多数患者在就诊时已属进展期，累及肝、肝门部胆管、胰腺和胃肠道等邻近脏器，此时采用单纯的胆囊癌根治术已无法达到根治的要求，而目前单纯放、化疗的效果也不令人满意，因此扩大的胆囊癌根治术被国内外部分学者所推崇。

【一般情况】

患者，张某某，女性，65岁，因"右上腹疼痛伴皮肤、巩膜黄染半个月"入院。半个月前，无明显诱因出现右上腹持续性钝痛，向后背部放射，厌油腻，逐渐出现皮肤、巩膜黄染，尿色深黄。在当地医院检查CT提示胆囊占位，肝内胆管肝门部以上扩张明显，提示胆囊癌侵犯胆管。入院后，行PTCD减黄，至胆红素接近正常时，行开腹手术治疗。

【实验室检查】

入院后查：

血常规：白细胞5.86×10^9/L，红细胞4.82×10^{12}/L，血红蛋白140g/L。

肝功能：直接胆红素170μmol/L，谷丙转氨酶121U/L，白蛋白，44g/L。

PTCD减黄1个月后：直接胆红素42μmol/L，谷丙转氨酶45U/L。

【术前影像及分析】

影像学表现及意见：CT示胆囊肿大明显，肝十二指肠韧带挛缩，肝门部有低密度灶，与右肝动脉关系密切；胰头后方有肿大融合的淋巴结，提示胆囊颈部肿瘤，侵及肝十二指肠韧带及肝门部胆管，伴周围淋巴结转移；右肝可疑微小转移灶。图14-1。

【术前规划】

（1）患者为胆囊颈体部肿瘤，侵犯胆囊颈管及肝门部胆管。术前总胆红素达230μmol/L。笔者认为术前总胆红素≤60μmol/L是极为安全的，为安全起见，建议当地医院行PTCD减黄至达安全标准时行手术治疗。

（2）PTCD后30d，总胆红素为45μmol/L，此时行手术治疗。

（3）肿瘤位于胆囊颈体部，侵犯肝门胆管，胆管下端及胰头后多发融合淋巴结，局部切除难以达到R_0切除，因此设计以肝胰十二指肠切除为主要术式，同时因为肿瘤相对偏左，距离Cantlie线较近，考虑同时行S_{4b}+右半肝+胰十二指肠联合切除术。

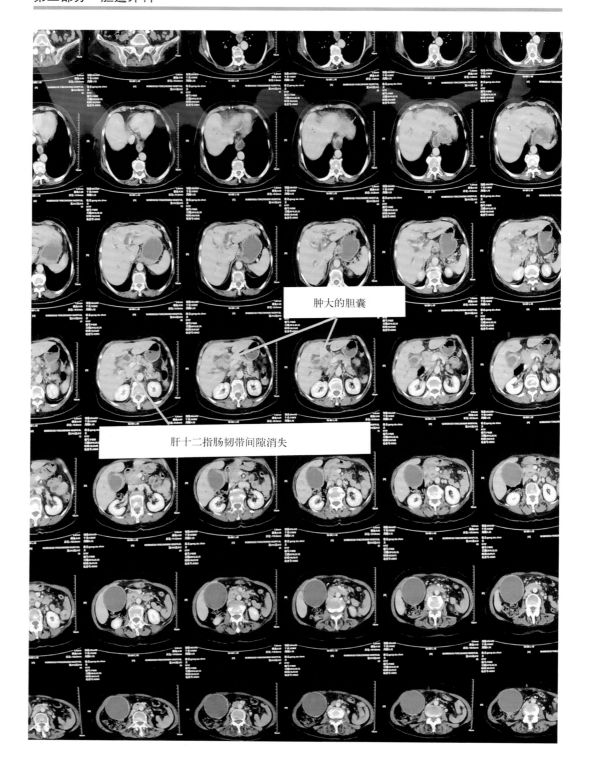

肿大的胆囊

肝十二指肠韧带间隙消失

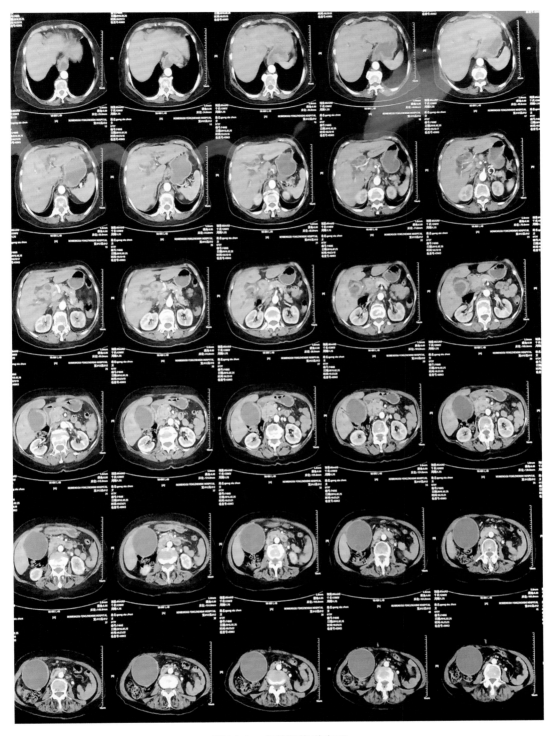

图14-1　术前影像学表现

【术中照片及过程】

（1）开腹后探查见肿瘤位于胆囊颈部，侵犯肝门胆管及胆囊体部，胆囊积液、肿大，胆囊底右侧肝 S_5 段有散在转移病灶。肝十二指肠韧带挛缩，胆管下端有淋巴结转移，其余部位无转移结节。

（2）决定行 S_{4b} +右半肝+胰十二指肠联合切除术。于胃窦部切断胃窦，远端右提，显露下方胰颈部。此时游离 Koche 切口。结扎胃十二指肠动脉，在门静脉前方胰颈部离断胰颈，Treitz 韧带下方 15cm 处切断空肠，离断胰腺钩突，沿门静脉与脾静脉汇合向肝门处进行血管骨骼化清扫。

（3）近肝门处游离门静脉左支、右前支、右后支，并分别阻断测试其缺血线。发现门静脉右前支发生于门静脉左支，仔细解剖出来并试行阻断后证实为此，遂结扎切断门静脉右前支、右后支，同时处理切断右肝动脉，显示右肝缺血线，之后分离右肝静脉，提前予以结扎，避免挤压致使肿瘤转移。

（4）肝圆韧带右侧逐次解剖 S_{4b} 段的门静脉分支及肝动脉分支，使局部缺血样改变，沿缺血线行 S_{4b} +右半肝切除。此时将已完全切离的胰十二指肠组织连同扩大右肝组织完整切除，移出体外。

（5）按照 Child 方法重建消化道，查无活动性出血后冲洗、置管引流。

见图 14-2。

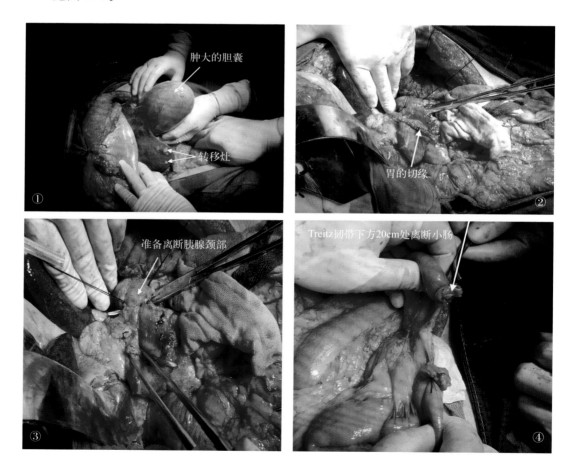

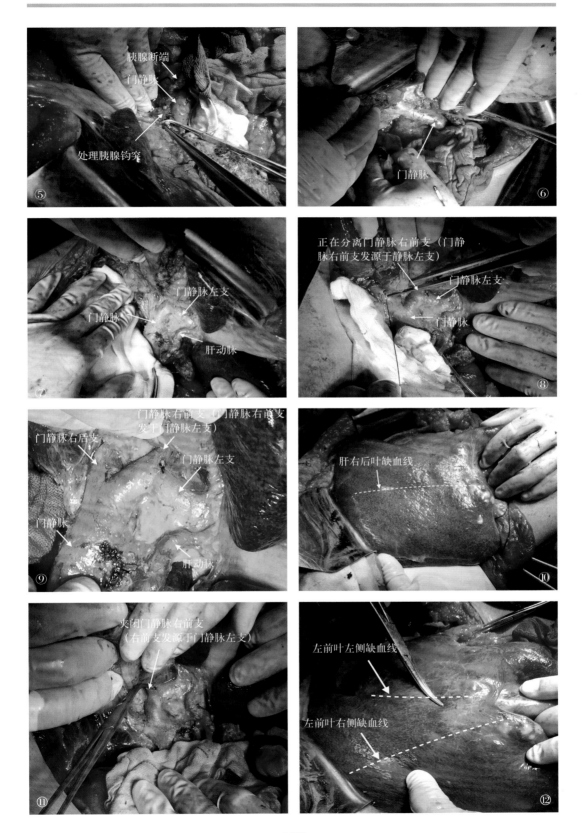

⑤ 胰腺断端　门静脉　处理胰腺钩突

⑥ 门静脉

⑦ 门静脉左支　门静脉　肝动脉

⑧ 正在分离门静脉右前支（门静脉右前支发源于静脉左支）　门静脉左支　门静脉

⑨ 门静脉右后支　门静脉右前支（门静脉右前支发于门静脉左支）　门静脉左支　门静脉　肝动脉

⑩ 肝右后叶缺血线

⑪ 夹闭门静脉右前支（右前支发源于门静脉左支）

⑫ 左前叶左侧缺血线　左前叶右侧缺血线

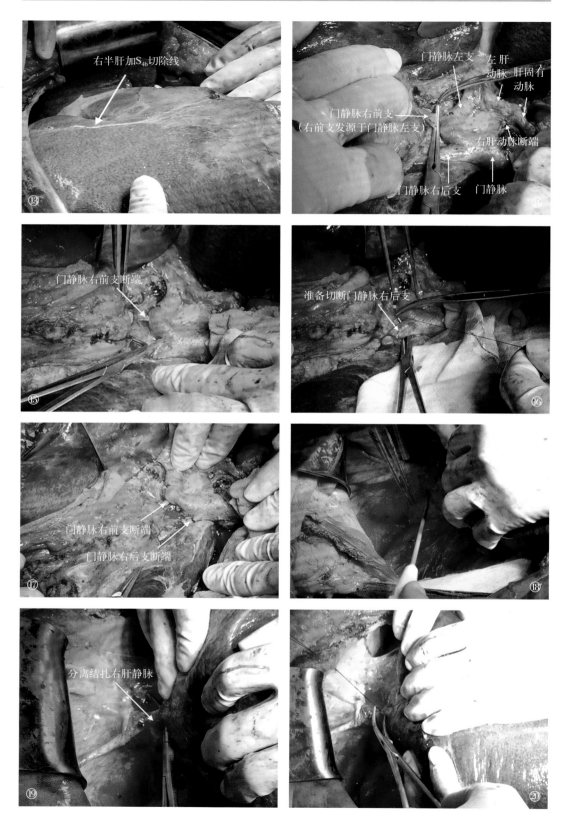

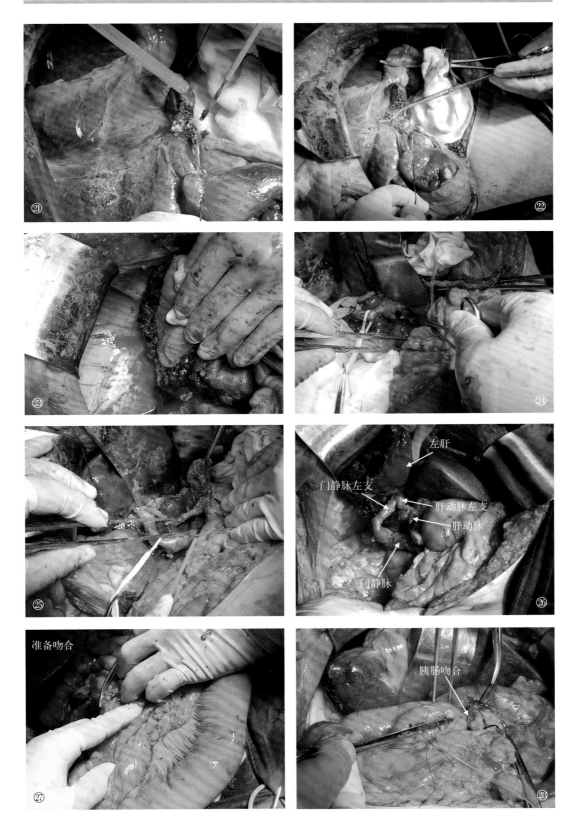

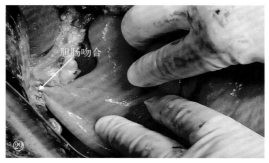
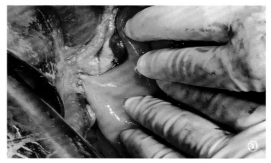
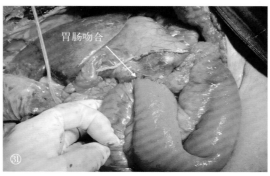

图14-2　手术过程

【术后病理】

1. 大体标本　见图14-3。

2. 病理切片　见图14-4。

3. 病理诊断　（右半肝、胆囊、胰头、十二指肠及幽门管）胆囊腺癌，中～低分化腺癌；肝、胰腺、胃幽门管、十二指肠未见癌细胞；肝十二指肠韧带后淋巴结（3/8）可见癌细胞；取材各切端均未见癌细胞。

（送检淋巴结）8a淋巴结（0/1）可见癌细胞；12a淋巴结（1/1）可见癌细胞；肠系膜下动脉旁淋巴结（2/2）可见癌细胞；第16组淋巴结未见癌细胞。

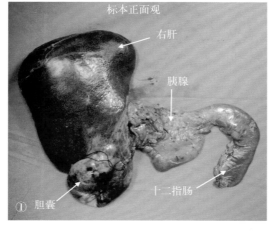
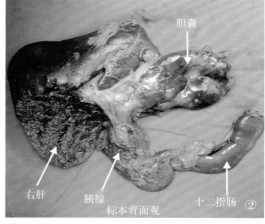

图14-3　大体标本

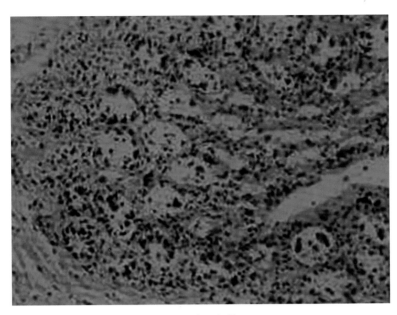

图14-4　病理切片

【术后恢复情况】

术后3d内恢复顺利，5d排气，10d经营养管进食，无明显胆瘘、胰瘘，12d突然出现呼吸急促，憋气，很快出现呼吸、心搏骤停。由于起病突然，之前恢复顺利，无异常情况发生，结合病情病史，怀疑是肺动脉栓塞（卧床多，下床活动少），但未行尸检。

【术后点评】

1. 经验教训总结

（1）本病例术中、术前充分减黄，引流，使术后肝功能恢复较满意，未出现肝功能不全或衰竭的情况，而且我们的经验是总胆红素 $\leqslant 60 \mu mol/L$ 较安全。

（2）术中操作与术前规划较一致，完成工作顺利，出血量少，400ml左右。但是术中发现门静脉右前支起源于门静脉左支主干，这是血管变异的一种情况，但如果术中不仔细解剖、分段阻断来测试，易造成误诊，从而离断左门静脉主干支，造成严重损害。

（3）S_{4b} 切除使得肿瘤左侧边界更加干净与安全，右肝管距离受侵区域也更加安全，使整个手术 R_0 切除得到保证。

（4）肿瘤切除顺序依照术前设计的先胰十二指肠切除，再肝门清扫、血管骨骼化，再到右半肝+S_{4b}切除，En-block整体切除，切缘均阴性，达R_0标准。

（5）术后一段时间总体恢复顺利，无异常出血及胆瘘、胰瘘。但术后12d突然发生呼吸急促、喘憋，迅速出现呼吸、心搏骤停，考虑之前恢复顺利，起病突然，卧床时间较长，活动较少等情况，怀疑为肺动脉栓塞，但未行尸检，无病理诊断依据。这也提示了HPD手术巨大的手术创伤，不仅体现在术中难以操作及把控，也体现在术后恢复中，会有各种可能意想不到的情况发生，需要时时刻刻提高警惕，直至患者安全出院。

2.胆囊癌治疗的前沿动态

（1）胆囊癌肝侵犯主要通过3条通径：①直接侵犯胆囊床附近的肝实质；②通过胆囊内门静脉的分支侵犯Ⅳ、Ⅴ肝段；③通过肝门附近和肝十二指肠韧带内的淋巴管侵犯肝Ⅳ和Ⅴ段。Ouchi研究发现，胆囊静脉汇入右侧肝内门静脉分支者占66%，汇入左右肝门静脉者占28%，汇入左侧肝内门静脉者占6%。行胆囊癌根治术时应根据肝侵犯的程度决定胆囊癌肝切除的范围。

（2）肝切除术的主要方法有以下几种。

①胆囊床肝楔形切除术。

②肝方叶切除术：若肿瘤侵犯肝的深度不足2cm，应行胆囊床肝楔形切除加Ⅳb+Ⅴ段肝切除术。

③半肝切除或右三叶肝切除术：肿瘤侵犯肝实质＞2cm或右半肝内有多个转移性癌灶。

④肝移植：对于有广泛肝浸润或转移的胆囊癌，如果行半肝切除术后剩余的肝不足以维持患者的正常需求，而又排除了腹腔种植、远处转移和门静脉癌栓的可能，可以考虑行肝移植术。

胆囊癌除了血行转移、直接浸润、种植转移外，淋巴转移是最常见的转移方式。进展期胆囊癌的淋巴转移率高，而且淋巴转移决定着胆囊癌的手术方式及预后。胆囊的淋巴引流第一站淋巴结包括胆囊管淋巴结、胆总管周围淋巴结和肝固有动脉淋巴结；然后到达第二站淋巴结，即胰十二指肠后、肝总动脉周围淋巴结、腹腔干、肠系膜上动脉淋巴结和门静脉后淋巴结；最后到达第三站淋巴结，即腹主动脉周围淋巴结。胆囊癌淋巴转移大多数经肝十二指肠韧带淋巴结到胰头周围淋巴结。如果局限于第一站淋巴结转移者，这些淋巴结50%以上仍可通过外科手术获得治愈。如能对肝十二指肠韧带积极进行骨骼化淋巴结清扫，必然会提高外科治疗效果。

对累及胆总管、门静脉、肝动脉和胰腺等邻近器官，而无远处转移的局部进展期如能对肝十二指肠韧带积极进行骨骼化淋巴结清扫，必然会提高外科治疗效果。

（段伟宏　王仲文）

参考文献

彭承宏.进展期胆囊癌的外科治疗.临床外科杂志,2010,18(2):78-79

Ouchi K,Owada Y,Matsuno S,et al.Prognosticfactorsinthecarcinoma.Surgica ltreatmentofgallbladdercarcinoma.Surgery. performed The decision about the typeofresectiontobe,1987.101(6):731-737

人造血管架桥的胆管癌二次手术

胆管下端癌等壶腹周围肿瘤在侵犯门静脉、肠系膜上动脉时通常会被认为难以切除而放弃根治性手术。实际情况中，部分门静脉并非癌性侵犯，接触面仅仅是炎性增生反应，也有部分门静脉、肠系膜上静脉受侵患者，可以通过切除部分门静脉、肠系膜上静脉同样达到R_0切除，而肠系膜上动脉的部分受侵也不再是绝对的禁忌证，随着外科技术提高和探索进展，部分不可切除的病例已经完全可以切除了。

【一般情况】

患者，郭某某，女性，70岁，因"上腹部胀痛伴寒战、高热1个月余"入院。患者1个月前无明显诱因出现上腹部憋胀不适伴疼痛，疼痛症状呈间断性发作，寒战、高热，最高体温可达39.0℃，伴恶心，在家自行口服药物治疗，曾就诊于中国人民解放军三〇一医院，门诊腹部B超提示：①肝内外胆管扩张；②胆囊泥沙样结石、胆汁淤积。未行治疗，近1个月来患者食欲差，乏力，为求诊治住我科治疗。患者目前精神尚可，乏力，食欲差，睡眠一般，体重明显减少，约10kg，大便正常，排尿尚可。患者1年半前因十二指肠壶腹癌于某医学院附属医院行剖腹探查，因肿瘤侵犯门静脉、肠系膜上动脉而放弃根治手术，行胃空肠、胆囊空肠"Y"形序贯吻合术。

【实验室检查】

入院后查：

血常规：白细胞3.28×10^9/L，红细胞3.28×10^{12}/L，血红蛋白101g/L。

肿瘤标志物：甲胎蛋白2.08ng/L，糖基抗原19-9 348.1U/L。

肝功能：直接胆红素26μmol/L，谷丙转氨酶33.3U/L，碱性磷酸酶824.1U/L。

【术前影像及分析】

影像学表现及意见：胆总管下端壶腹部区见不规则软组织密度增多影并不均匀强化，平扫及三期增强CT值分别约为42HU、68HU、98HU、86HU，与十二指肠管壁及胰头分界不清，肝内外胆管、胆总管及胰管均扩张。胆囊形态饱满，壁增厚，呈轻度强化改变，肠管局部可见环形高密度。肝内胆管走行区见积气影，肝实质未见确切异常密度或强化改变。脾及双肾上腺形态、强化如常。双肾见若干类圆形无强化低密度灶，边界清晰。腹膜后见增多、强化的软组织密度影。见图15-1。

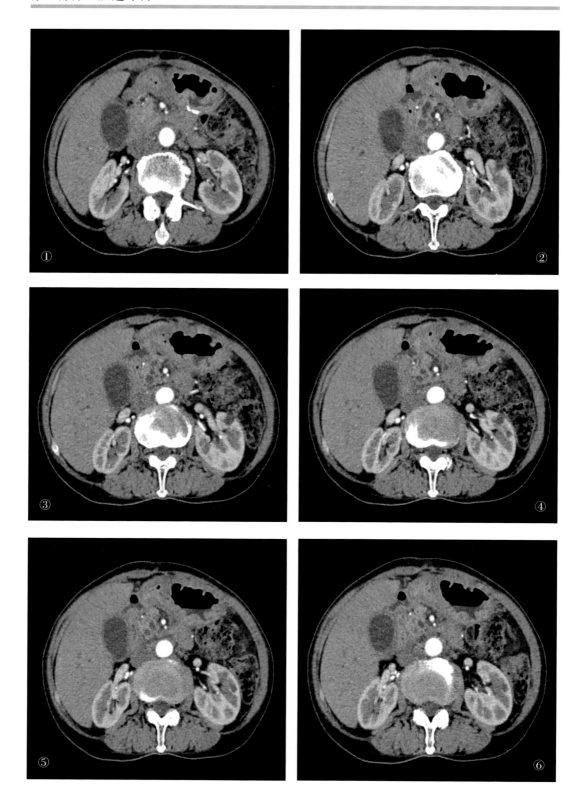

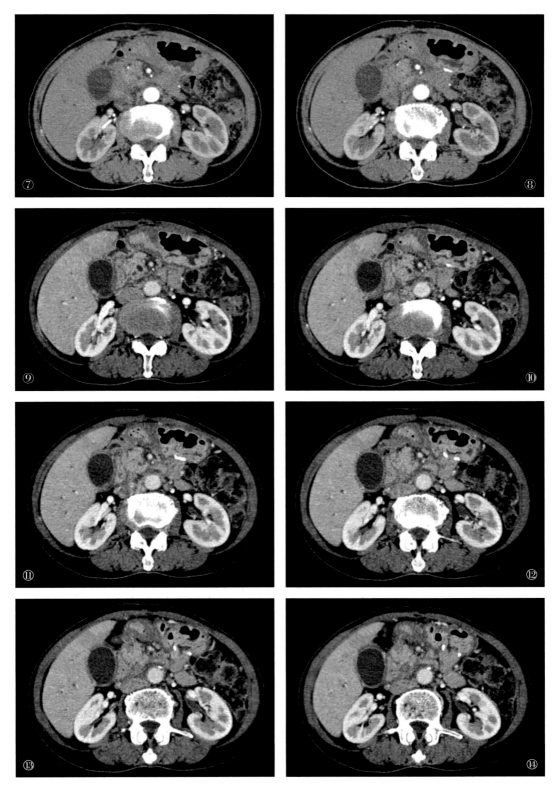

图15-1　术前影像

【术前规划】

该患者 1 年半前即行胆肠、胃肠手术，术中粘连应该比较严重，结肠肝曲也应该受侵或难以分离。肿瘤与门静脉、肠系膜上动脉关系非常密切，门静脉受侵长度＞5cm，单纯对端吻合恐张力较大，只有人造血管才能满足如此长距离的血管缺损。因此：①术中先行分离粘连，肝曲结肠如果可以分离出来，尽量保留。如果粘连严重，则考虑整体切除；②CT 示门静脉、肠系膜上静脉受侵＞5cm，拟用 8mm 高尔人造血管进行门静脉、肠系膜上静脉吻合，脾静脉在汇入门静脉处结扎、切断，肠系膜上动脉右侧180°受侵，但似乎可剥离动脉鞘后达到 R_0 切除程度；③胰体尾尚无肿瘤侵犯迹象，所以能采用扩大 Whipple 手术解决，则不需要行全胰切除；④术中胰头部如果难以整体完整切除，为保证安全，可先切除门静脉右侧胰腺、钩突及十二指肠。切除大部分标本后有操作空间，再将左侧整体切除，不是 En-block 整体切除，有遗憾，但安全；⑤整体标本切除后再行人造血管吻合。

【术中照片及过程】

术中证实术前的判断是正确的，腹腔粘连较严重，肝曲结肠与肿瘤关系密切，不易分离，遂决定整体切除之。

（1）离腹腔粘连，将肝曲结肠两侧 15cm 处显露出来，以备切除。

（2）距肝曲结肠 15cm 处的两端结扎，切断结肠，同时向系膜根部游离、结扎。

（3）沿横结肠系膜根部向上分离，寻找肠系膜上静脉，此时肿瘤与门静脉、肠系膜上静脉关系密切，无解剖间隙，但肠系膜上静脉主干有 2cm 长未受侵犯，遂决定行联合门静脉 - 肠系膜上静脉的 Whipple 手术。

（4）离断胃窦部，游离胆囊，在肝门处横断胆囊，远端向下游离。

（5）Treitz 韧带下方 15cm 处离断空肠，将其拉至右侧，在门静脉右侧 1.5～2cm 处，切断胰颈及钩突，止血，移出大部分肿瘤及周围脏器标本。

（6）移出标本后，局部操作空间增大，此时在胰颈部门静脉左侧 2cm 正常胰腺处离断胰腺，其下方脾静脉结扎、缝合，近端随胰颈肿瘤向右侧分离。

（7）胰腺上方 2cm 处游离出一段正常门静脉，胰腺下方 2cm 处游离出一段正常肠系膜上静脉，分别置钳阻断后切断两侧门静脉及肠系膜上静脉，取 15cm 长高尔人造血管分别与门静脉、肠系膜上静脉行端侧吻合，之后其吻合口下方及上方的门静脉、肠系膜上静脉被分离切断，结扎。

（8）左侧胰腺断端向右分离，残留钩突处打开肠系膜上动脉前鞘，至右侧缘肿瘤侵犯处完整剥离，最终连同部分门静脉 - 肠系膜上静脉的剩余胰颈部肿瘤及钩突组织彻底游离并移出体外。至此，肿瘤被彻底切除。

（9）Child 法重建胰肠、胆肠、胃肠通道，结肠对端吻合，冲洗后置管引流。

见图 15-2。

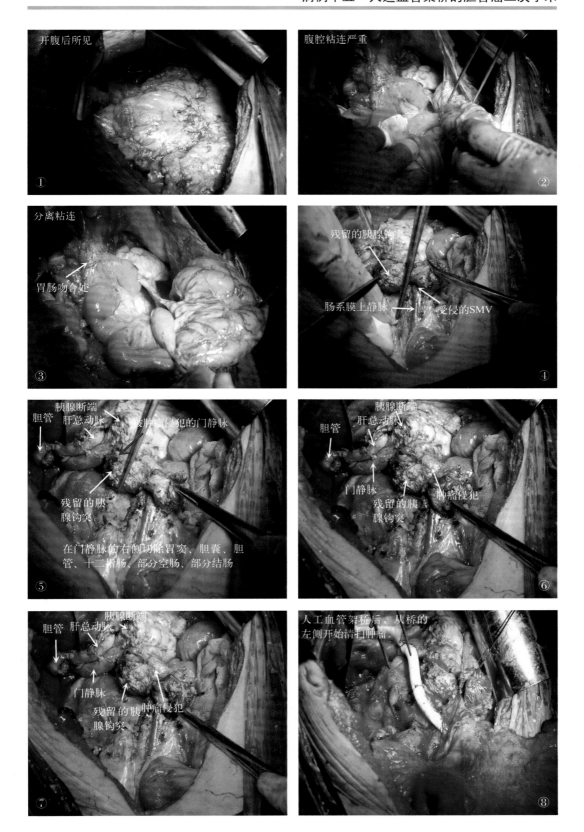

① 开腹后所见

② 腹腔粘连严重

③ 分离粘连
胃肠吻合处

④ 残留的胰腺钩突
肠系膜上静脉
受侵的SMV

⑤ 胆管
胰腺断端
肝总动脉
被肿瘤侵犯的门静脉
残留的胰腺钩突
在门静脉的右侧切除胃窦、胆囊、胆管、十二指肠、部分空肠、部分结肠

⑥ 胆管
胰腺断端
肝总动脉
门静脉
残留的胰腺钩突
肿瘤侵犯

⑦ 胆管
肝总动脉
胰腺断端
门静脉
残留的胰腺钩突
肿瘤侵犯

⑧ 人工血管架桥后，从桥的左侧开始清扫肿瘤

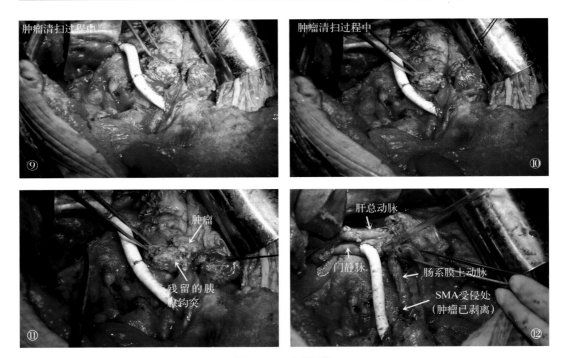

图 15-2 手术过程

【术后病理】

1.大体标本 见图 15-3。

2.病理切片 见图 15-4。

3.病理诊断 (部分胃、胰腺、十二指肠，壶腹癌术后) 十二指肠中 - 低分化腺癌，肿瘤侵及十二指肠肌层，胃切缘、肠切缘、胆管切缘未见癌组织，系膜内可见癌结节，淋巴结；胰腺旁淋巴结、十二指肠系膜淋巴结未见转移癌。

4.免疫组化 Ki-67 (50%)，CD31 (-)，CK (+)，CK7 (+)，CK19 (+)，CK20 (-)，CD34 (-)，S-100 (-)，D2-40 (-)，PMS2 (+)，MSH6 (+)，MSH2 (+)，MLH1 (+)，P53 (+)，CEA (+)。

分子病理医嘱：KRAS 突变检测 [KRAS (突变型)]。

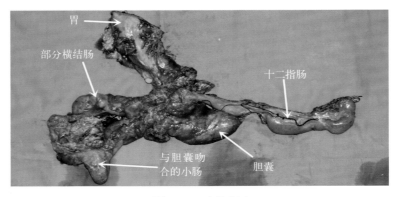

图 15-3 大体标本

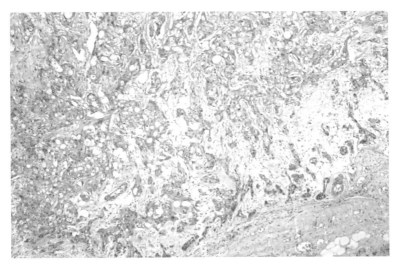

图15-4　病理切片

【术后恢复情况】

（1）术后无出血、肠漏、胰瘘、胆瘘、胃肠道功能紊乱等并发症，给予抗炎抑酸抑酶等治疗后好转出院。

（2）术后检验变化趋势图：见图15-5。

（3）术后影像：见图15-6。

影像学表现及意见：胃形态欠规整；肝密度普遍降低，CT值约30HU，低于脾；脾不大；胆囊及胰头未见明确显示；上腹区呈较多管状影、后延伸至体外；右侧肾盂及其输尿管上端增宽或扩张，同侧输尿管远端显示欠具体；膀胱及子宫形态显示尚可，密度均匀；肝脾周围及腹膜间隙、盆腔呈液性密度分布。动态增强：肝内胆管轻度增宽，并呈积气征象；肝右叶前段呈小圆形异常对比灶影，境界较清晰，轻或中度强化，直径约10mm，并有延迟环状增强；右肾水平下腔静脉前方似呈异常对比结节征象，直径约9mm；双侧肾皮质呈小圆形较低密度灶影，无明显强化，较大者直径约8mm；盆腔内未见明显异常对比增强灶影及淋巴结肿大。

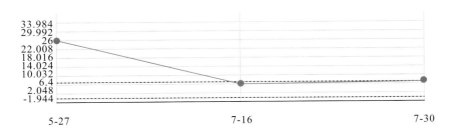

A.直接胆红素变化趋势

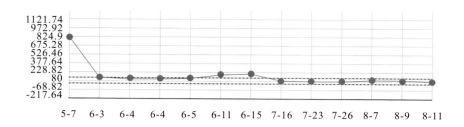

B.碱性磷酸酶变化趋势

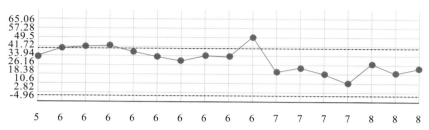

C.谷丙转氨酶变化趋势

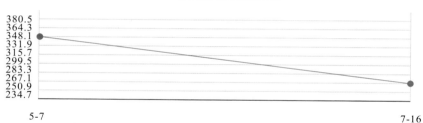

D.糖基抗原19-9变化趋势

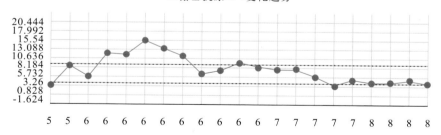

E.白细胞变化趋势

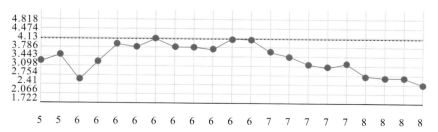

F.红细胞变化趋势

图15-5　术后检验变化趋势图

120

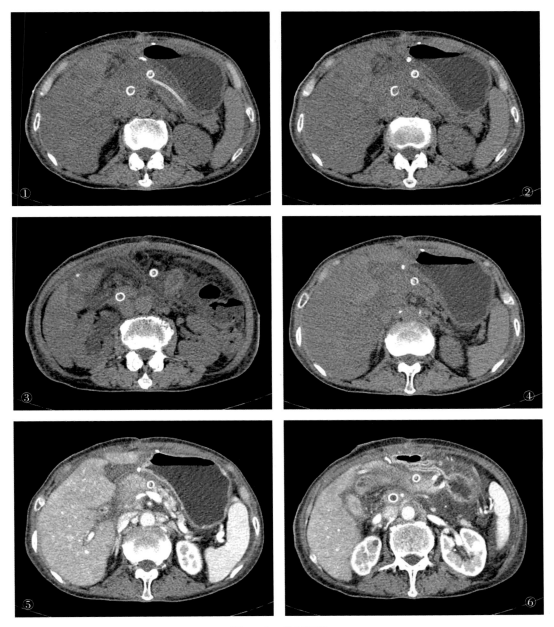

图 15-6　术后影像

【术后点评】

1. 经验教训总结　该病例在第一次未能做到根治性切除，仅行胆肠、胃肠短路情况下，1 年半后可以手术达 R_0 切除，说明在术前对术中腹腔情况的判断是准确的，对血管受侵犯程度、距离和肠系膜上动脉可以通过剥离动脉鞘达到 R_0 阴性切缘的判断是准确的，手术入路也相对比较满意。

但是有所不满意的地方在于，笔者在针对超过 5mm 的门静脉-肠系膜上静脉受侵胆胰肿瘤时，早期处理经验不足，未能将全部肿瘤整体 En-block 完整切除。此时提前将左侧胰腺正常区域离断、结扎处理其后方的脾静脉，将其向右侧游离，是有可能达到与主体肿瘤完整切除的目标的。但当时由于经验尚不丰富，加之区域门静脉高压，术中极易出血，因此未能达到整体切除，为一遗憾。

2. 人造血管架桥的壶腹周围癌切除术的前沿进展　手术仍然是壶腹周围癌及胰腺癌治疗的唯一治愈性措施，手术通常适用于 T_1 和 T_2 期肿瘤患者。过去，术后早期死亡率可高达25%，然而最近10年手术技术的改进提高了胰十二指肠切除术后胰腺癌患者的手术效果和长期生存率。胰十二指肠切除术联合血管切除已成为外科医师寻求完整切除胰腺癌病灶的重要手段。

术前影像学检查发现胰腺癌累及重要血管，并不意味着肿瘤对血管的真正侵犯，依据影像学最终确定肿瘤性质及相关侵犯有一定困难，术中呈现的侵犯或包绕可能为肿瘤周围间质组织炎性反应所致的纤维样增生改变，甚至形成的假肿瘤。然而许多情况下，即使经过组织病理学检查后证实血管受肿瘤侵犯并切除，不会影响或降低患者的生存率。因此我们有必要重新审视和改变对影像学检查及剖腹探查发现静脉受侵患者的手术方案，放弃强行将肿瘤自肠系膜上静脉-门静脉上分离的做法，而代之以充分解剖游离肿瘤近端与远端的血管，将肿瘤联合血管整体切除，然后行端端吻合或人造血管重建的策略。

外科手术治疗成功的关键是患者选择是否恰当。术前应确定静脉或动脉受累的范围、淋巴结、远处转移灶及患者全身状况能否耐受手术。大多数（71%）行静脉切除术的研究报道，认为动脉受累为手术的禁忌证。然而，在具有专业技术、经验丰富的中心，整体切除肝动脉、肠系膜上动脉或甚至腹腔干具有相当好的生存期结果，中位生存期分别为18个月、20个月和17个月。相反，在经验缺乏的中心，行动脉切除术比仅行静脉切除术得到了更差结果。因此，切除和重建毗邻的静脉血管、有选择地行动脉切除与重建，会使肿瘤无法切除患者在行以上手术后获得较长的生存期，同时辅以放疗和免疫治疗的新辅助治疗，一定会提高手术切除肿瘤后患者的生存率。

（段伟宏　谢　于）

参考文献

时建,陈强谱.扩大的胰十二指肠切除联合血管切除术治疗胰腺癌:系统评价.中华普通外科学文献:电子版,2010,4(6):592-598

病例十六

扩大肝胰十二指肠切除治疗先天性胆总管囊肿术后癌变

先天性胆总管囊肿切除术后继发胆管癌的发生率较低，目前关于先天性胆总管囊肿恶变的报道较少。对于胆总管囊肿癌变，半肝联合胰十二指肠切除术是能够完整切除肿瘤并延长患者生存时间的治疗方案选项。本文介绍一例57岁Ⅳa型先天性胆总管囊肿切除术后继发胆管癌变的患者，行扩大右半肝联合胰十二指肠切除、门静脉切除重建术的诊疗经验。

【一般情况】

患者，女性，57岁，主因"右上腹疼痛伴皮肤巩膜黄染1个月"入院。入院实验室检查：TBIL 336.59μmol/L，DBIL 293.36μmol/L，CEA 147.7ng/ml，CA19-9 200 00.0U/ml。既往曾因"先天性胆总管囊肿（Ⅳa型）"于2003年在当地医院行"胆囊切除、胆总管囊肿切除（肝外）、胆肠吻合术"。CT提示肝内胆管高度扩张，肝门部实性占位侵犯邻近右肝及左肝内叶肝实质、胰头十二指肠，病灶累及门静脉主干及右支起始部、右肝动脉（图16-1）。入院诊断为"胆总管囊肿切除术后癌变（$T_4N_1M_0$，Ⅳa期）、梗阻性黄疸"。次日急诊行经皮经肝穿刺胆道引流术（percutaneous transhepatic biliary drainage，PTBD）并出院。1个月后复查示TBIL 31.7μmol/L，DBIL 29.1μmol/L，CEA 112.7ng/ml，CA19-9 271.0U/ml。患者及家属手术意愿强烈，于2015-03-11再次入我院，考虑行手术切除。

【影像学检查】

术前CT提示肝内胆管高度扩张，肝门部实性占位，侵犯邻近右肝及左肝内叶肝实质、胰头十二指肠，病灶累及门静脉主干及右支起始部、右肝动脉（图16-1）。

123

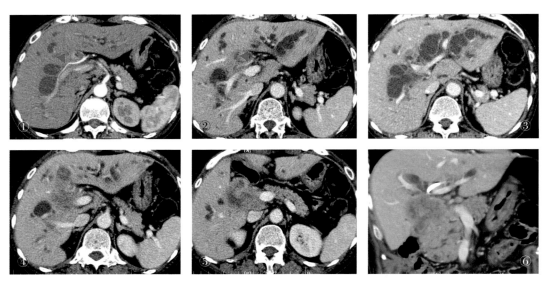

图16-1　术前影像表现

【术前规划】

术前设计手术方案为右三叶肝切除联合胰十二指肠切除术（肝胰十二指肠切除hepato pancreato duodenectomy，HPD）、门静脉切除重建术。3D-CT体积测定右三叶肝切除后残留肝体积为26.2%（295.7cm³/1129.2cm³），恐有肝切除术后肝衰竭风险，遂于2015-03-18行经皮经肝穿刺右门静脉栓塞术（portal vein embolization，PVE），2周后3D-CT体积测定右三叶肝切除后残留肝体积为461.2cm³，较PVE前体积增大41%（416.2 cm³/295.7 cm³）。PVE后26d（2015-04-13）在全麻下行扩大右半肝（s4b，5，6，7，8）联合胰十二指肠切除、门静脉切除重建、Child法消化道重建术。

【手术过程】

术中见右上腹腹腔内广泛粘连，肿瘤位于肝门部，侵犯肝实质及胃窦十二指肠，门静脉主干、右支及右肝动脉明显受累，右半肝呈缺血改变，左半肝体积明显增大。探查腹腔未见远处转移，分离肝门部血管，结扎右肝动脉，先行胰十二指肠切除，骨骼化肝十二指肠韧带，扩大右半肝（s4b，5，6，7，8）切除，门静脉切除重建，Child消化道重建，术毕放置鼻空肠营养管（图16-2）。手术耗时9h，出血4000ml。

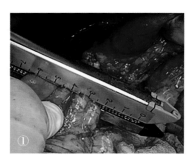
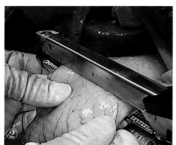
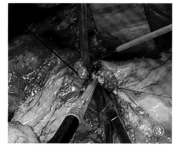

行胰十二指肠切除术。①利用切割闭合器分离十二指肠上襞；②切割闭合其分离胃体；③离断胰腺

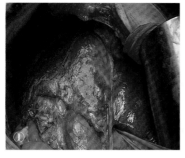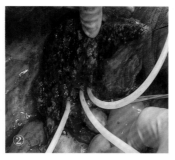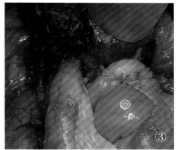

　　行扩大右半肝联合胰十二指肠切除、门静脉切除重建术及术后标本照片。①术中见肿瘤位于肝门部，侵犯肝实质及胃窦十二指肠；②切除术后照片，肝断面可见左肝3支肝管开口

图16-2　手术过程

【术后病理】

见图16-3。

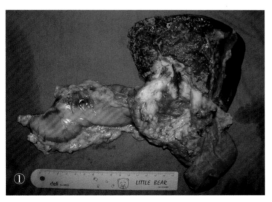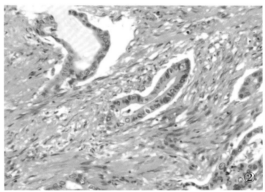

　　①为术后切除的标本照片，②为病理照片。病理结果提示：中分化胆管腺癌，癌组织侵及肝、胰腺及胃壁深肌层，可见明确神经侵犯，未见明确脉管侵犯，胃及十二指肠切缘未见癌组织侵及

图16-3　术后病理标本

【术后情况】

　　术后早期恢复顺利，术后第1天开始空肠营养，患者轻度恶心，考虑与留置胃管有关，第3天排气，第6天患者于夜间睡眠状态下不慎拔除胃管和鼻空肠营养管，并拒绝重新置入鼻空肠营养管。后期出现切口感染。术后给予肠外、肠内营养支持。因经济困难患者于术后2个月时自行出院，后因营养不良、恶病质于2015-08-28死亡，术后生存4.5个月。

【经验与讨论】

　　先天性胆管囊随年龄增长有一定的癌变率，Ohashi等报道囊肿切除术后15年、20年和25年的累计癌变率分别为1.6%、3.9%和11.3%。发生癌变的原因与残留囊肿胆管上皮的不典型增生、化生等病理改变有关，也和胆肠吻合术后长期的胆管上皮慢性炎症有关；另有部分残留胆管壁上皮在手术时已进展为癌前病变状态，发生了遗传学改变，并在术后继续进展。胆管囊肿切除手术到发生癌变的平均时间为15～16年（2～34年），胆总管囊肿类型多以Todani Ⅳa型为主，少部分为Ⅰ型。本病例为Ⅳa型胆总管囊肿切除术后12年发生癌变，肿瘤主体位于肝门部原胆肠吻合口，考虑和吻合口胆管上皮的反复慢性炎症刺激有关。

HPD最初是由日本Takasaki等于1980年报道应用于治疗进展期胆囊癌。经过20多年的临床实践表明，HPD治疗进展期胆管癌具有显著的肿瘤学远期疗效。名古屋大学Ebata等报道85例HPD治疗胆管癌的经验，1、3、5、10年生存率分别为79.7%、48.5%、37.4%和32.1%，其中无远处转移实施R_0切除的53例患者5、10年生存率分别达54.3%和46.6%。东京大学Sakamoto等报道扩大半肝联合胰十二指肠切除术的14例胆管癌和5例胆囊癌，胆管癌和胆囊癌HPD术后的5年生存率分别为45%和0，中位生存时间分别为3.3年和8个月。早期HPD术后的30d内死亡率达25%～60%，死亡原因主要为重大肝切除术后肝衰竭。1996年Miyagawa等报道扩大半肝切除术前先选择门静脉栓塞（PVE），可使HPD零手术死亡率。由于PVE的大量应用，促进了HPD在日本的推广。但即便如此，迄今HPD的并发症率仍高达80%左右，死亡率达10%，并发症仍主要为肝衰竭（75.2%）、胰瘘（70.6%）等。

本病例肝门部巨大肿瘤压迫胆管导致重度梗阻性黄疸，肿瘤侵犯邻近肝实质、胰头及十二指肠，病灶累及门静脉主干及右支起始部、右肝动脉，属于进展期胆管癌（$T_4N_1M_0$，Ⅳa期）。我们术前设计治疗方案为先PTBD有效减黄，再实施右门静脉PVE促进左侧剩余肝代偿增生，最后实施确定性右三叶肝切除（或扩大右半肝）联合胰十二指肠切除、门静脉切除重建术。PVE实施2周后，剩余肝体积较PVE前增大41%（416.2 cm^3/295.7 cm^3），PVE 4周后体积增大更明显（未再测）；PVE的应用，有效地降低了扩大HPD术后肝衰竭风险。

本病例的治疗经验，提醒我们对于先天性胆管囊肿，除应尽可能切除肝外胆管外，术后应给予定期查体，早期发现可能的囊肿切除术后胆管癌变。对于部分进展期胆管癌，联合多脏器切除的HPD可能是唯一获得R_0切除的治疗手术。但在实施HPD前，有效的减黄和选择PVE，可以有效地降低术后肝衰竭风险。

（刘全达　段留新　许小亚　郝法涛　卢昊）

参考文献

刘全达,周宁新,黄志强,等.先天性胆管囊肿癌变的诊断与治疗.中华外科杂志,2005,43(13):839-841

周宁新,黄志强,张文智,等.402例肝门部胆管癌临床分型,手术方式与远期疗效的综合分析.中华外科杂志,2006,44(23):1599-1603

Ebata T,Yokoyama Y,Igami T,et al.Hepatopancreatoduodenectomy for cholangiocarcinoma:a single-center review of 85 consecutive patients.Ann Surg,2012,256(2):297-305

Ebata T,Yokoyama Y,Igami T,et al.Review of hepatopancreatoduodenectomy for biliary cancer:an extended radical approach of Japanese origin.J Hepatobiliary Pancreat Sci,2014,21(8):550-555

Kumamoto T,Tanaka K,Takeda K,et al.Intrahepatic cholangiocarcinoma arising 28 years after excision of a type Ⅳ-A congenital choledochal cyst:report of a case.Surg Today,2014,44(2):354-358

Miyagawa S,Makuuchi M,Kawasaki S,et al.Outcome of major hepatectomy with pancreatoduodenectomy for advanced biliary malignancies.World J Surg.1996,20(1):77-80

Ohashi T,Wakai T,Kubota M,et al.Risk of subsequent biliary malignancy in patients undergoing cyst excision for congenital choledochal cysts.J gastroenterol hepatol,2013,28(2):243-247

Sakamoto Y,Nara S,Kishi Y,et al.Is extended hemihepatectomy plus pancreatico-duodenectomy justified for advanced bile duct cancer and gallbladder cancer? Surgery,2013,153(6):794-800

Yamamoto Y,Sugiura T,Okamura Y,et al.Is combined pancreatoduodenectomy for advanced gallbladder cancer justified? Surgery,2016,159(3):810-820

Zhou Y,Zhang Z,Wu L,Li B.A systematic review of safety and efficacy of hepatopancreatoduodenectomy for biliary and gallbladder cancers.HPB (Oxford),2016; 18(1):1-6

病例十七

序贯性扩大半肝联合胰十二指肠切除术

【一般情况】

患者，男性，72岁，主因"胰十二指肠切除术后1年，寒战高热2个月"于2015-07-09入院，2014-04因"胆总管乳头状中分化腺癌"于外院在全麻下行胰十二指肠切除、动脉化疗泵植入术。2015-05患者出现间断性发热，伴寒战，体温最高39℃，无黄染、腹痛等不适，非手术治疗，2015-06-05腹部CT示肝脓肿，并行PTBD穿刺置管引流术，每日引流出混有絮状物白色液体约200ml。

【入院查体】

皮肤、巩膜无黄染，腹部平坦，可见一反"L"形切口瘢痕，右侧PTBD引流管固定在体，引流通畅，左侧肋缘下可见一圆形突起，可扪及动脉化疗泵，未见腹壁曲张静脉，未见肠型及蠕动波；腹软，无压痛、反跳痛及肌紧张，肝脾肋下未触及；移动性浊音（－），肝区及双肾区叩击痛（－），听诊肠鸣音正常，每分钟3次。

【实验室检查】

血常规：白细胞11.99×10^9/L，红细胞2.44×10^{12}/L，血红蛋白71g/L，中性粒细胞百分比0.84，中性粒细胞绝对值10.08×10^9/L。

生化：谷丙转氨酶33.2U/L，谷草转氨酶46.5U/L，白蛋白30.3g/L，总胆红素13.78μmol/L，直接胆红素8.10μmol/L。

凝血功能：凝血酶原时间13.7s，凝血酶原时间（INR）1.21。

肿瘤标志物：糖基抗原199 214.2U/ml，甲胎蛋白0.91ng/ml，癌胚抗原2.99ng/ml。

【影像学检查】

A.动脉期：①示肝固有总动；②示肿瘤位置；③示肝左动脉；④示肿瘤供血动脉；

B.静脉期：示肿瘤侵犯门静脉右支及汇合部，⑤所示为门静脉右支；⑥所示为扩张的肝内胆管。见图17-1。

【术前规划】

先行DSA下重新留置PTBD引流管，并给予持续补液、抗炎、静脉营养等药物治疗，控制发热症状，调整营养状态，完善心肺等术前评估。患者既往有肝门区手术史，局部组织粘连，常规入腹后仔细分离粘连，拆除原胆肠吻合口，分离并切除右半肝、左肝管-空肠吻合，患者门静脉受侵部分行门静脉部分切除重建。

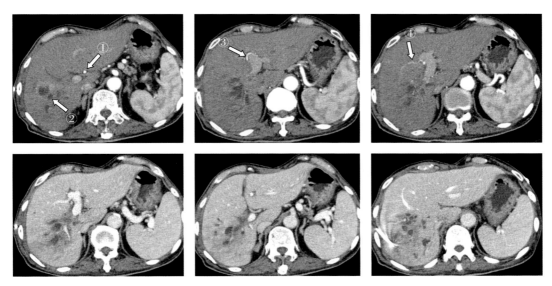

图17-1　术前影像表现

【手术过程】

全身麻醉成功后取上腹部正中"L"形切口，逐层入腹，分离腹腔粘连。探查：网膜、肠管和切口处腹壁广泛粘连。右半肝未见明显缺血外观，体积略缩小，左肝体积略增大；胆肠吻合口所处肝门部重度粘连，触诊局部呈质硬团块状改变，吻合口下缘部分肠壁向上牵缩。

1. 拆除胆肠吻合口　完全拆除胆肠吻合口、缝闭肠壁缺口。向下向后分离见门静脉主干完整，门静脉汇合部为肿瘤浸润；门静脉左侧可扪及肝固有动脉及左右分支，仔细游离悬吊后结扎切断右肝动脉（右半肝呈明显缺血外观）。钝性分离并下降肝门板，于Glisson鞘内分离门静脉及左右属支，见肿瘤位于右肝管并侵犯门静脉汇合部及右支，门静脉右支及右肝管完全闭塞。

2. 右半肝切除　分离肝结肠韧带、肝肾韧带、右冠状韧带及右三角韧带等肝周韧带，分离肝裸区，结扎右肾上腺静脉后，将右肝向前向左牵拉，结扎切断肝短静脉，游离右肝静脉后预置阻断带，充分游离右半肝。电刀沿肝缺血线勾勒右半肝切除边界，钳夹法离断肝实质，遇稍粗大脉管结构给予结扎切断，右肝断面可见化脓性脉管结构，右肝静脉离断后残端给予4-0 Prolene线缝合。肝断面出血点给予缝扎止血，温盐水冲洗后检查创面无活动性出血及胆汁漏。于汇合部左侧1.5cm处横断左肝管，血管钳于门静脉汇合部远近端夹闭后完整切除肿瘤，用6-0 Prolene线行门静脉-左门静脉端端吻合，小出血点给予间断加固。

3. 胆肠吻合及空肠营养管置入　用4-0可吸收线于闭合的原胆肠吻合口下方2cm处行端侧胆肠吻合术，吻合口置入16F "T"形管支撑减压，经下方10cm处空肠襻壁戳孔引出固定。于胃肠吻合口以远20cm处空肠内置入10F硅胶管，局部荷包包埋后与腹部固定、引出。电刀分离小肠肠襻间纤维素样粘连。

4. 放置腹腔引流管　温盐水冲洗创面未见活动性渗血和胆漏。吸尽腹腔积液后，于右肝断面及胆肠吻合口下方各放置1根双套管经切口下方另戳孔引出固定，另于胰胆肠吻合口前方放置1根双套管从左上腹引出固定；"T"管经右上腹切口上方另戳孔引出固定。逐层关腹。

手术结束，手术时间：800min，术中出血量约7000ml，输红细胞6000ml，血浆4400ml。见图17-2。

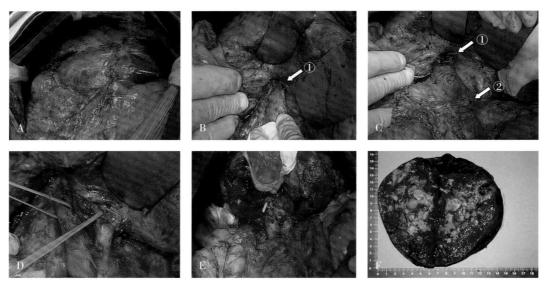

图17-2 术中照片及过程

图A.逐层入腹后探查见右上腹腹腔内致密粘连；图B.分离粘连后见原胆肠吻合口（①所示位置）；图C.胰肠吻合口（②所示位置）；图D.拆除原胆肠吻合口后见门静脉主干完整，分离并游离出门静脉主干（③所示位置）及肝固有动脉右支（④所示位置）；图E.右半肝切除后移除标本，行端侧胆肠吻合术（⑥所示位置），吻合口置入16F T形管支撑减压（⑤所示位置）；图F.切除的标本照片

【术后病理切片】

见图17-3。

病理诊断：（右半肝）中分化胆管腺癌，结合病史，符合胆管癌转移，胆管切缘未见癌，送检门静脉及胆肠吻合可见癌。

分子病理医嘱：ERCC1表达检测[ERCO1(中高表达)]。

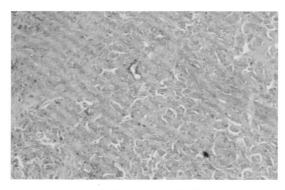

图17-3 病理切片

【术后情况】

术后患者术后第3天开始经口饮食，由于患者肺部感染严重，高龄，麻醉时间较长，术后长期行呼吸机辅助呼吸，并间断锻炼自主呼吸，因经济问题，患者于术后2个月出院，并于术后第3个月因全身重症感染去世。

【经验与讨论】

本例为胰、十二指肠切除术后继发肝脓肿，结合影像学、实验室检查，考虑肿瘤复发可能性大，术后病理证实为中分化胆管癌。对于胆管癌晚期患者来说，肿瘤常常表现为侵及肝内胆道、胰腺、十二指肠、门静脉，甚至神经浸润，Yoshihiro 等回顾了14例胆管癌患者，接受了 HPD 术后病理结果提示其中12例出现了神经浸润。半肝联合胰十二指肠切除，甚至扩大右半肝联合胰十二指肠切除是目前唯一最有希望完整切除肝外胆管癌的手术方式，最初是由 Takasaki 实施用于治疗胆囊癌，后期有人将其应用于肝外胆管癌的切除。Yoshihiro 等回顾分析了19例接受扩大半肝联合胰十二指肠切除术的胆管癌（14例）或胆囊癌（5例）病例，其中胆管癌术后5年生存率45%，胆囊癌术后2年生存率为0%。Yuji Kaneoka 等通过一项回顾性对比研究发现，相对于标准 Whipple 式式来说，晚期胆管癌患者 HPD 术后的生存期有明显的提高，胆管癌患者的中位生存期为63个月，总体5年生存率50%，超过了作为标准术式的胰十二指肠切除术（51个月，49%）。对于接受胰十二指肠切除术后的肿瘤复发的患者来说，可以考虑将切除受侵的半肝及胆管，作为一种序贯性或补偿性 HPD 手术方式治疗胆管癌复发。对于恶性肿瘤晚期患者来说，非手术治疗可能会获得比扩大手术切除更好的效果，既能延长生存时间，节约费用，更能减少手术为患者带来的痛苦。如果该病例仅行 PTBD 姑息治疗，术后延长生存期的效果有限。国际上尤其是日本已经开展了多例扩大性切除手术，术后获得了比较理想的效果，而我国此类手术例数较少。

本例患者先期行胰十二指肠切除术后肿瘤复发，侵犯右半肝，行右半肝切除，术后患者恢复顺利，未出现肝衰竭、胆瘘等并发症，这也说明了扩大 HPD 或序贯性扩大 HPD 对于晚期胆管癌或复发胆管癌具有一定的安全性及有效性，但术前需详细评估肝功能储备，确保残余肝足够，避免肝衰竭的出现。

（刘全达　段留新　许小亚　梁　宇　卢　昊）

参考文献

周宁新,黄志强,张文智,等.402 例肝门部胆管癌临床分型,手术方式与远期疗效的综合分析.中华外科杂志,2006,44(23):1599-1603

Ebata T,Nagino M,Nishio H,et al.Right hepatopancreatoduodenectomy:improvements over 23 years to attain acceptability. Journal of hepato-biliary-pancreatic surgery,2007,14(2):131-135

Ebata T,Yokoyama Y,Igami T,et al.Review of hepatopancreatoduodenectomy for biliary cancer:an extended radical approach of Japanese origin.J Hepatobiliary Pancreat Sci,2014,21(8):550-555

Sakamoto Y,Nara S,Kishi Y,et al.Is extended hemihepatectomy plus pancreastico-duodenectomy justified for advanced bile duct cancer and gallbladder cancer?.Surgery,2013,153(6):794-800

扩大右半肝切除联合胰十二指肠切除术

扩大右半肝联合胰头十二指肠切除术（HPD）是肝胆外科除肝移植外最大的手术，因其切除肝大部分会导致肝衰竭，胰十二指肠切除有胰肠等吻合口漏等术后并发症，属危险性高的手术。

【一般情况】

患者，56岁，女性，因"间歇性上腹钝痛1个月余"入院。2014年9月无明显诱因出现上腹部间歇性钝痛，伴夜间胸骨后烧灼感，当地医院行腹部CT示胆囊密度不匀，邻近肝实质内不均质低密度影。腹部MRI：①肝右叶胆囊上方异常信号影，考虑肿瘤性病变，胆囊癌？②胆囊结石并胆囊炎，肝门区胆管结石，肿瘤标志物CA19-9：＞1000U/ml，CEA：3.58ng/ml，诊断"胆囊癌"。为进一步治疗到我院就诊。

【实验室检查】

血常规：白细胞$3.20×10^9$/L，红细胞$4.05×10^{12}$/L，血红蛋白119g/L，血细胞比容$35.8×10^9$/L，血小板$161×10^9$/L，中性粒细胞0.48。

生化：谷丙转氨酶9.8U/L，总蛋白60.0g/L，白蛋白35.7g/L，总胆红素8.70μmol/L，直接胆红素3.99μmol/L，碱性磷酸酶75.5U/L，γ-谷氨酰转移酶23.3U/L，总胆汁酸8.7μmol/L，前白蛋白11.37mg/dl，钾3.52mmol/L，钠143.2mmol/L，氯102.3mmol/L。

肿瘤标志物：甲胎蛋白1.53ng/ml，癌胚抗原1.70ng/ml，糖基抗原19-9 2208.0U/ml。

尿便常规及凝血功能均正常。

上腹部B超：肝多发实性结节伴肝外胆管下段梗阻，胆囊壁不规则增厚、胆囊增大伴胆囊结石，结合临床考虑胆囊恶性肿瘤可能性大。

【术前影像】

见图18-1。

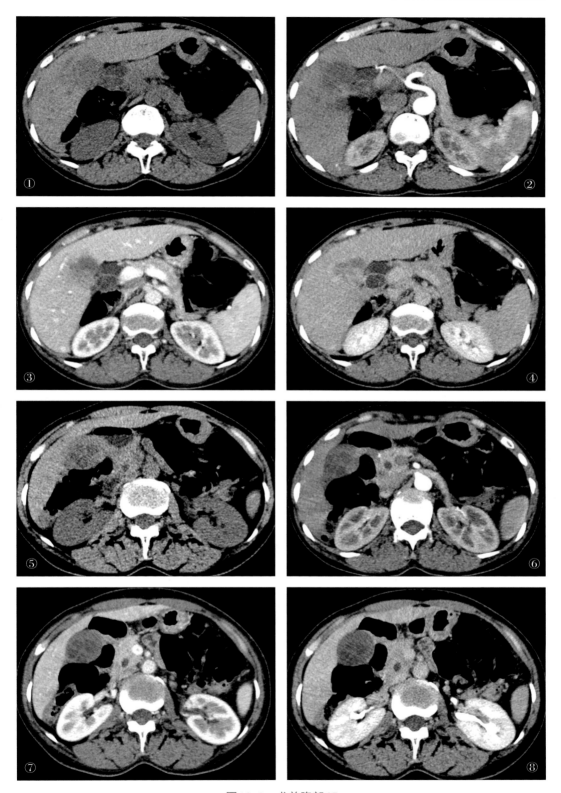

图 18-1　术前腹部CT

【术前规划】

根据病史、体征，结合实验室检查及影像学结果，可见胆囊占位性病变，并侵及周围肝组织，考虑为胆囊癌并侵及周围邻近器官，具体情况需根据术中所见为准，必要时行术中冷冻病理。另外，CT中肿瘤与结肠脾曲关系密切，不能排除侵犯结肠，因此需备部分结肠切除术。术前诊断：①胆囊癌（$T_4N_2M_0$）；②右肝转移癌；③慢性结石性胆囊炎；④肝多发囊肿。综上，术前规划手术方案为剖腹探查、扩大右半肝切除联合胰十二指肠切除术，备部分结肠切除。

【术中照片】

图 18-2。

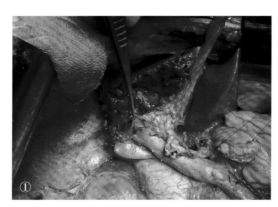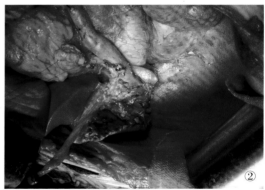

图 18-2　术中照片

【术后病理】

1. 大体标本　见图 18-3。

2. 病理切片　见图 18-4。

（肝、胰腺、十二指肠、胃、胆囊）符合胆囊中分化胆管癌，肿瘤大小 3.5cm×3.3cm×3cm，位于肝和胆囊之间，侵及肝，胰腺旁可见癌结节 1 枚，大小 2.5cm×2cm×1.5cm，胰腺切缘、十二指肠切缘、胃切缘、肝切缘未见癌组织，淋巴结（1/5）可见转移癌。符合临床胆囊癌 TNM 分期（$T_4N_2M_0$）。

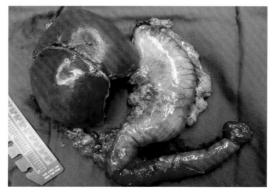

图 18-3　大体标本

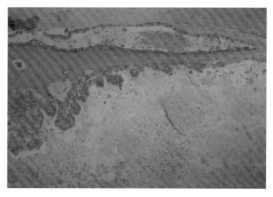

图 18-4　病理切片

【术后点评】

日本学者 Takasaki 等在 1998 年报道对 5 例晚期胆囊癌患者施行扩大右半肝切除联合胰十二指肠切除术取得成功，他首先将该术式称为 hepato pancreato duodenectomy (HPD)。此后，HPD 逐渐应用于部分晚期胆囊癌和胆管癌患者。Nimura 等进一步明确指出，HPD 指肝段或肝叶切除联合胰十二指肠切除术，并不是胆囊床肝楔形切除加胰十二指肠切除术。

胆囊癌预后很差，与肿瘤的侵犯范围密切相关，肿瘤标志物 CA19-9、CA125 和 CEA 因其敏感度不够，且易受胆管良性病变干扰，使其对胆囊癌诊断的临床意义不大。

目前临床用 Nevin 分期将其分为五期：Ⅰ期，肿瘤局限于黏膜层内的原位癌；Ⅱ期，肿瘤侵犯到黏膜下层和肌层；Ⅲ期，肿瘤侵犯胆囊壁全层，但尚不伴有淋巴结转移；Ⅳ期，肿瘤侵犯胆囊壁全层，并伴有胆囊管周围淋巴结转移；Ⅴ期，肿瘤侵犯肝或其他脏器，胆总管周围淋巴结或远处转移。根据国内外学者对胆囊淋巴引流的研究，胆囊的淋巴引流有多条途径，在晚期患者中需要行广泛的引流淋巴结清扫才能达到根治性切除，难度较大，预后不佳。因此，早期诊断对提高胆囊癌的治疗效果及预后至关重要。目前认为以下情况，需警惕胆囊癌的发生：①55 岁以上有多年胆道病史的患者；②直径＞1cm 的胆囊息肉；③胆囊萎缩、瓷化、有局部增厚；④胆胰管汇合异常；⑤胆囊腺肌症；⑥胆囊多发大结石。

对于胆囊癌，根治性切除是唯一可能治愈的途径。早期胆囊癌（Ⅰ期）术后效果好，5 年生存率高，但整体术后 5 年生存率不超过 5%，可行胆囊切除术并连同胆囊床外 1～2cm 的肝组织一并切除，需要注意的是，因腹腔镜下手术的局部及切口种植转移均高于开腹手术，如术前考虑为早期胆囊癌，最好选择开腹手术。胆囊癌的淋巴转移途径直接关系到手术方式的设计，当肿瘤穿透胆囊的黏膜及肌层（Ⅲ期），便可早期出现淋巴结转移，因此需要行胆囊癌根治性手术，并且局部淋巴结的清扫是必须完成的步骤。晚期胆囊癌（Ⅳ与Ⅴ期）少数患者可行扩大根治性切除，整块切除邻近受累器官。胆囊癌侵犯周围脏器，如横结肠、胃、十二指肠，并不是手术禁忌，可将受累脏器连同肿瘤整体切除，做到整体标本的切缘阴性，此种扩大性的手术并不会明显增加术后并发症，对于患者而言获益较大，姑息性扩大切除术并不能提高生存期，选择需谨慎。肝切除的范围视肿瘤的位置及侵犯肝范围而定，可行楔形切除、中肝切除、右半肝切除或扩大右半肝切除。当胆囊肿瘤向肝大面积浸润、梗阻性黄疸、肝外胆管受侵犯、胰头周围淋巴结转移，则需广泛的肝切除、肝外胆道切除、胰头十二指肠切除及淋巴结廓清。需要指出的是，如有梗阻性黄疸，术前需行 PTCD 或 ENBD 等操作减黄，尽量将胆红素控制在正常范围以内，否则术中出血及术后肝功能不全均会影响手术效果，术前血清胆红素水平和肝切除范围大小与术后严重并发症发生率高低有关。若行扩大右半肝切除，需警惕术后肝衰竭，术前可通过肝功能储备试验、CT 模拟肝切除体积及残肝体积来评估术后肝衰竭的风险，如风险较高，术前可考虑行右侧门静脉栓塞术（PVE），促使保留的肝体积代偿性增大，增加手术安全性。对于无法行手术治疗且伴有梗阻性黄疸者，可于梗阻部位以上行胆道穿刺引流减轻黄疸。

（刘全达　段留新　郝法涛　叶进冬　王瑞祥）

参考文献

牟永华,牟一平.肝胰十二指肠切除术在晚期胆囊癌治疗中的作用.外科理论与实践,2003,8(2):168-169

K5han SA,Davidson BR,Golden RD.et al.Guidelines for the diagnosis and treatment of cholangiocarcinoma:an update. Gut,2012,61(12):1657-1669

Lai HC,Chang SN,Lin CC,et al.Does diabetes mellitus with or without gallstones increase the risk of gallbladder cancer? Results from a population-based coho ～ study.J Gastroenterology,2012,48(7):1-10

Nimura Y,Hayakawa N,Kamiya J,et al.Hepatopancreatoduodenectomy for advanced carcinoma of the biiitract.Hepato-gastroenterology,1991,38(2):170-175

Takasaki K,Kobayashi S,Mutoh,et al.Our expefience(5cases) of extended fight hepatectomy combined pancreaticoduodenectomy for carcinoma of the gallbladder.Tan-to Sui,1988,1:923-932

病例十九

胆管中分化腺癌合并胃中分化腺癌（消化道多发癌）

消化道多发癌临床上比较少见。近年随着诊断技术的不断提高，消化道多发癌也逐渐不断得到发现。多发癌有些是在术前得到诊断，有的是在术后病理得到证实。现报告一例胆管中分化腺癌合并胃腺癌的病例。

【一般情况】

患者，女性，60岁，患者主因"间断上腹部胀痛不适伴皮肤巩膜黄染2周余"入院。全身皮肤、巩膜中度黄染，左侧锁骨下未触及肿大淋巴结，腹部平软，腹壁静脉不明显，未见肠型及蠕动波，无瘢痕，全腹未触及包块，未见异常搏动。腹肌不紧张，剑突下压痛，无反跳痛，无液波震颤，肝脾肋下未触及，胆囊未触及明显异常，墨菲征（－），移动性浊音（－），肝区叩击痛（－）。听诊肠鸣音正常，4次/min。

【实验室检查】

入院后：凝血酶原时间10.4s、凝血酶原时间（活动活化部分凝血活酶时40.5、谷丙转氨酶432.8U/L、白蛋白47.4g/L、总胆红素183.91μmol/L、γ-谷氨酰转移酶895.0U/L、碱性磷酸酶314.1U/L、谷草转氨酶225.1U/L、甲胎蛋白2.42ng/ml、癌胚抗原3.07ng/ml、糖基抗原19-9 500.1U/ml、血常规正常。

【术前影像】

术前CT（动脉期可见胃窦胃壁增厚强化；门脉期及延迟期可见胆管下端管壁强化）见图19-1。

【术前规划】

胆总管下段占位诊断明确，有梗阻性黄疸，幽门处胃壁增厚，且胃壁后方胰腺上方可见到肿大淋巴结，首先考虑为胆管下端癌淋巴结转移可能性大。术前无手术禁忌证，预行胰十二指胆肠切除术。术前影像提示胃壁强化增厚，因行胰十二指肠切除也需切远端胃，故未行胃镜活检。

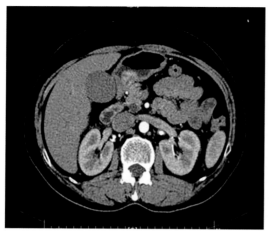
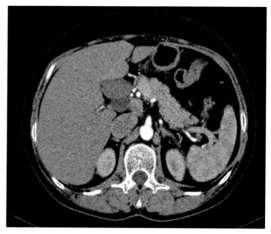

A.动脉期可见胃壁强化，胆管下段增强。胰腺上缘淋巴结

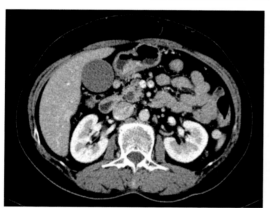
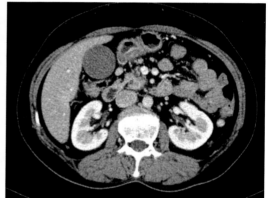

B.静脉期胆管下段持续增强。胰腺上缘淋巴结

图19-1 术前影像学表现

【术中照片】

术中可见肿大淋巴结（图19-2）。术中肿大淋巴结与影像对照（图19-3）。

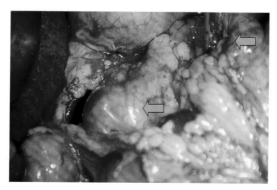
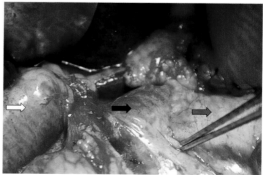

图19-2 术中可见肿大淋巴结

138

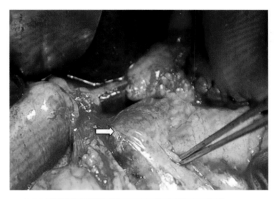
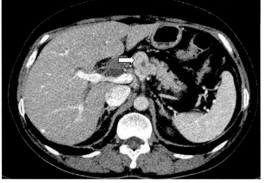

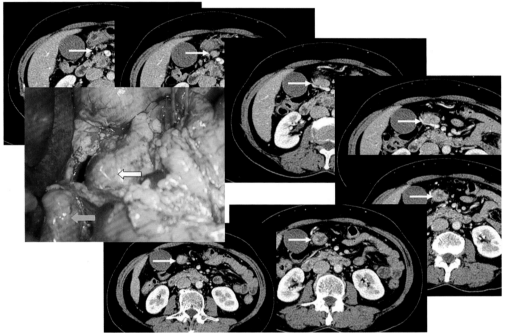

白箭：淋巴结　绿箭：胆囊

图19-3　术中肿大淋巴结与影像对照

【术后病理】

图19-4胆管中分化腺癌（原发性）大小约2cm×1.5cm×1.2cm，癌组织侵及胆管壁全壁及胰腺边缘组织，十二指肠乳头未见癌，可见神经侵犯及脉管癌栓，胃切缘，十二指肠切缘，胰腺切缘未见癌，胰腺周围淋巴结见转移癌（1/1）。胃后壁近幽门处中分化腺癌（原发性），大小约3cm×2.5cm×2cm，侵及胃壁肌层，网膜淋巴结（1/2）可见转移癌及癌结节3枚，慢性胆囊炎。胃肿瘤免疫组化：CK（+），CK7（+），CK18（+），CK19（+），CK20（+），CYCLIND1（+），β-CATE（+），E-cadherin（+），Ki-67（+70%）。

胆管肿瘤免疫组化：CK7（+），CK18（+），CK19（+），villin（+），CYCLIND1（+），P16（+），β-CATE（+），E-cadherin（+），P53（+），Ki-67（+70%）。见图19-5，图19-6。

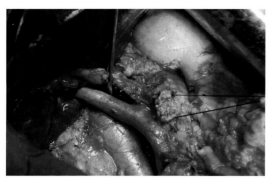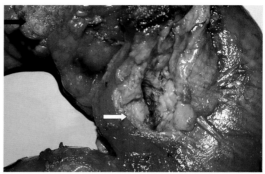

白箭：胆管癌；黑箭：胃癌

图19-4　胆管中分化腺癌

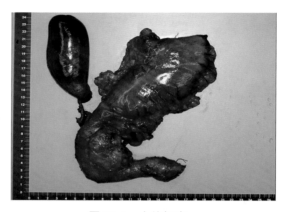

图19-5　大体标本

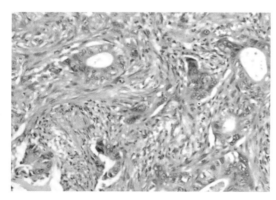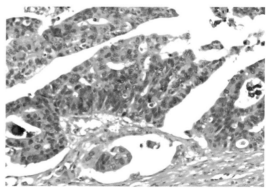

胆管腺癌100×　　　　　　　　　　　　　　　胃腺癌100×

图19-6　病理切片

【术后恢复】

　　术后患者恢复良好，术后14天出院，住院期间无胆瘘、胰瘘等并发症的发生。术后叮嘱患者进行后续的综合治疗，患者因个人其他原因未能进行，术后一年半时曾来院复诊，可惜发现肝转移。

【术后点评】

多原发癌系指同一体内，同组织器官或不同组织器官同时或先后发生两种以上的原发性恶性肿瘤，癌灶转移不在此范围。符合Warren的诊断标准：①组织学上各个肿瘤均为恶性；②各肿瘤有独特的病理学形态；③排除互为转移的可能性。国内刘复生等所提的标准与此类似，多发癌约70%发生在消化器官。且两者发生于不同部位，2个或2个以上的癌灶间须有一定的间隔和正常的黏膜，每个肿瘤有其特定的转移途径。消化道多发癌的检出率各家报道不一，文献报道重复癌在上消化道癌中占0.35%～0.86%。日本1980年全国统计食管癌11732例中胃、食管重复癌l86例，占1.6%。郑国梁等在食管癌高发区姚村乡普查，食管贲门癌872例中胃食管重复癌10例，占1.15%（包括非同时性多发癌）。多发癌的治疗及转移与复发癌有原则上的区别，前者的治疗和第一原发癌相似，往往需要进行根治性切除，而转移癌和复发癌多采用姑息性治疗。

此患者术前影像上虽然看到了胃壁增厚强化，胃后壁及胰腺上缘肿大淋巴结，且术中也得到了证实。但术前仍未能够细致全面的分析，仅停留在胃若有病变也需一并切除的层面上，未做胃镜及活检病理明确。对消化道肿瘤多发癌的认识不足。术中发现胃壁增厚且淋巴结转移时，考虑了可能同时存在多发癌的问题，故遵循着淋巴结清扫的原则，对附属区域的淋巴结进行彻底的清扫。最终术后病理确诊为胆管下段癌、胃腺癌，为多原发癌。由于其他原因术后未能很好地进行综合治疗，术后一年半来院复诊时已经存在肝转移，至今仍带瘤生存。胆管癌合并胃癌双源性癌较少见。

（谢　于　王　政　周昆明）

参考文献

白莲梅,白高潮,王青莲,等.消化道重复癌2例并文献复习.中国消化内镜,2008（11）;46-47

丁雪梅,柯山,夏成春,等.肝外胆管癌和胃癌并存一例.中华外科杂志,2008年8月第46卷第16期

上消化道多发癌53例临床分析 徐丽芳 朱丽 实用肿瘤学杂志,2002年第16卷第3期222-223

魏荣龙,曹锁玉.上消化道多发癌及重复癌78例分析.中国交通医学杂志,2004,2(18):141-142

吴明利,王 杰,王顺平.上消化道重复癌125例分析.中国内镜杂志,2000,l(6):56-57

Beech D,Madan A,Aliabadi-Wahle S,et al.Synchronous o ccurrence of glioblastoma multiforme and esophageal adenocarcinoma.Am srg,2003,69(2):136-139

Shahbaz M,Luketich D,Landreneau J,et al.Esophageal cancer:an update.Jnt J Surg,2010,8(6):417-422

Vijayakumar M,Burrah R,Hari K,et al.Krishnamurthy S.Esophageetomy for cacer of the esophagus.A regional cacer centre experience.Indian J Surg Oncol, 2013, 4(4):332-335

病例二十

肝门部胆管癌Ⅲa(右半肝联合尾状叶＋肝十二指肠韧带骨骼化清扫＋胆肠吻合术)

　　肝门部胆管癌由于特殊的解剖学位置和生物学特性，其治疗极具挑战性。术前需对肝门区解剖结构、肿瘤的生物学特征以及肝脏功能储备情况等予以充分了解，同时对于术前预处理、肝切除技术和血管、胆管重建技术应予充分掌握。

　　【一般情况】

　　患者，男性，75岁，因"无痛性皮肤巩膜黄染、食欲缺乏、厌油腻食物1个月余"入院。查体：皮肤、巩膜黄染，腹部无明显阳性体征。与外院就诊腹部CT提示肝门部胆管癌，行PTBD引流，

　　【实验室检查】

　　入院后 TBIL：300μmol/L，DBIL：249μmol/L，γ-GT：127U/L，AST：80U/L，CA19-9：84.5U/L。凝血功能正常。

　　【术前影像】

　　动脉期、静脉期和血管重建和3D重建见图20-1至图20-8。

　　连续动脉期CT扫描显示：肝动脉存在变异，肝右动脉起自胃十二指肠动脉，肝左动脉起自胃左动脉。

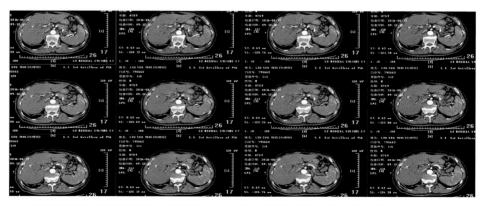

图20-1　连续动脉期CT扫描显示：肝动脉存在变异，肝右动脉起自胃十二指肠动脉，肝左动脉起自胃左动脉

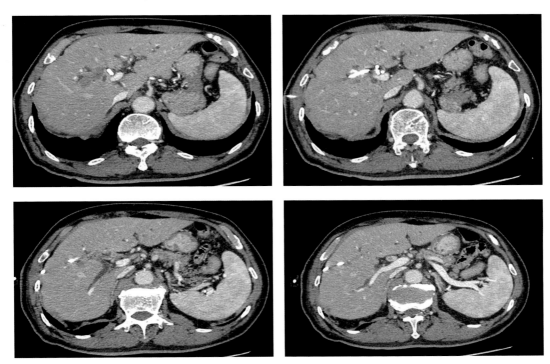

图20-2　连续的静脉期也可发现门静脉有变异情况的出现，门脉为三支型

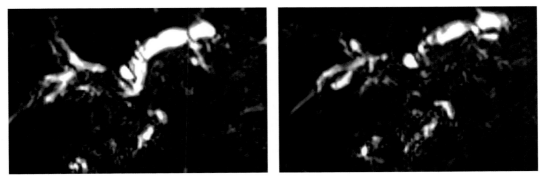

图20-3　MRCP显示右后胆管首先发出，继而发出右前胆管

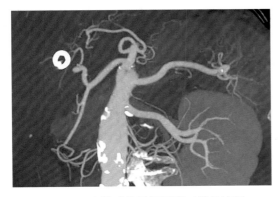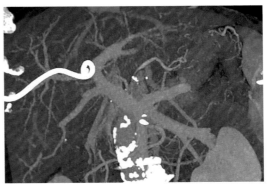

图20-4　血管成像验证了肝动脉的变异　　　图20-5　血管成像验证了门静脉的变异

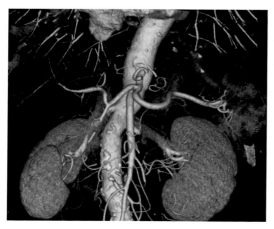
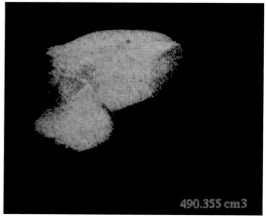

图 20-6 残肝体积测定

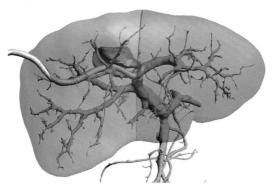

图 20-7 3D 影像更加直观显示了肿瘤位置及门静脉关系

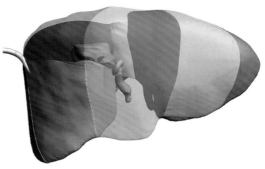

图 20-8 3D 影像计算出各个肝段体积，计算机模拟右半肝联合尾状叶切除平面

【术前规划】

从术前影像上看，肝门部胆管癌的诊断是成立的，瘤体位于肝门部侵犯右侧胆管，属于 Bismuth 分型的Ⅲa型。仔细分析影像细节，瘤体从肝门部侵至右前肝管，肝右动脉存在变异情况，来源于胃十二指肠动脉，肝左动脉起源于胃左动脉。门脉首先分出右后支。术前总胆红素 300μmol/L，对于大范围切除有风险，术前外院行 PTBD 引流，入院后充分引流 24 天至总胆红素降至 190μmol/L，术前测定肝体积，左肝体积占全肝体积的 38%，ICGK > 0.05。在满足手术条件后准备手术。手术方案拟定为右半肝联合尾状叶 + 肝十二指肠韧带骨骼化清扫 + 左肝管空肠吻合。

【术中照片】

见图20-9。

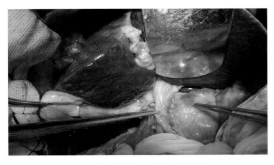

A.开腹后所见，显露肝门部

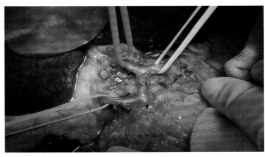

B.肝右动脉变异符合术前影像学判断

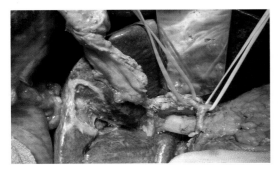

C.清扫第一肝门

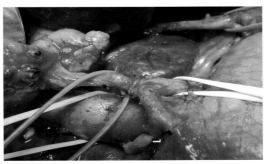

D.第一肝门清扫，显示变异肝左动脉

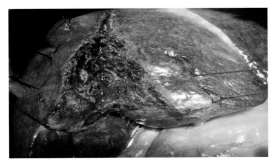

E.从正中开始劈肝

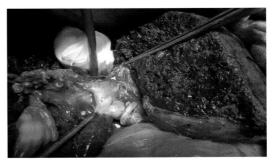

F.显示变异的三支门脉，验证了术前的判断

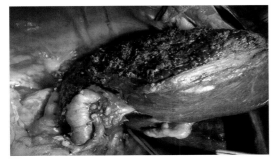

G.切除后术野

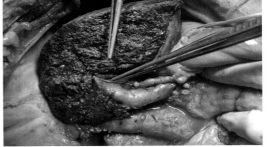

H.显示左肝管

图20-9　术中照片

【术后病理】

病理：（肝脏、肝门部胆管）肝门部胆管中分化胆管腺癌，可见神经侵犯，未见明确脉管癌栓，胆管切缘，肝脏切缘未见癌组织，淋巴结（0/8）为见转移癌（图20-10，图20-11）。免疫组化：CYCLIND1（+），β-CATE（+），P53（+），CEA（+），Ki-67（+40%），CK（+），CK7（+），CK18（+），CK19（+），

CK20（−），CD34（−），S-100（−），D-40（−），P16（−）。

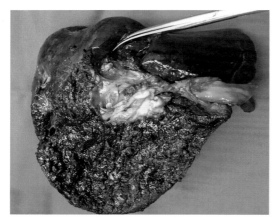

图20-10　切除大体标本

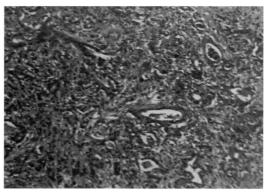

HE×100

图20-11　病理切片

【术后点评】

肝门部胆管癌一直被誉为肝胆外科"皇冠上的明珠"，其外科诊治涉及精确的术前评估、手术方案的制订、各种管道变异的可能、围术期的处理、手术时机的把控等多个因素的考量。此例患者术前主要涉及PTBD减黄和肝体积测定问题。

1.PTBD减黄　PTBD减黄在肝胆外科中一直存在着不少争议，众说纷纭。倡导者：提高手术的安全性。反对者：可引起胆管炎、延误手术时机、胆汁的肿瘤细胞的播散及种植转移等。对此各大中心都有自己的认识，日本名古屋大学曾制定了名大的标准，也有欧洲的美国的一些标准和规范。从PTCD减黄的方式到总胆红素减低的数值各家也众说纷纭。我们认为若涉及大范围的切肝，最好还是行术前的PTCD减黄。名大的标准是降至2mg/dl，但大多数患者虽行PTCD后仍不能降至正常或疾病的进展很快导致死亡。因此手术时机的选择很重要，此患者ICGK值的测定＞0.05，基本符合肝切除的条件。

2.肝体积测定　此例患者左肝体积占全肝体积的：38%，若剩余肝体积小于30%，则需要行PVE。若肿瘤侵犯至左肝管近矢状部处，需行扩大右半肝或右三肝则更需PVE。来提高残肝体积，增加手术的安全性。一般来说，若对于肝硬化患者，残肝体积最少不得低于40%。也有些中心建议残肝体积最好能达到50%更加安全。

3.术前规划　此病例术前影像学评估得知肝动脉、门脉的变异情况且在术中一一得到验证。在残肝体积足够的前提下首选右半肝联合尾状叶的手术方式、若此患者存在肝硬化或残肝体积不足时亦或追求更精准的、创伤更小的手术方式时，右前叶联合尾状叶也可考虑，但需建立在术中胆管切缘为阴性的前提下。

4.其他　此患者术后恢复良好，术后未出现胆漏、出血、肝衰竭等并发症。术后顺利出院，随访至今已经13个月。

（谢　于　赵　玮　郝法涛　王　政）

参考文献

Christopher E.Forsmark,Alessandro L.Diniz & Andrew X.Zhu Consensus Conference on Hilar Cholangiocarcinoma HPB 2015,17,666-668

Ho Yun Lee,MD Se Hyung Kim,MD et al Preoperative Assessment of Resectability of Hepatic Hilar Cholangiocarcinoma:Combined CT and Cholangiography with Revised Criteria Radiology:Volume 239:Number 1-April 2006

John C.Mansour,Thomas A.Aloia et al Hilar Cholangiocarcinoma:expert consensus statement HPB 2015,17,691-699

Marc Rudi Engelbrecht1 Seth S.Katz2 et al Imaging of Perihilar Cholangiocarcinoma AJR:204,April 2015

Sung Hoon Choi & Gi Hong Choi & Dai Hoon Han Clinical Feasibility of Inferior Right Hepatic Vein-Preserving Trisegmentectomy 5,7,and 8 (with Video) J Gastrointest Surg (2013) 17:1153-1160

病例二十一

肝门部胆管癌Ⅲb（左半肝联合尾状叶切除＋肝外胆管部分切除＋胆管空肠吻合术）

肝门部胆管癌的治疗一直是肝胆外科的难点和热点，尤其涉及精确的术前评估，围手术期处理，术中精细的操作等一直是肝胆外科医师孜孜不倦追求的目标。

【一般情况】

患者，男性、58岁；因"上腹部胀痛不适20d，发现皮肤巩膜黄染7d。"入院。患者于入院20d前无明显诱因出现上腹部胀痛，厌油腻，伴尿液变黄，进行性加重，就诊于外院，行腹部MRI检查提示：肝门区占位性病变，考虑肝门区胆管癌可能。查体：全身皮肤及巩膜重度黄染，腹部无明显阳性体征。

【实验室检查】

入院后TBIL：209μmol/L，DBIL：190μmol/L，γ-GT：412.8U/L，AST：127.5U/L，ALT：461.3U/L，CA19-9 46.5U/ml，凝血功能正常。

【术前影像】

见图21-1，图21-2，图21-3，图21-4。

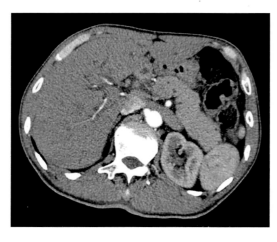
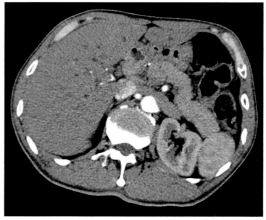

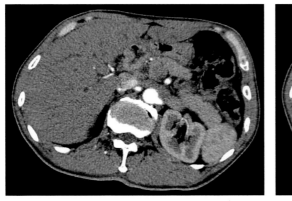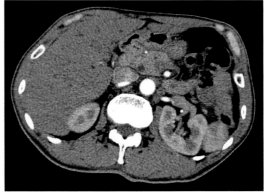

连续动脉期显示肝右动脉变异的可能

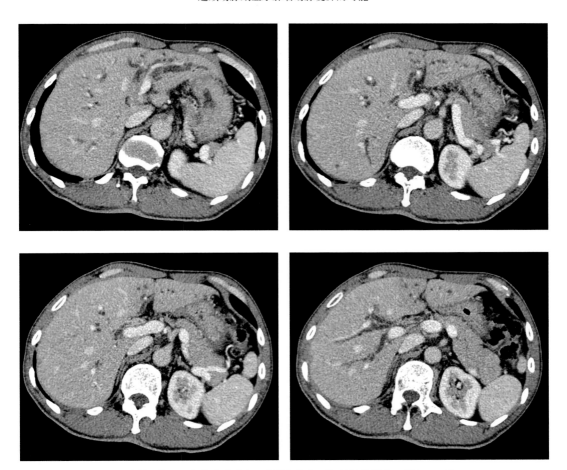

连续静脉期显示门脉右支完好，静脉期肝门区胆管持续强化，符合Ⅲa型

图21-1 术前影像学表现

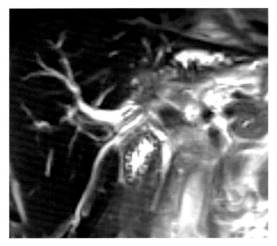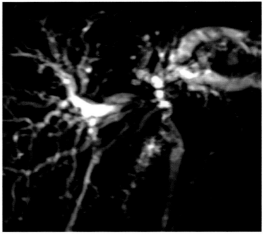

图21-2　磁共振MRCP更加直观显示肝门部胆管癌位置

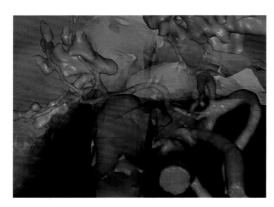

图21-3　3D影像清楚辨明肝右动脉的变异情况

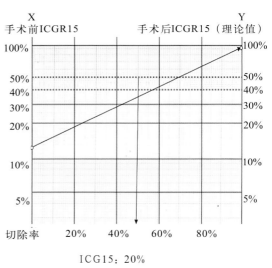

图21-4　残余肝功能简图

【术前规划】

从术前影像上看，肝门部胆管癌的诊断是成立的，。患者术前多次尝试胆道穿刺外引流，肝右叶胆管无明显扩张，与门静脉右侧支，肝右动脉分支关联紧密，穿刺不成功，无法术前减黄，加大肝切除术后肝肾功能不全至顽固性腹水、肝性脑病、肝肾综合征、死亡的可能。患者梗阻性黄疸，肝功能大大影响了肝功能储备的准确度。术前给予保肝、退黄药物。术前肝体积测定，右半肝占全肝体积的60%。能够满足切除后残肝体积。故术前拟定手术方案：左半肝联合尾状叶切除＋肝外胆管部分切除＋血管骨骼化＋胆管空肠吻合术。

【术中照片】

见图21-5。

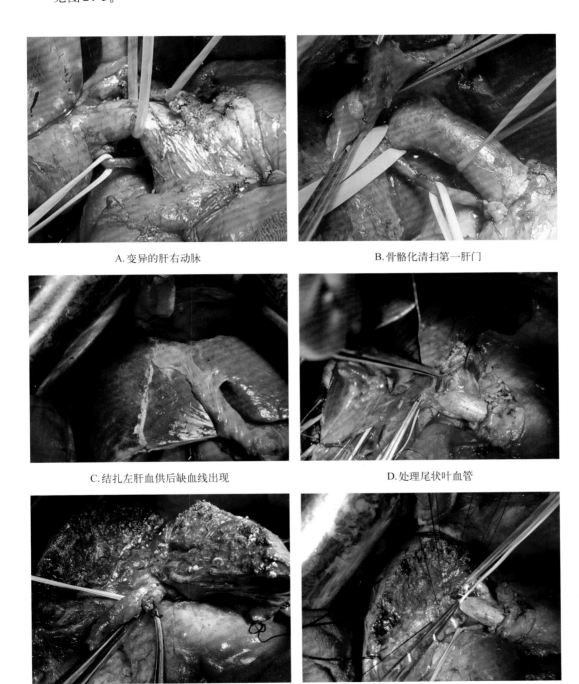

A.变异的肝右动脉

B.骨骼化清扫第一肝门

C.结扎左肝血供后缺血线出现

D.处理尾状叶血管

E.断肝平面

F.肝右叶胆管成型

图21-5　术中照片

【术后病理】

病理（肝脏）肝门部胆管中分化腺癌，癌组织侵及肝门部胆管全层、周围肝组织及部分胆囊管可见神经侵犯，未见明确脉管癌栓，肝脏切缘未见癌，送检淋巴结（1/6）可见转移癌，转移癌最大径2.1cm。Ki-67（80%）。见图21-6，图21-7。

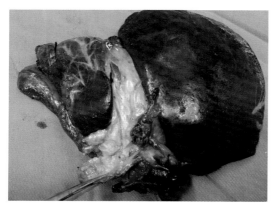

图21-6　切除大体标本

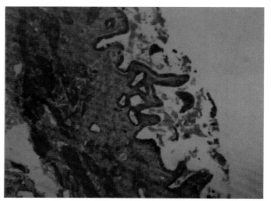

图21-7　病理切片

【术后点评】

1.胆管癌手术切除范围　目前普遍认为根治性手术是治愈肝门部胆管癌的唯一希望，国际上多数专家关于这一点已经达到了共识。半肝切除是提高远期肝门部胆管癌疗效的重要手段。考虑原因如下：肝门部胆管癌侵犯肝脏组织比例高达45.4%以上，因此，除少数Bismuth I型患者外，多数患者均需联合肝切除，半肝切除可以整块切除肝门部胆管癌直接浸润的肝组织、相应的血管神经组织和肝内胆管转移癌，提高肝门部胆管癌的R_0切除率，减少肿瘤复发，显著改善预后。分析既往的肝门部胆管癌的文献资料表明：半肝切除（包括肝尾状叶）对比孤立性的胆管切除可显著提高R_0切除率和远期生存率，其中因为肝尾状叶胆管独特的解剖学特点为可汇入左、右肝管及左、右肝管汇合处，但以汇入左肝管为主，致使肝门部胆管癌常累及肝尾状叶，因此，还建议将联合尾状叶切除作为手术的基本策略。

2.肝门部胆管癌的治疗　进行半肝切除的标准主要依据患者的一般情况，肝储备功能和患者的年龄。需要指出的是根治性切除还应当包括淋巴结的完全清扫，从淋巴结转移的频率看，胆总管周围淋巴结（包括第12c组——胆囊管淋巴结、第12h组——肝门淋巴结、第12b组——胆总管周围淋巴结）转移最常见，其次为第12v组——门静脉周围淋巴结，第12a组——肝总动脉周围淋巴结，第13组——胰十二指肠后淋巴结。根据观察结果表明，肝十二指肠韧带内淋巴结转移不影响肝门部胆管癌切除术后远期生存率，但如累及腹腔干周围淋巴结，远期生存率明显降低。这也提示如受累范围超过第3站淋巴结，则很难获得根治性切除。通常根据术中情况选择性的施行切除主动脉旁淋巴结的扩大性手术。彻底的十二指肠韧带骨骼化是保证根治术的一个重要步骤，既肝十二指肠韧带骨骼化清扫是肝门部胆管癌根治术的重要组成部分。

3.肝门部胆管癌常累及门静脉　门静脉受累是肝门部胆管癌无法获得R_0切除的常见

原因之一。以下情况切除重建门静脉是合理的：①术中及术前影像判断门静脉仅有主干肝动脉受累者；②三维血管重建受累门静脉主肝内外血流完整，血流未中断者。切除重建有助于降低术后肝衰竭、术后缺血性胆管病的风险，并有助于提高R_0切除率和远期生存率。

4.运用超声吸引刀（CUSA）　本例患者结合电凝解剖性肝段或肝叶切除。胆管近端沿管轴距肿瘤边缘≥10 mm，远端于胰头上缘处横断段总管，同时肝十二指肠韧带骨骼化，包括剔除肝十二指肠韧带周围神经、脂肪、纤维组织及清扫胰头后淋巴结、腹腔干淋巴结。术中切缘快速病检提高R_0切除率。由于尾状叶胆管主要汇入左肝管，少部分汇入右肝管，所以尾状叶常受累及，因此我们建议将尾状叶联合切除也是必要的。此外还需注重消化道重建细节，对于肝断面多个胆管断端，根据距离情况决定吻合方式，尽量选择小号单股可吸收线先行整合再吻合，要求黏膜对黏膜吻合、胆管断端对合无张力。切除标本后的胆管成型胆肠吻合也是一项技术难度较高的操作，需术前缜密的设计和精细的操作。

5.术后随访　随访11个月，患者时有胆管炎发作症状，抗炎后好转，可能与肝断面多个细小的胆管成型后胆肠吻合导致的胆管炎有关。

（谢　于　郝法涛　王　政　郝利恒）

参考文献

Cannon RM,Brock G,Buell JF.Surgical resection for hilarcholangiocarcinoma:experience improves resectability. HPB(Oxford)，2012，14:142-9

Groot Koerkamp B,Fong Y.Outcomes in biliary malignan cy.J Surg Oncol,2014，110:585-91

Izbicki JR,Tsui TY,Bohn BA,et al.Surgical strategies inpatients with advanced hilar cholangiocarcinoma(Klatskintumor).J Gastrointest Surg，2013，17:581-5

Launois B,Terblanche J,Lakehal M,et al.Proximal bileduct cancer:high resectability rate and 5-year survival.Ann Surg，1999，230:266-75

Zhimin G,Noor H,Jian-Bo Z,et al.Advances in diagnosis and treatment of hilar cholangiocarcinoma--a review.Med Sci Monit，2013，19:648-56

病例二十二

肝门部胆管癌术后复发再次手术（中分化胆管细胞腺癌）

对于 I、II 型肝门部胆管癌行胆管癌的局部切除，术后需定期复诊，若存在术后复发情况，在行细致的评估后仍可再次切除，以期提高手术切除率及术后的生存率。

【一般情况】

患者，男性，52 岁，肝门部胆管癌术后 5 年。2011-02-15 因肝门部胆管癌 II 型行肿瘤的局部切除加胆肠吻合，病理为高分化胆管腺癌，后未予以辅助治疗。2016-08-16 无明显诱因出现发热，最高体温达 42℃，查 ALT：66U/L，GGT：296U/L，CA19-9：1648U/ml，AFP：3.27ng/L，CEA：3.02ng/L，入当地医院行腹部增强 CT 提示：肝门部肿瘤，考虑肿瘤复发，遂入我院。体格检查：皮肤巩膜无黄染，腹部无明显阳性体征。

【实验室检查】

入院后：白细胞 7.07×10⁹/L，血红蛋白 137g/L，血小板数目 315×10⁹/L，谷丙转氨酶 73.9U/L，总胆红素 12.35μmol/L，糖基抗原 19-9 1235U/ml。

【术前影像】

见图 22-1 至图 22-6。

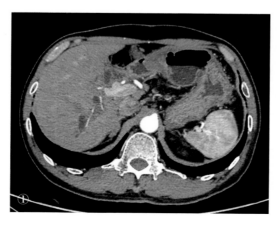
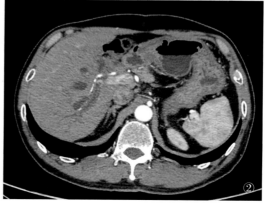

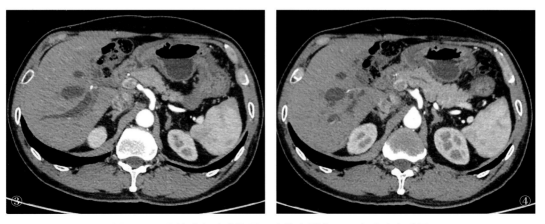

图22-1　连续动态动脉期显示瘤体有强化，肝右动脉未受累

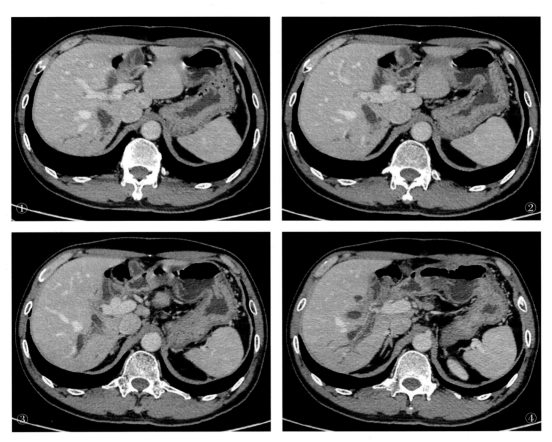

图22-2　连续动态静脉期显示瘤体持续强化，门静脉右支显示不清

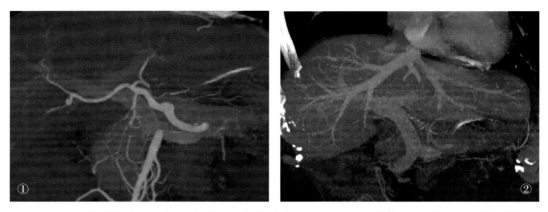

图22-3 血管成像显示肝动脉及门静脉，门静脉右支显示不清，与横断面CT符合，可能有侵犯

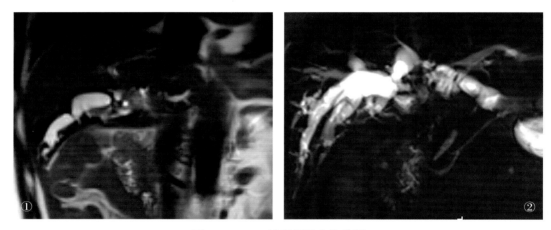

图22-4 MRCP清晰显示占位位置

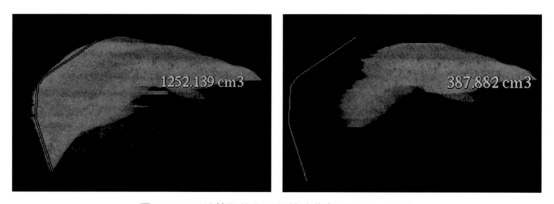

图22-5 3D计算肝体积（肝储功能备ICGR15：3.1%）

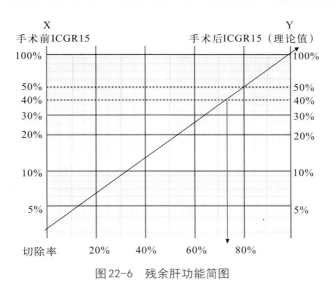

X
手术前ICGR15

Y
手术后ICGR15（理论值）

切除率

图22-6　残余肝功能简图

【术前规划】

此患者为肝门部胆管癌局部切除术后复发，诊断比较明确。患者全身情况良好。第一次术后病理为高分化乳头状的肝门部胆管癌，切缘阴性。此次从术前影像来看，动脉未受累，门脉右支受累，瘤体从肝总管延伸至右肝管，符合肝门部胆管癌Ⅲa型。此患者术前无黄疸，肝功能储备良好，icg15：8%。无肝硬化。肝脏总体积约1252.139cm³，左半肝体积约387.882cm³，左肝体积占全肝：30.9%，可耐受切除手术。考虑行右半肝联合尾状叶＋肝外胆管切除＋胆管空肠吻合术。

【术中照片】

见图22-7。

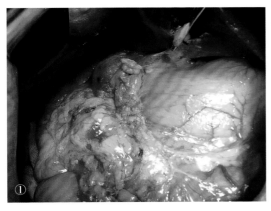

进腹后腹腔粘连较重

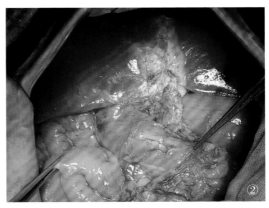

第一次手术室时的Roux-Y肠襻

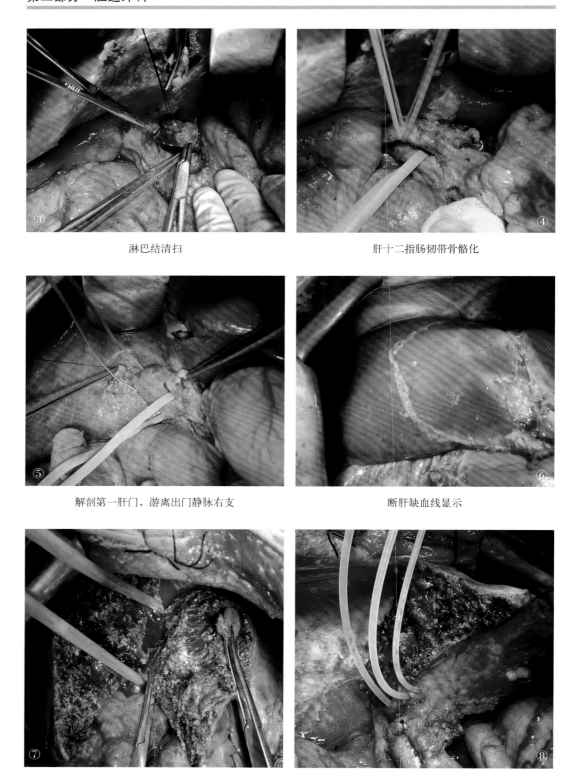

淋巴结清扫

肝十二指肠韧带骨骼化

解剖第一肝门，游离出门静脉右支

断肝缺血线显示

离断肝平面

显示B2/3/4胆管

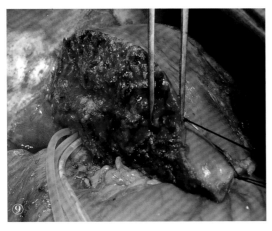

显示B2/3/4胆管

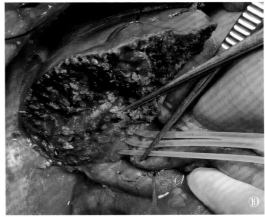

显示肝中静脉

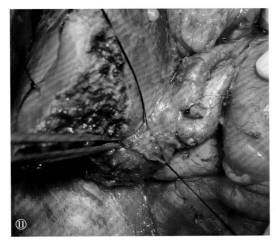

胆管成形

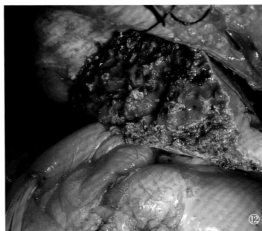

切除后胆肠吻合

图22-7　术中照片

【术后病理】

（肝）中分化胆管细胞腺癌，肿瘤浸润胆管壁及周围纤维结缔组织，可见神经侵犯，未见门脉癌栓，肝脏切缘未见癌组织（图22-8，图22-9）。第8组淋巴结未见转移癌（0/9）。免疫组化：CK（+），CK7（+），CK18（+）CK19（+），CK20（−），CD34（−）S-100（−），D2-40（−），CYCLIND1（灶+），B-cate（+），E-cadherin（+），CD44v6（灶+），P53（灶+），CEA（+），Ki-67（+20%）

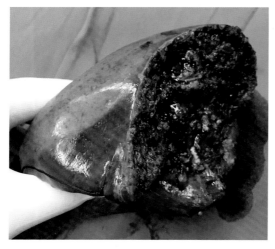

图 22-8 切除标本

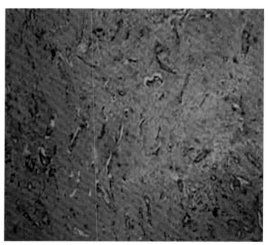

图 22-9 病理切片（HE100×）

【术后点评】

肝门部胆管癌的治疗原则主要包括根治性切除手术治疗、肝移植治疗、姑息性治疗，其中姑息性治疗方法包括姑息切除、胆道引流（经皮、经十二指肠、外科引流）、化疗和放疗等。根治性手术切除是首选治疗措施，虽然绝大多数于手术后易复发，但根治性切除治疗，甚至姑息性切除，仍可以达到延长生命和提高生活质量的效果。一般要根据患者个体情况决定适当的外科治疗方案。这些外科评估包括正确认识肿瘤的生物学行为、对肝门部胆管癌进行分型和分期、对肿瘤侵及范围进行评估、进行术前评估及制订手术方案。根治性切除手术的适应证是：诊断基本明确，胆管、血管及肝脏条件良好，一般情况及重要器官功能良好，术者有丰富经验，具备相应医疗条件。肝门部胆管癌根治性切除（R_0切除）的基本要求：胆管上下切缘达到病理阴性；受累肝实质及血管一并整块切除；实现肝门胰周区域骨骼化淋巴清扫。整个术野内无肉眼可见或可扪及的残留癌灶。根治性切除的手术方式有单纯肝外胆管切除，区域性淋巴组织和神经丛廓清，联合尾状叶切除，联合规则性肝切除，保留功能性肝实质的手术，血管切除重建，胆管空肠吻合。其中肝外胆管肿瘤切除、区域性淋巴组织和神经丛廓清、胆管空肠吻合是没有争议的手术方式，联合尾状叶切除、血管切除重建也越来越被广泛认可。

Kazuhiro 统计发现 Bismuth Ⅰ、Ⅱ型中分期为T_1或T_2的乳头状癌患者行单纯肝门部胆管切除全部达到R_0切除，其5年生存率均达到100，而结节型和平面浸润型患者中行单纯肝门部胆管切除者（Bismuth Ⅰ、Ⅱ型）和联合肝切除者R_0切除率仅分别达到50%和77.8%，其5年生存率也仅分别为0和18.7%，由此他们认为单纯肝门部胆管切除适用于 Bismuth Ⅰ型和 Bismuth Ⅱ型中的分期为T_1或T_2的乳头状癌。WeiChieh KA 和 Dong WC 等统计发现 Bismuth Ⅲ型患者中联合肝尾状叶切除者总体生存时间明显高于未联合尾状叶切除者（分别为64.0个月和34.6个月，$P=0.010$），无病生存时间也较长（分别为40.5个月和27.0个月，$P=0.031$），故认为联合尾状叶切除能够明显延长 Bismuth Ⅱ

型患者的无病生存时间和总体生存时间。Song 等研究发现联合肝切除的R_0切除率为76.2%，这高于部分胆管切除的68.2%，故可以认为无论肝切除范围大小，联合肝切除（包括尾状叶切除）都能提高肝门部胆管癌的治愈性切除率，该研究还发现淋巴结转移、胆红素高于3.0 mg/dl 和切缘阳性是肝门部胆管癌的独立危险因素。肝门区域的淋巴组织和神经丛主要分布在肝门区、肝十二指肠韧带、肝总动脉旁、胰头后，这些区域的淋巴结和神经丛应该进行清扫，实现肝十二指肠韧带的骨骼化。血管受侵犯时要进行血管切除重建。Tamoto E 等总结36例进行无接触原则切除门静脉患者和13例未切除门静脉患者（均联合右半肝切除）的围术期数据、组织学检查结果、复发率、5年生存率（分别为59/51，$P=0.353$）后发现以无接触原则切除受侵犯的门静脉联合右半肝切除可以对提高生存率产生较积极的作用并且是可行的。Jong MCd 等对305例肝门部胆管癌患者进行回顾性研究发现单纯肝外胆管切除、联合肝切除、联合肝切除加受侵门静脉切除重建的R_0切除率分别为54.3%、64.2%、66.7%，门静脉切除并不影响联合肝切除患者的长期预后（$P=0.76$），考虑到行联合肝切除或门静脉切除的患者多为分期较高的肝门部胆管癌，得到的结论是：联合肝切除、肝外胆管切除和门静脉切除的手术治疗可以提供给分期较高的肝门部胆管癌患者长期生存时间。王坚等认为，只有肝尾状叶受侵犯时切除尾状叶才是必要的；只有主动脉旁淋巴结无转移时，扩大清扫区域淋巴结才能提高生存率；只有联合血管切除才能达到R_0切除时，血管切除重建才是必要的。肝移植治疗效果目前有争议。赖彦华等总结18例行肝移植治疗的肝门部胆管癌患者中位生存时间为29.5个月。本组患者均进行了根治性切除手术治疗，获得了较长的生存时间。术后发生并发症4例，并发症发生率23.5%，其中3例并发切口感染，1例并发胆漏合并腹腔感染。围术期无死亡病例。17例患者中，15例患者均因术后肿瘤复发死亡，其生存时间为10～32个月，2例患者仍然存活，中位生存时间为24个月，其中2例发生肿瘤肝转移。故可以认为根治性切除手术可以延长患者的生存时间。综上所述，随着外科手术技术和对肝门部胆管癌认识的不断深入，肝门部胆管癌的手术根治切除率和生存率均较以前有了显著的提高，根治性切除手术治疗能够提高患者的生存率，延长患者的生存时间。

【术后情况】

此患者2011-02-15曾因"皮肤巩膜黄染2个月，间断发热1周"首次入院，诊断为："肝门部胆管癌Bismuth Ⅱ型、梗阻性黄疸"，行"肝门部胆管癌根治：胆管局部切除、胆管空肠 R-Y 吻合术"手术治疗，术后恢复好。术后病理：肝门部胆管：高分化胆管腺癌，乳头状；淋巴结（0/2）反应性增生，未见肿瘤累及。胆管切缘阴性。术后5年再次复发入院，经术前评估后积极再次手术。术后病情恢复良好，无胆漏、出血等并发症，术后16d顺利出院。术后随访至今已经7个月，仍未有发现复发。

（谢　于　赵　玮　郝法涛　王　政）

参考文献

黄志强.肝门部胆管癌的外科治疗与发展.中国普外基础与临床杂志，2003,10(5):425-428

刘小方，周先亭，邹声泉，等.八所医院胆管癌680例分析.中华肝胆外科杂志,2004,11(10):773-775

张永杰,俞文隆.关于肝门部胆管癌外科治疗的几点认识.实用肿瘤杂志，2007，22(2):

中华医学会外科学分会胆道外科学组解放军全军肝胆外科专业委员会.肝门部胆管癌诊断和治疗指南(2013版).中华外科杂志,2013,51(10):865-871.

Bismuth H,Nakache R,Diamond T.Management strategies in re。section for hilar cholangiocarcinoma.Ann Surg,1992,215(1):31-38.

Jonas S,Benckert C,Thelen A,et al.Radical surgery for hilarcholangiocarcinoma.Eur J Surg Oncol,2008,34(3):263-271.

Kang MJ,Kim SW.Optimal procedure for preoperative biliary drainage in patients with hilar ch0la "giocarcinoma.World J Surg,2013,37(7):1745-1746.

Maguchi H,Takahashi K,Katanuma A,et al.Preoperative biliary drainage for hilar cholangiocarcinoma.J Hepatobiliary Pancreat Surg,2007,14(5):441446.

Uenishi T,Hirohashi K,Inoue K,et al.Pleural dissemination as a complication of preoperative percutaneous transhepatic biliary drainage for hilar cholangiocarcinoma:repoa of a case.Surg Today,2001,31(2):174-176.

wu WG,Gu J,Dong P,et al.Duct-to-duct biliary reconstruction after radical resection of Bismuth IIIa hilar cholangiocarcinoma [J].World J Gastroenterol,2013,21(15):2441-2444.

第三部分　胰十二指肠外科

病例二十三

人造血管架桥下全胰腺联合门静脉切除术

目前对于局限性晚期肿瘤（T_3/T_4期肿瘤）患者的治疗中，手术切除的禁忌证通常为毗邻的重要大血管受侵。然而，人们也认识到，对于侵犯肠系膜上静脉-门静脉的交界性可切除胰腺癌，仍然可以通过附加血管切除术而达到相对的切除。因此，在不同的治疗中心，由于对于行扩大的胰十二指肠切除术的专业知识水平及手术意愿的不同，可治愈性胰腺癌的定义存在差异。区域性胰腺切除的概念首先由 Fortner 提出，手术包括胰腺大部切除或全胰腺切除联合胰腺段门静脉的切除与重建、区域淋巴结清扫术及高选择性病例动脉切除与重建，目的是提高胰腺癌的手术治疗效果。该手术有利于T_3/T_4分期肿瘤患者的切除及胰腺周围、肝十二指肠韧带、肠系膜及腹腔淋巴结的完全清扫。但是扩大胰腺切除的临床效益必须与其风险取得平衡。

【一般情况】

患者，老年男性，72岁，胰腺头颈部肿瘤。表现为剧烈的上腹部及后背部疼痛，难以进食，体重短时间内明显减轻。在当地医院检查，诊断为胰头颈部肿瘤，侵犯门静脉。

【实验室检查】

入院后查：

血常规：白细胞7.5×10^9/L，红细胞3.82×10^{12}/L，血红蛋白120g/L。

肝功能：直接胆红素96μmol/L，谷丙转氨酶：121U/L，白蛋白42g/L。

【术前影像及分析】

影像学表现及意见：CT示胰腺头颈部肿瘤，大小约4.5cm×4.5cm，侵犯门静脉，肠系膜上动脉与肿瘤关系尚可，肝十二指肠韧带略挛缩，胆囊增大（图23-1）。

【术前规划】

（1）患者肿瘤巨大，门静脉-肠系膜上静脉受侵明显，长度＞5cm，肠系膜上动脉与肿瘤关系密切，但无明显变形、狭窄。肝总动脉、肝固有动脉也有轻度受侵，周围有区域性门静脉高压表现。

（2）这种手术属于可能切除型胰腺肿瘤，需联合血管切除，而且横结肠系膜根部右侧缘也一定受侵。此时须远离横结肠壁离断之，否则横结肠易缺血坏死，在术中需要将横结肠系膜离断后方能进入胰腺下缘。

（3）有条件的话，直接以人工血管移植。可以首先解决肠系膜上静脉受侵引起的区域门静脉高压表现，然后离断门静脉、肠系膜上静脉。此时可显露肠系膜上动脉，使手术较为安全。

（4）瘤体较大，胰体部距离肿瘤边缘较近，可保留胰腺部分有限，因此有可能行全胰腺切除合并门静脉-肠系膜上静脉切除。

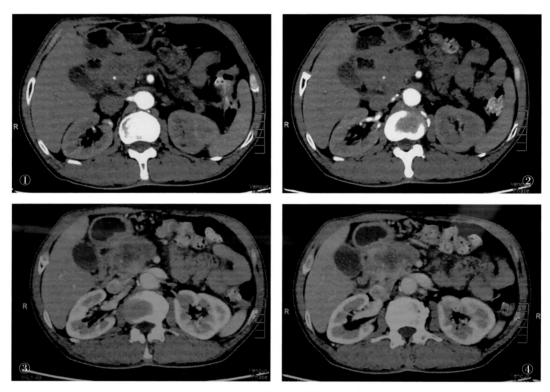

图23-1　术前影像学表现

【术中照片及过程】

（1）进腹后见肿瘤位于胰头、胰颈部，瘤体巨大，横结肠系膜受侵，周围纤曲血管明显，为区域性门静脉高压表现。肝十二指肠韧带受侵明显，胰腺上方肝总动脉等与肿瘤关系密切，难以分离，遂决定行全胰腺切除的胰十二指肠联合切除术，同时合并门静脉-肠系膜上静脉部分切除。

（2）取8mm高尔人造血管40cm长进行肝素处理，准备吻合。

（3）首先离断横结肠系膜根部，Koche切口游离十二指肠侧腹膜，在小肠系膜根部游离出2cm长正常未受侵的肠系膜上静脉，然后在肝十二指肠韧带上方后壁游离出2cm长的正常的门静脉，准备吻合。以人造血管比对后确定有11cm长距离。遂以"先门静脉、后肠系膜上静脉"的顺序行人造血管与血管的端侧吻合。吻合后松开阻断钳，并将门静脉、肠系膜上静脉吻合口远近端分别离断，使门静脉系血流仅通过人造血管回流入肝。此时，由于肠系膜上静脉远端门静脉高压解除，区域扩张纤曲的血管明显萎陷，保证了手术过程中出血量减少。

（4）离断远端胃窦部，远端向右侧牵拉，在胰腺上方游离，采取将肝总动脉及胃十二指肠动脉显露，并将胃十二指肠动脉结扎、切断，沿肝固有动脉向上分离解剖。将胆总管与胆囊颈部汇合处上端1cm处切断胆管，将其向下牵拉游离，同时将十二指肠侧、后壁游离，向中线进行。此时门静脉-肠系膜上静脉已经离断，但肠系膜上动脉尚与肿瘤关系密切，因此采取左右分别游离向中线聚拢的方式，最好将肿瘤和肠系膜上动脉分离，然后整体切除。

（5）游离脾及后缘，切断脾肾、脾结肠、脾胃韧带，将脾及胰尾部从后腹膜游离出来，向右侧进行分离，至腹腔干根部附近，将脾动脉游离、结扎、切断。此时胰头部也游离过来，在肠系膜上动脉前方将全胰及周围脏器与肠系膜上动脉彻底离断，骨骼化肠系膜上动脉防止癌残留，之后将肿瘤与组织整体移出体外。

（6）对肝总动脉、肝固有动脉、左右肝动脉、肠系膜上动脉、腹主动脉、下腔静脉、左肾静脉、周围淋巴结脂肪组织进行彻底清扫，骨骼化。

（7）Child法重建胆肠、胃肠消化道，冲洗后置管引流。

见图23-2。

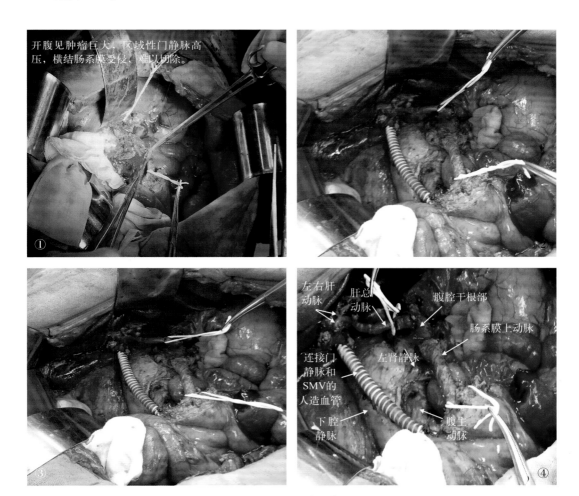

图23-2　术中影像

【术后病理】

病理切片：见图23-3。

病理诊断：（部分胃、全胰腺、十二指肠术后）胰腺低分化腺癌，肿瘤侵及十二指肠肌层、门静脉，胃切缘、肠切缘、胆管切缘未见癌组织。12b淋巴结转移（0/4）、8a淋巴结转移（1/2）、13淋巴结转移（1/2）其余淋巴结未见转移癌。

免疫组化：Ki-67（40%），CD31（－），CK（＋），CK7（＋），CK19（＋），CK20（－），CD34（－），S-100（－），D2-40（－），PMS2（＋），MSH6（＋），MSH2（＋），MLH1（＋），P53（＋），CEA（＋）。

分子病理医嘱：KRAS突变检测[KRAS（突变型）]。

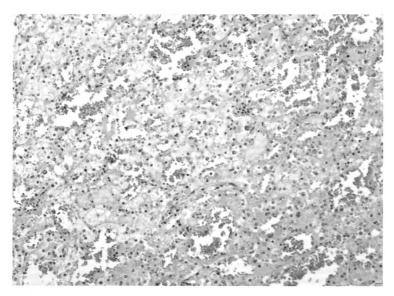

图23-3 病理切片

【术后恢复情况及过程】

（1）术后当日患者有多次腹泻，血压、心率均为正常低限，大量补液后腹腔引流液也明显增多，呈现低血容量早期休克状态。

（2）此后1周内，患者表现波动较大，主要表现为顽固性腹泻，腹腔引流液较多，血压、心率不稳定，需要小剂量升压药维持，但患者意识清晰。考虑为腹腔淋巴结清扫过于彻底，腹腔淋巴漏明显。同时也是由于肠系膜上动脉廓清太过彻底，其双侧神经纤维均离断，造成顽固性腹泻。针对于此，应用颠茄等药物延缓肠道蠕动，同时禁饮食，静脉高营养维持。

（3）术后12d，患者因电解质紊乱、低血容量休克等导致围术期死亡。

【术后点评】

此病例经验与教训都非常深刻。

1.经验教训总结

（1）从经验角度讲，本例肿瘤巨大，传统意义上属于放弃的手术，最终以肿瘤完整切除、R_0切除、合并门静脉-肠系膜上静脉切除、人造血管吻合。术后患者疼痛症状完全消失，从手术角度讲，达到了预期的标准。

（2）术前右侧部区域性门静脉高压明显，此时分离，必然每一步都有较多出血，因此肿瘤切除前先行人造血管架桥转流，随之扩张纤曲的血管萎陷，压力降低，术野出血明显减少。

（3）横结肠系膜根部此时受侵严重，距离根部越近的分离结扎切断，其肠壁缺血坏死可能性越小，甚至整个横结肠系膜全部在根部结扎切断，也不会坏死。

（4）肿瘤的切除应遵循左右侧分别向中线游离，最后将钩突附着的肠系膜上动脉与之完全切断、分离，最终完整切除标本，移出体外，这是较为安全有效的一种方法。

（5）从教训角度来讲，本例手术肠系膜上动脉剥离太多，太长，是导致围术期死亡的根本原因。多家指南提到肠系膜上动脉最好仅行右侧缘骨骼化，以期保留神经功能，防止出现顽固性腹泻，但术中一方面由于肿瘤与肠系膜上动脉关系密切，另一方面过于追求所谓的"彻底"与R_0标准，致使术后当晚即出现了腹泻，术后最多每天10～20次，严重影响水、电解质、酸碱平衡。术后腹腔渗出较多，也是由于淋巴结清扫过多，引起淋巴漏。两者效应累积，导致顽固性腹泻及难治性低血容量状态，最终引起休克、死亡。

2.联合门静脉切除的中晚期胰腺癌治疗前沿动态　胰腺癌极易侵犯周围神经和相邻的大血管如PV和SMV等，曾经一度将是否侵犯SMV/PV作为判断胰头癌能否手术切除的重要指征，这可能是导致以往胰腺癌切除率较低的主要原因之一。然而目前有学者认为，SMV、PV受肿瘤侵犯主要是由胰头癌的特殊解剖位置决定的，是肿瘤局部蔓延的结果，而与肿瘤易侵袭的恶性生物学行为没有直接联系，并不一定会影响胰腺癌患者的预后。

近来有学者发现在这种情况下尚有37%～50%的患者术后病理证实并无SMV或PV血管壁受侵犯。而且即使肿瘤与SMV及PV能够勉强分离时，仅仅只有30%的患者在与肿瘤接触面的血管壁能找到侵犯的癌细胞，对这类胰头癌患者应积极切除受累的部分血管，同样可以得到较好的治疗效果。对于较长的SMV、PV血管受累且切除缺损在4cm以内者，则应行受累血管的节段切除，多可直接端端吻合；当SMV、PV切除缺损超过4～5cm时，估计直接行端端吻合张力过大，多采用人工血管或自体血管架桥吻合。

赞成者认为，联合血管切除的扩大根治术有利于提高胰头癌的手术切除率，并对可能发生转移的胰周淋巴结和神经组织进行廓清，减轻患者的肿瘤负荷，从根本上有望改善患者的生存质量，进一步提高患者5年生存率。反对者则认为，盲目地扩大手术切除范围，包括腹腔内重要血管如SMV和PV等，不仅增加了手术的危险性和死亡率，而且发生术后并发症的机会也大幅度增高。近年来，有研究表明PV、SMV受侵并切除的胰腺癌患者术后并发症率及死亡率并无明显增加，并且5年生存率与未受侵标准术后组无显著差异，这说明了联合血管切除的胰腺癌根治术是安全可行的术式，并且可较大提高手术切除率。

因此，联合SMV、PV切除的胰十二指肠切除术最显著的疗效是明显改善较晚期患者的一般状况和生活质量，为以后胰腺癌的综合治疗创造条件。其次，与仅行姑息性内引流术者相比，患者的生存期也有一定程度的延长。我们认为合理开展联合SMV/

PV切除的胰十二指肠切除术明显提高了胰头癌的手术切除率，并且对可能发生转移或已经转移的胰周淋巴结和软组织进行了廓清，减轻了患者的肿瘤负荷，还可明显改善患者的生存质量及延长患者生存期，有望使胰腺癌外科手术治疗水平跃上一个新台阶。

（段伟宏　刘军桂）

参考文献

Aramaki M,Matsumoto T,Etoh T,et al.Clinical sig-nificance of combined pancreas and portal vein resection in sur-gery for pancreatic adenocarcinoma.Hepatogastroenterology,2003,50(49):263-266

Capusoti L,Masuco P,Ribero D,et al.Extended lymph-adenectomyand vein resection for pancreatic head cancer:out-comes and implications for therapy.Arch Surg,2003,138 (12):1316-1322

Chua TC,Saxena A.Extended pancreat icoduodenectomy with vascular resection for pancreatic cancer:a systematic review.J Gastrointest Surg,2010,14(9):1442-1452

Fuhrman GM,Leach SD,Staley CA,et al.Rationale for en bloc vein resection in the treatment of pancreatic adenocarcinoma adherent to the superior mesenteric-portal vein confluence.Ann Surg,1996,223(2):154-162

Hartel M,Wente MN,Di Sebastiano P,et al.The role of extended resection in pancreatic adenocarcinoma:is there good evidence-based justification.Pancreatology,2004,4(6):561-566

Hou Y,Zhang Z,Liu Y,et al.Pancreatectomycombined with superior mesenteric vein-portal vein resection for pancreatic cancer:a meta-analysis.World J Surg,2012,36(4):884-891

Nakao A,Takeda S,Inoue S,et al.Indications and techniques of extended resection for pancreatic cancer.World J Surg,2006,30(6):976-982

Nakao A,Takeda S,Sakai M,et al.Extended radical resection versus standard resection for pancreatic cancer:the rationale for extended radical resection.Pancreas,2004,28(3):289-292

Wang C,Wu H,XiongJ,et al.Pancreaticoduodenectomy with vascular resection for local advanced pancreatic head cancer:a single center retrospective study.J GastrointestSurg,2008,12(12):2183-2190

—— 病例二十四 ——

联合腹腔干的胰体尾切除术（DP-CAR）

在所有消化道肿瘤中，胰腺癌预后很差，5年存活率小于5%。胰体尾癌中有部分肿瘤侵犯腹腔干，在以往的认识中，腹腔干受侵意味着肿瘤相对较晚，丧失了根治性切除的机会。但在日本，由于施行扩大的根治性手术，其胰体尾癌的切除率为34%，5年存活率为18%。因此，联合腹腔干切除的胰体尾癌根治术对相对较晚的胰腺癌治疗来讲不失为一种有价值的探索。

【一般情况】

患者，刘某某，女，62岁，因"持续性上腹部胀痛2个月余"入院。患者2个月前无明显诱因出现上腹部胀痛，腹胀呈持续性，无明显规律，腹痛呈间歇性隐痛，无恶心、呕吐，无发热、寒战，无腹泻，无皮肤巩膜黄染，患者自服胃药无好转。既往有高血压、糖尿病病史。20年前于山西省阳泉市医院诊断为盆腔结核，糖尿病病史1年。入院查体：腹部查体未见明显阳性体征。辅助检查：腹部CT（北京肿瘤医院）：胰腺体尾部占位，考虑恶性。

患者入院后完善检查评估后，考虑肿瘤侵犯胃壁、左肾、腹腔干，于2015-09-24行全麻下胰腺癌高强度超声聚焦消融术，术后保肝、补液等对症治疗，复查示肿瘤部分坏死，患者上消化道症状进行性加重，于2015-10-08行剖腹探查术。

【实验室检查】

入院后查：

血常规：白细胞5.87×10^9/L，红细胞4.20×10^{12}/L，血红蛋白：123g/L。

肿瘤标志物：癌胚抗原9.61ng/ml。

肝功能：直接胆红素3.83μmol/L，碱性磷酸酶68.7U/L，谷丙转氨酶32.9U/L，白蛋白46.2g/L。

【术前影像及分析】

影像学表现及意见：CT示肿瘤位于胰腺体尾部，其头侧有钙化表现。肿瘤动脉期强化明显，侵犯脾、胃体后壁、左肾及左半结肠，同时侵犯腹腔干，肠系膜上动脉与肿瘤关系尚可。见图24-1。

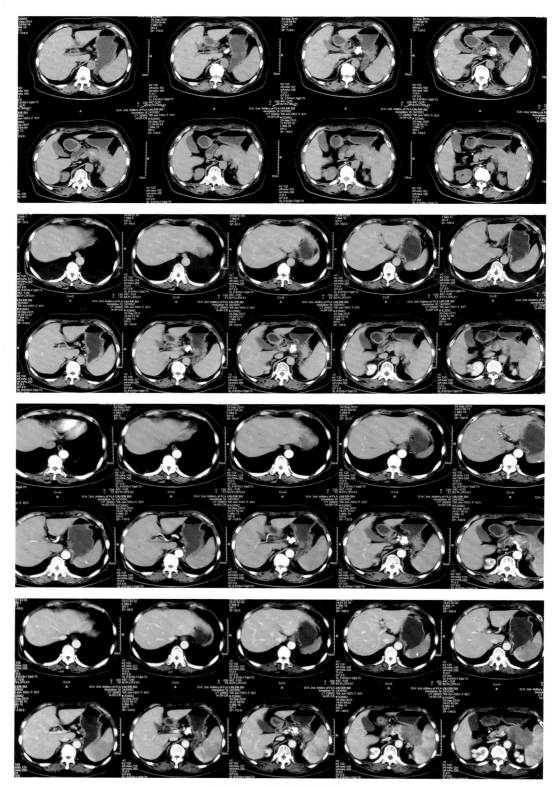

图24-1　术前影像学表现

【术前规划】

（1）患者胰腺体尾部占位，从影像看肿瘤侵犯了胃壁、脾曲结肠，和左肾关系也非常密切，且肝总动脉与腹腔干也被肿瘤侵蚀，同时胰腺体部还有一个钙化灶。PET-CT提示胰腺恶性肿瘤。

（2）鉴于腹腔干、部分肝总动脉被肿瘤侵犯，为保证切缘阴性，除了要大范围进行左侧脏器联合切除，还要将受侵的腹腔干及肝总动脉切除。此时，肝的动脉血供要依赖于"肠系膜上动脉→胰十二指肠下动脉→胰十二指肠上动脉→胃十二指肠动脉→肝固有动脉→左右肝动脉"这样一个逆向的供应方式，但前提是，预先在近肝固有动脉处试阻断肝总动脉，此时肝固有动脉有搏动，再行联合肝总动脉及腹腔干的切除。

（3）由于肿瘤侵犯范围广，为保证切缘阴性，有可能联合左肾、左半结肠、胰体尾脾、胃底体或全胃的联合脏器切除手术，创伤较大，但由于左上腹无重要组织脏器存在，完全切除应该可以完成。

【术中照片及过程】

（1）进腹后探查，肿瘤位于胰腺体尾部，质硬，边界不清，周围无转移结节及肝转移病灶，遂决定行联合脏器切除。

（2）脾曲结肠距肿瘤12cm处，远近端分别切断结扎，再将结肠系膜向根部进行游离。此时见胰腺体尾肿瘤侵犯胃大弯及胃体后壁，为保证切缘干净，须行全胃切除。遂先在胃窦十二指肠交界处离断十二指肠球部，远近端闭合，胃窦部向左上提，显露胰颈体部。胰颈部、门静脉前方离断胰颈，后方脾静脉两端缝扎，肝总动脉分出肝固有动脉及胃十二指肠动脉处试行阻断肝总动脉，触及肝固有动脉，此时有动脉搏动。遂离断肝总动脉，并向左侧游离，在腹主动脉前方腹腔干根部离断腹腔干，远近端缝扎。

（3）贲门上方2cm处离断食管，将胃向下方牵拉，游离脾后方组织，将胰体尾脾从腹膜后游离出来。同时在左肾外方游离左肾，逐渐向内侧游离，至肾门处离断左肾动脉、左肾静脉及左输尿管，两侧缝扎处理。此时瘤体及血管已全部离断，只有胰腺后壁与后腹膜组织连接。按照从胰颈部向左分离、胰体尾脾向右分离的程序，在胰体部将整体肿瘤标本移出体外。切除范围包括全胃、胰体尾脾、左肾、左半结肠，肝总动脉及腹腔干，此时为防止肝总动脉逆向灌注压力较低引起的胆囊坏死，预防性切除胆囊。至此，所有标本均移出体外。

（4）Treitz韧带下方15cm处离断空肠，远端上提。Ou-uti方法进行食管空肠吻合，横结肠降结肠端侧吻合，冲洗后置管引流。见图24-2。

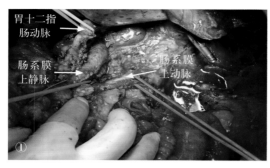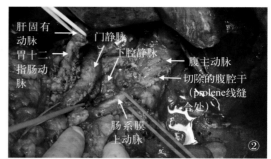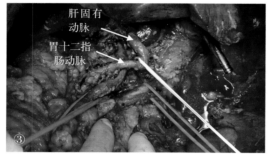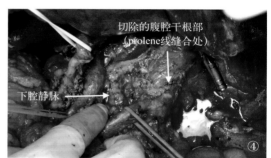

图24-2　术中照片

【术后病理】

1. 大体标本　见图24-3。

2. 病理切片　见图24-4。

3. 病理诊断　（胰腺、全胃、左半结肠、左肾、脾、胆囊）胰腺中分化腺癌，癌组织侵及血管及神经组织，腹腔干动脉壁可见癌组织侵犯，血管旁可见凝固性坏死，坏死区大小0.4cm×0.3cm，坏死灶周围可见癌组织，切缘无法明确，癌组织侵及脾被膜及脾实质，可见侵及肠壁浆膜层；全胃、左肾、胆囊未见癌组织侵及，胃网膜淋巴结（0/14），12a淋巴结（0/3）未见转移癌，14a，16a均为纤维脂肪组织。

（腹膜结节）纤维脂肪组织，伴坏死。

免疫组化：CK（+），CK7（+），CK18（+），CK19（+），CK20（-），CDX-2（灶+），CD34（灶+），S-100（灶+），D2-40（-），survivin（+），CYCLIND1（灶+），P16（-），β-cate（+），CD44v6（+），P53（+），CEA（+），Ki-67（20%）。

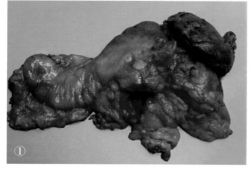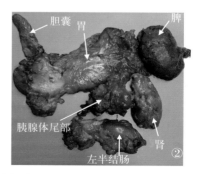

图24-3　术中大体标本

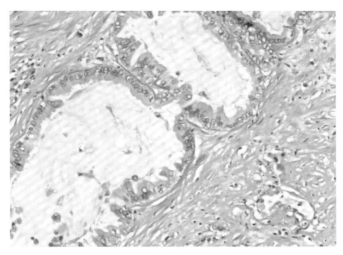

图 24-4　病理切片

【术后恢复过程及情况】

（1）术后给予保肝、补液、抑酶、抑酸、营养支持、导泻、补充白蛋白、抗感染等对症治疗，术后1周肝下引流管引出胆汁样引流液，考虑存在胆瘘，予对症治疗，患者间断发热，血培养阳性并见真菌，切口愈合拆线，2015-11-14引流管出现出血，后出现肠瘘，予以输液、补液等对症处理，期间患者出现心房颤动、心力衰竭、急性肾损伤、急性肾衰竭、凝血功能障碍，请专科会诊后予对症处理。患者病情重，治疗矛盾多，大量输液、营养支持耐受差，尝试行空肠营养管置入失败，于2015-11-27行局麻下空肠造口术，过程顺利。术后造口管旁引流管引出血性渗液，16h后出血速度加快，导致出血性休克，经抢救生命体征平稳后，2015-11-28行急诊全身麻醉下剖腹探查，考虑凝血功能差、壁层腹膜水肿增厚、肠管水肿导致创面渗血，行腹腔血肿清除、腹腔冲洗引流术，术后全身麻醉未醒，返回ICU观察双侧瞳孔散大、对光反射消失，请神经内科会诊确诊为深昏迷，考虑可能原因为脑水肿、脑梗死，无法行相关影像学检查明确。期间出现心搏骤停，抢救后恢复窦性心律，呼吸机SIMV模式支持。患者尿少，持续泵入呋塞米24h尿量150～200ml。患者家属拒绝行血液透析、气管切开等有创抢救治疗措施，经治疗观察后患者瞳孔直径、对光反射逐步恢复，仍尿少，呈浅昏迷，患者家属要求终止目前抢救治疗措施，带气管插管返回当地继续后续治疗。

（2）术后检验变化趋势：见图24-5。

（3）术后影像：见图24-6。

影像学表现及意见：胃形态欠规整，脾、胆囊及胰腺体/尾部未见具体显示。上腹肠管分布较紊乱，肠管形态欠规整，上腹区呈较多管状影，并延伸至体外。肝左叶及肝右叶下段/尾叶均呈不规则状或类圆形未强化灶，境界模糊，增强扫描三期CT值约23HU。肝动脉纤细，左肝动脉于肝门区显示不清，肝左叶区未见确切分支显示。门静脉左支矢状部显示不清，部分血管分支纤细，远段未见分支显示，所示门静脉及十二指肠上静脉管腔区未见确切充盈缺损。左肾形态未见明确显示，右肾轮廓欠规整。左侧胸腔内见弧形液体密度，腹腔内见多发肿大淋巴结，较大者直径约7.2mm。

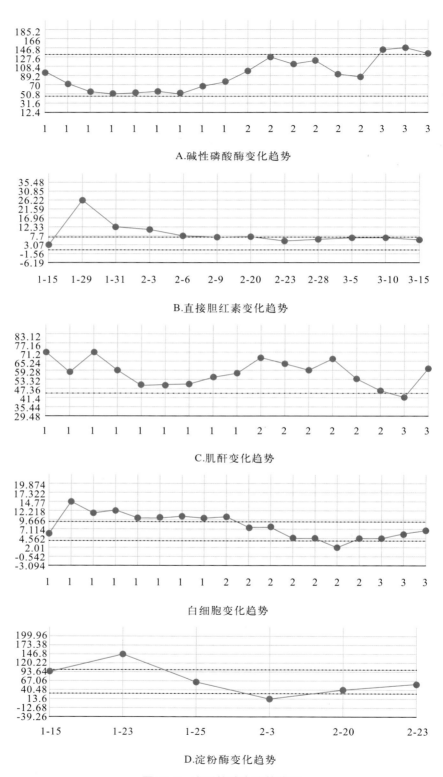

A.碱性磷酸酶变化趋势

B.直接胆红素变化趋势

C.肌酐变化趋势

白细胞变化趋势

D.淀粉酶变化趋势

图 24-5　术后检验变化趋势图

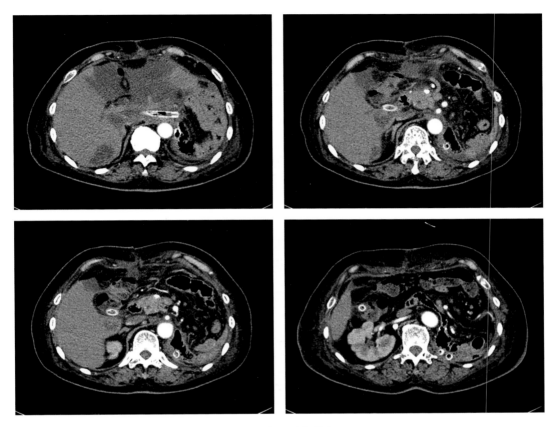

图24-6　术后影像学表现

【术后点评】

1.经验教训总结

（1）本例手术在术前对肿瘤及其侵犯的程度与范围的评估是准确的，术中处理与术前规划高度吻合。

（2）对这样左上腹涉及多脏器切除的手术方式一定要遵循En-block整体切除方案进行。即在周边正常器官组织处完成离断，从四周"多维度、多方向"向中心进行解剖分离，最后在中央区域汇合，将标本整体切除。但是这样也有一种危险，就是术者必须有几乎百分之百能力和确定性将肿瘤整体移除，否则四周皆已离断，最后时刻无法切除，则术者很难结束手术。因此要有较强的应变能力及处理能力，才能在这种多脏器联合切除手术中适用这一策略。

（3）联合腹腔干切除的远端胰腺切除术（DP-CAR）对于腹腔干、肝总动脉受侵的病例来说可以做到相对比较干净的R_0切除。但有一个风险，即肝固有动脉是从肠系膜上动脉到胰十二指肠上动脉到胃十二指肠动脉再到肝固有动脉的逆向血供来供应的，此时压力一定较正常从腹腔干供应过来的要小很多，此时中央区域肝也许尚能保证动脉血供，而边缘区域，尤其是左外叶，一定会受影响，尽管有膈下动脉的分支进入肝，但快速急性的动脉血供减弱一定会使肝受到缺血影响，进而引起肝内胆道坏死、胆汁湖及脓肿形成。本例患者术后1周左右开始发热，考虑即是由于胆道坏死形成脓肿所致，但积极非手术治疗，随着侧支动脉建立，组织坏死吸收程度加大，慢慢体温会趋向正常，坏死组织也会吸收或钙化。

2.联合腹腔干切除的胰体尾切除手术（DP-CAR）前沿动态　胰体尾癌由于起病隐匿，恶性程度高，位置较深，临床症状出现晚，确诊时常常为局部进展期，难以实施根治性切除手术。影响胰体尾癌手术切除的主要原因是侵犯周围大血管或远处转移，其中大部分原因是由于肿瘤侵犯腹腔干和(或)肝总动脉。根据 NCCN 指南 V.2.2011，胰体尾癌不可切除的标准之一是腹腔干被肿瘤侵犯包绕超过180°。但是，如果能够连同受侵犯的血管根治性切除肿瘤，不仅可以提高手术切除率，改善生活质量，而且部分患者可能延长生存期。

（1）Appleby手术是加拿大医生Appleby于1953年首次报道的。该术式最初应用于治疗侵犯腹腔干和胰腺的进展期胃癌，手术切除范围包括全胃、胰体尾、脾并联合切除腹腔干和肝总动脉。1976年Nimura等首次将此术式运用于胰体尾肿瘤患者。此种手术主要的并发症为胰瘘和缺血性胃病，腹泻程度比较温和，术后腹部及腰背部疼痛全部缓解。

（2）肝的血流及供氧靠两套血管供给——门静脉及肝固有动脉。Appleby术式切除腹腔干和肝总动脉而不需要血管重建的解剖基础为：肝总动脉分出肝固有动脉和胃十二指肠动脉，胃十二指肠动脉发出的胰十二指肠上动脉和肠系膜上动脉发出的胰十二指肠下动脉在胰头周围形成胰十二指肠动脉弓。当结扎肝总动脉后，在保证肠系膜上动脉维持正常血流的前提下，部分血流可通过胰十二指肠上、下动脉的血管弓经胃十二指肠动脉逆向进入肝固有动脉，从而保证肝血流。实施Appleby的基础是需保证胰十二指肠动脉弓、门静脉的完整。确定血管是否完整的方法有：①数字减影血管造影（DSA）；②计算机断层摄影血管造影术（CTA）；③术中临时夹闭肝总动脉，触摸肝固有动脉有无波动；④术中通过超声血流仪检测阻断肝总动脉后肝动脉血流量；⑤术中通过检测阻断肝总动脉后肝静脉氧饱和度。通常需要多种方法综合评估。

（3）最新个案研究表明，腹腔干侵犯的胰体尾癌患者行 Appleby手术前放疗＋术前、术后新辅助化疗能有效阻止术后5年肿瘤的复发和转移。Appleby手术能否延长生存期尚有待进一步研究，但在保证肝血流供应的前提下，联合腹腔干切除的胰体尾癌扩大根治术在技术上是可行和安全的，优势在于能够明显提高胰体尾癌的手术切除率，提高 R_0 切除率，改善患者生活质量。

（段伟宏　王国经　赵　玮）

参考文献

胡先贵,金钢,刘瑞,等.联合腹腔干切除的胰体尾癌扩大根治术(附11例报告).第二军医大学学报,2005,26(8):871-872

李昂,方育,李非,等.无需血管及消化道重建切除侵犯腹腔干的胰体癌:改良 Appleby 手术.国际外科学杂志,2011,38(6):411-413

Appleby LH.The coeliac axis in the expansion of the op eration for gastric carcinoma.Cancer,1953,6 (4): 704-707

Iseki M,MotoiF,MizumaM,et al.A 5-year survival case of locally advanced cancer of the pancreatic body treated by distal pancreatectomy with en bloc celiac axis resection after neoadjuvantchemoradiationtherapy.Gan To Kagaku Ryoho,2012,39(12):1948-1950

Miyakawa S,Horiguchi A,Hanai T,et al.Monitoring hep-atic venous hemoglobin oxygen saturation during Appleby operation for pancreatic cancer.Hepatogastroenterology,2002,49(45):817-821

Shimura M,Ito M,Horiguchi A,et al.Distal pancreatec-tomy with en bloc celiac axis resection performed while monitoring hepatic arterial flow by using a transonic flowmeter during operation.Hepatogastroenterology,2012,59(117):1498-1500

病例二十五

桥跨式人造血管转流下扩大全胰切除

胰腺癌是一种进展快且恶性程度极高的消化系统恶性肿瘤，临床上确诊时多为进展期癌。由于其特殊的解剖位置及生物学特性，决定了容易侵犯局部淋巴结、肠系膜上静脉、门静脉、胰周脂肪组织及腹膜后神经丛等，特别是胰头癌紧贴甚至侵犯肠系膜上静脉/门静脉大血管，造成手术难度极大。临床上因肠系膜上静脉/门静脉血管受累而未能切除的胰腺癌高达30%～40%。然而手术切除依然是目前唯一有可能治愈胰腺癌的治疗手段。

【一般情况】

患者，老年男性，67岁，后背部困痛半年，加重1个月入院。半年前出现反复背部困痛，体重下降10kg，近1个月疼痛明显加重，夜间明显，用镇痛药效果欠佳。在当地医院检查示胰腺头颈部肿瘤，局部淋巴结肿大，门静脉受侵犯。

【实验室检查】

入院后查：

血常规：白细胞6.85×10^9/L，红细胞3.82×10^{12}/L，血红蛋白118g/L。

肿瘤标志物：癌胚抗原19.67ng/ml

肝功能：直接胆红素3.80μmol/L，碱性磷酸酶78.4U/L，谷丙转氨酶40.9U/L，白蛋白42.1g/L。

【术前影像及分析】

影像学表现及意见：肿瘤位于胰腺头颈部，侵及胰体，大小约3.5cm×3.5cm×2cm大小，边界清晰，与门静脉-肠系膜上静脉关系密切。侵犯长度约6cm，与肠系膜上动脉关系尚可，其间有脂肪间隙，与肝总动脉与腹腔干关系紧密，但侵犯周围有肿大淋巴结范围＜180°。见图25-1。

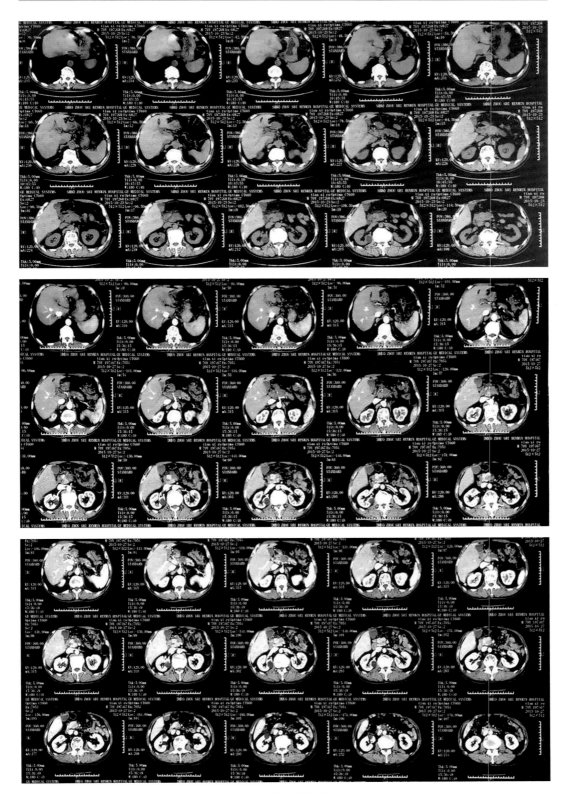

图 25-1 术前影像学表现

【术前规划】

本病例是典型的局部侵犯为主的中晚期胰腺癌，按照NCCN标准属于"交界可切除型"。肿瘤较大，侵犯血管较长，传统方式下难以切除。为达到 R_0 标准，可能需要全胰腺切除+门静脉-肠系膜上静脉切除。由于切除门静脉-肠系膜上静脉范围较广，可能需要人造血管移植。因此设计手术路径如下。

（1）如果判断无远处转移及局部粟粒样转移，可考虑根治切除。

（2）此时由于门静脉-肠系膜上静脉受侵，区域门静脉高压严重，可能在分离时易出血，此时如果先行转流门静脉系统血流，会降低门静脉高压表现，便于后续操作，因此术中可能先行人造血管架桥。

（3）架桥后可行从右向左分离，再从左向右分流的手术方式，在近中线处离断全胰及受侵的门静脉-肠系膜上静脉，然后把血管桥缩短吻合。

（4）骨骼化周围肝十二指肠韧带及肝总动脉、肠系膜上动脉右缘，尽量做到 R_0 切除。

（5）重建消化道。

这就是术前一个基本的手术思路。

【术中照片及过程】

（1）进腹后探查见肝无转移结节，横结肠系膜根部及网膜静脉系统有扩张纤曲的血管，提示区域性门静脉高压。肝十二指肠韧带下及胰腺上缘肝总动脉处肿瘤侵犯较严重，为局部侵犯较严重的胰头颈癌，胰体部较硬，与肿瘤边界不清，范围较广。

（2）决定行联合门静脉-肠系膜上静脉整体切除的全胰腺切除术。选取8mm直径40cm长高尔人造血管准备架桥。先在近肝门处游离出2cm长未受侵犯的门静脉，在小肠系膜根部游离出1～2cm长未受侵犯的肠系膜上静脉，以人造血管两端分别与此门静脉及肠系膜上静脉行人造血管及血管的端侧吻合术。吻合完毕，去除阻断钳，此时门静脉系统远端的门静脉高压扩张血管略萎陷，压力降低。

（3）分别在门静脉与肠系膜上静脉与人造血管吻合口的下方及上方0.5cm处结扎切断血管，使远端门静脉系统血液完全经由人造血管回流入肝。将此40cm长人造血管摆放至右侧，避免影响手术操作。

（4）Koche切口游离十二指肠侧腹膜，沿胰腺上缘分离，寻找并结扎切断胃十二指肠动脉，再向上方解剖肝十二指肠韧带，在肝总管下端离断肝总管，远端连同下方切断的门静脉向下方分离。同时在肠系膜上静脉与人造血管吻合口上方结扎切断肠系膜上静脉后显露下方肠系膜上动脉，小心避免损伤。将胰头十二指肠向左侧分离至中线暂停，同时离断Treitz韧带下方15cm处空肠，近端拉向右侧。

（5）从脾开始离断脾胃韧带、脾结肠韧带、脾肾韧带，将脾及胰尾从胰床游离起来，向中线进行，至腹腔干根部时注意保护胃左动脉，同时切断脾动脉根部。最后，在肠系膜上动脉前方将胰腺钩突与其之间的交通支逐一结扎切断，然后将全部标本切除，移出体外。

（6）此时开始清扫淋巴结及骨骼化肝十二指肠韧带，将肝固有动脉、肝总动脉、肠系膜上动脉右侧缘均骨骼化。

（7）此时将人造血管中间冗长的部分截取切除25cm，仅余15cm左右，然后将人造血管两个断端再以5-0 prolene线连续缝合。

（8）以Child法重建消化道，无活动性出血后冲洗置管。

见图25-2。

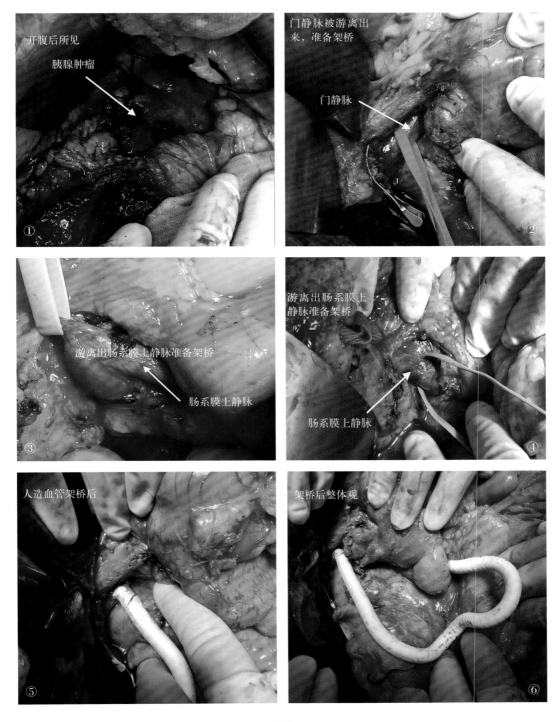

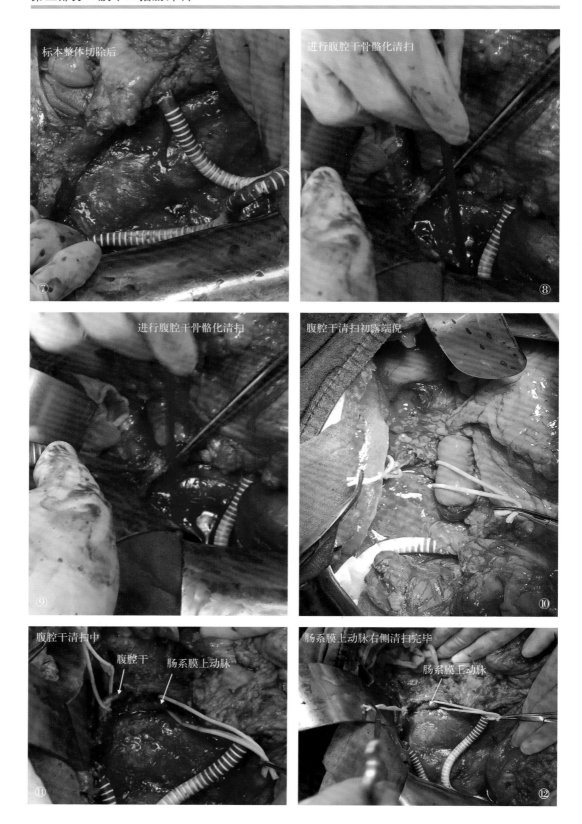

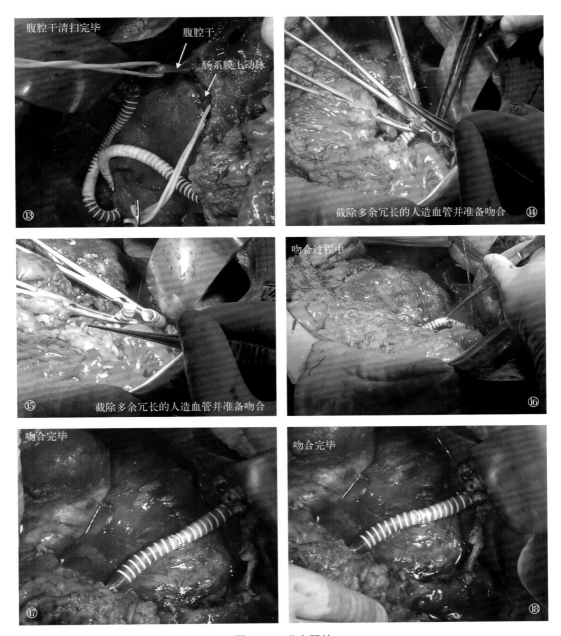

图25-2　术中照片

【术后病理】

1.大体标本　图25-3。

2.病理切片　图25-4。

3.病理诊断　（全胰腺、远端半胃、十二指肠、脾、胆囊）胰腺低分化腺癌，癌组织侵及血管及神经组织，门静脉壁可见癌组织侵犯，各个切缘无癌组织残留，癌组织未侵及脾被膜及脾实质，可见侵及十二指肠壁浆膜层；胃网膜淋巴结（2/14）、12a淋巴结（0/4）未见转移癌，14a、16a未见癌转移。

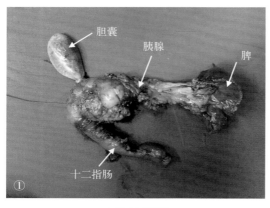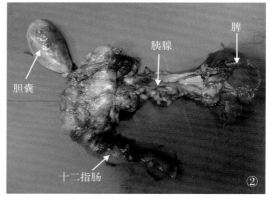

A.标本正面观　　　　　　　　　　　　B.标本背面观

图25-3　大体标本

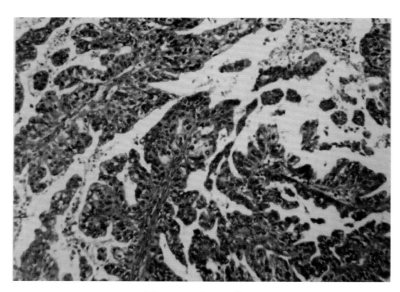

图25-4　病理切片

【术后恢复过程及情况】

（1）患者术后恢复较顺利，第5天恢复排便排气，第7天经口进流食，每日胰岛素用量在20～40U，胰酶制剂按照排便的次数遵照使用说明使用。术后14d顺利出院，出院时背部困痛等症状完全消失。

（2）术后检验

血常规：白细胞7.2×10^9/L，红细胞3.40×10^{12}/L，血红蛋白：102g/L。

肝功能：直接胆红素12.3μmol/L，谷丙转氨酶40U/L。

白蛋白：30.7g/L。

空腹血糖：7.8mmol/L。

【术后点评】

1.术后经验教训总结　以往这样的手术难以切除,关键在于:①区域性门静脉高压,每一步分离都有较多出血。②门静脉-肠系膜上静脉受侵距离较长,超过6cm,难以直接对端吻合。同时截断血管后如果不能尽快完成标本切除及血管再吻合,很容易造成肠壁水肿,形成再灌注损伤,细菌异位。因此这两个关键难点限制了此类手术的完成。

笔者设计的这种称之为"人造血管转流下的联合门静脉的全胰腺切除术"可以较安全地完成这一手术。第一步进行血管架桥,使得远端区域性门静脉高压表现得到缓解,使手术可以进行下去;第二步离断吻合后的两端门静脉及肠系膜上静脉,使后续手术的挤压不会引起肿瘤组织经门静脉-肠系膜上静脉途径进入肝;第三步在肠系膜上静脉离断后,其下方肠系膜上动脉可以很容易显露出来,为后续手术中分离时避免损伤提供了指示,确保手术安全。除此之外,这个手术方式还很容易地完成全胰腺整体切除,最后在人造血管上截除冗长的多余部分。这样的方法使得一个难以完成的、危险的手术变得简单而安全。因此,笔者把它的特点归纳为B-NET。即:B(Bridge,桥跨),N(No touch,非接触),E(En block,整体),T(Total pancreatectomy,全胰腺)

2.关于合并血管切除的胰腺癌手术的前沿动态　胰腺癌是临床常见的消化道恶性肿瘤之一,由于发病隐匿,早期诊断困难,因此一旦确诊,患者中3/4已到晚期。手术切除率仅15.0%～20.0%,切除后5年生存率不足10.0%。但是手术切除肿瘤仍然是目前治疗胰腺癌的最佳选择,也是唯一可能治愈的手段。自1951年Moore等报道了世界上首例联合血管切除重建的胰腺癌切除手术(PD术)以来,联合血管切除重建的PD术极大地提高了胰腺癌患者手术切除率。但是正如很多文献中提到的,联合血管切除重建并没有改善患者的远期预后。那么,影响患者预后的因素究竟有哪些呢?这些影响因素主要包括患者年龄、肿瘤大小、分化程度、淋巴结状态、血管重建方式及术后并发症等方面。有文献报道,淋巴结阳性及围术期主要并发症是影响患者生存时间的两个主要因素;也有文献报道手术时间及患者年龄与术后生存时间密切相关。研究中,首先通过Log-rank test逐个筛选对患者生存时间有显著影响的参数,得出患者年龄、肿瘤分化程度、术后有无并发症发生这三个参数,再通过Cox回归模型分析得出只有肿瘤分化程度和有无术后并发症发生是胰腺癌患者术后生存时间的独立影响因素,而肿瘤大小、有无淋巴结转移等均对有血管受侵的胰腺癌患者长期生存无显著影响,有严重术后并发症的患者死亡风险是没有术后并发症患者的2.2倍。

通过综合分析,可得出以下结论:影响患者术后生存时间的两个独立因素分别是肿瘤分化程度及术后有无并发症发生。因此,临床中尽量减少术后并发症的发生可以显著提高患者的生存时间。

(段伟宏　刘军桂)

参考文献

别平,陈耿.联合血管切除重建的胰腺癌根治性手术.中华消化外科杂志,2012,11(4):312-313

孙家乾,张朝斌,张雷达,等.联合血管切除重建的胰十二指肠切除术疗效分析.中华消化外科杂志,2011,

10(5):344-346

Al-Haddad M,Martin JK,Nguyen J,et al.Vascular resection and reconstruction for pancreatic malignancy:a single center survival study.J Gastrointest Surg,2007,11(9):1168-1174

Jemal A,Bray F,Center MM,et al.Global cancer statistics.CA Cancer J Clin,2011,61(2):69-90

MOORE GE,SAKO Y,THOMAS LB.Radical pancreatoduodenectomy with resection and reanastomosis of the superior mesenteric vein.Surgery,1951,30(3):550-553

Müller SA,Hartel M,Mehrabi A,et al.Vascular resection in pancreatic cancer surgery:survival determinants.J Gastrointest

Müller SA,Hartel M,Mehrabi A,et al.Vascular resection in pancreatic cancer surgery:survival determinants.J GastrointestSurg,2009,13(4):784-792

Tseng JF,RautCP,LeeJE,et al.Pancreaticoduodenectomy with vascular resection:margin status and survival duration.J Gastrointest Surg,2004,8(8):935-949; discussion 949-950

Zhou Y,ZhangZ,LiuY,et al.Pancreatectomy combined with superior mesenteric vein-portal vein resection for pancreatic cancer:a meta-analysis.World J Surg,2012,36(4):884-891

肝总动脉－腹腔干切除再吻合的胰体尾切除术

胰体尾癌手术切除率为10%，术后平均生存时间为3～4个月，1年生存率为8%～9%。胰体尾癌预后较差的主要原因是，大部分患者在就诊时肿瘤已侵犯胰周主要血管，失去手术切除机会。因此，必须施行联合切除受累及血管的扩大切除术才有可能提高胰体尾癌的手术切除率。

【一般情况】

患者，张某某，男性，55岁，因"上腹部疼痛1个月，加重伴腰背部疼痛2周"入院。患者1个月前无明显诱因出现左上腹部疼痛，未给予重视，2周前患者上述症状加重，并伴腰背部疼痛，行腹部CT示胰腺癌。入院查体：腹部平坦，全腹未触及包块，腹肌不紧张，上腹部轻压痛，余无压痛反跳痛。

【实验室检查】

入院后查：

血常规：白细胞5.75×10^9/L，红细胞4.10×10^9/L，血红蛋白139g/L。

肿瘤标志物：糖基抗原19-9：225.8U/ml

肝功能：谷丙转氨酶15.0U/L，白蛋白35.6g/L，直接胆红素3.07μmol/L，碱性磷酸酶95.6U/L。

【术前影像及分析】

影像学表现及意见：肿瘤位于胰腺体尾部，大小约6cm×7cm，肿瘤侵及脾门，同时侵犯部分腹腔干及肝总动脉。血管成像显示距腹腔干根部尚有1cm左右正常腹腔干血管部分，周围有肿大淋巴结。见图26-1。

【术前规划】

（1）从术前影像资料看来，患者为胰体部肿瘤，侵犯腹腔干，但是似乎腹腔干根部有1cm左右区域未被肿瘤侵犯包绕。而腹腔干部分及肝总动脉部分有2cm左右区域被肿瘤包绕、变形、狭窄。术中如果不进行血管的切除，很难达到R_0切除标准。

（2）单纯DP-CAR（联合腹腔干切除的胰体尾切除术）可以切除腹腔干并清扫周围淋巴结，但有时肝固有动脉血供压力的减低可以引起肝边缘胆道坏死及脓肿形成。因此如何能既达到R_0切除又保证肝固有动脉正常压力灌注，这是一个需要考虑的问题。本例中，腹腔干、肝总动脉部分受侵，距离2cm左右，且腹腔干根部0.5～1cm距离是正常的，未被侵犯。因此能否在切除远端胰腺并部分腹腔干、肝总动脉的同时也做肝总动脉-腹腔干再吻合，成为一个选择。

（3）为达到腹腔干-肝总动脉吻合成功的目标，除了吻合技巧外，动脉之间不能有较大的血管张力也是非常重要的。如果缺损较长，张力较大，则必要时取一部分大隐静脉作为补充代替也可以，一切视术中情况而定。

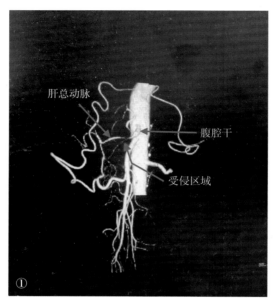
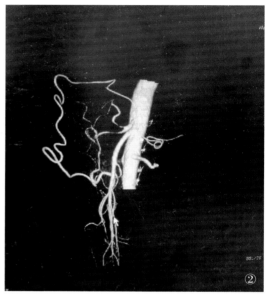

A

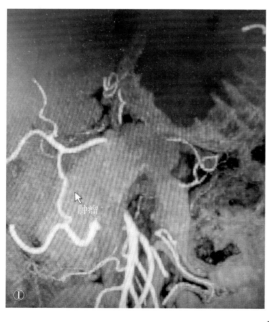
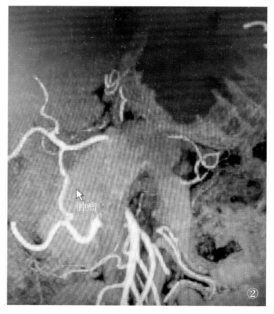

B

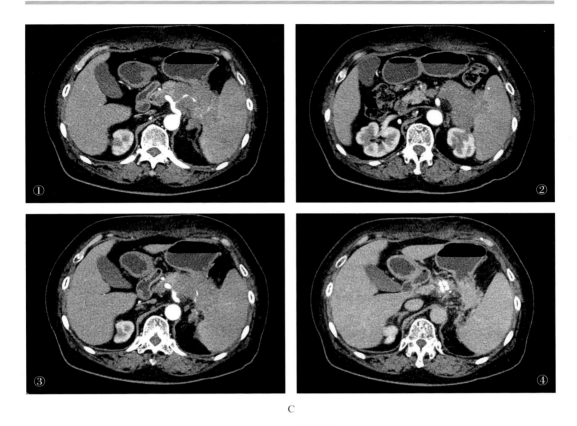

C

图 26-1　术前影像

【术中照片及过程】

（1）开腹后见腹腔内无转移结节，肿块位于胰腺体尾部，其上缘与肝总动脉粘连紧密，无法分离。按照术前设计方案，切除标本后行局部细致解剖，将腹腔干全程显露出来，明确有无腹腔干根部受侵，决定是否做腹腔干-肝总动脉的切除再吻合。

（2）按照胰体尾切除程序，在胰腺颈部下方游离出肠系膜上静脉，向上潜行通过胰颈后方至胰腺上缘，此时离断胰颈部，近端缝合，远端结扎，其下方的脾静脉也结扎、切断。

（3）游离脾结肠韧带、脾肾韧带、脾胃韧带等，将脾及胰尾从后腹膜胰床游离出来，向右侧进行游离，逐次结扎周围血管，至腹腔干根部时离断脾动脉，在胰颈部与先前离断的胰颈部组织汇合，整体切除标本，移出体外。

（4）此时开始自肝总动脉远端正常处分离肝总动脉，向腹腔干根部延伸，将远端肝动脉血管骨骼化，悬吊之，同时结扎离断胃左动脉，至腹腔干根部距腹主动脉1cm处发现这一部分腹腔干为正常未受侵部分，遂将部分肝总动脉和部分腹腔干（含胃左动脉，脾动脉结扎处）约3cm血管上阻断钳后整体切除，之后清扫腹腔干与肠系膜上动脉之间的淋巴结。

（5）以7-0 prolene线采用双边法连续对端吻合。吻合过程中血管无张力，吻合完毕后放开阻断钳，见血管搏动有力，吻合成功。此时无活动性出血后，冲洗置管引流。见图26-2。

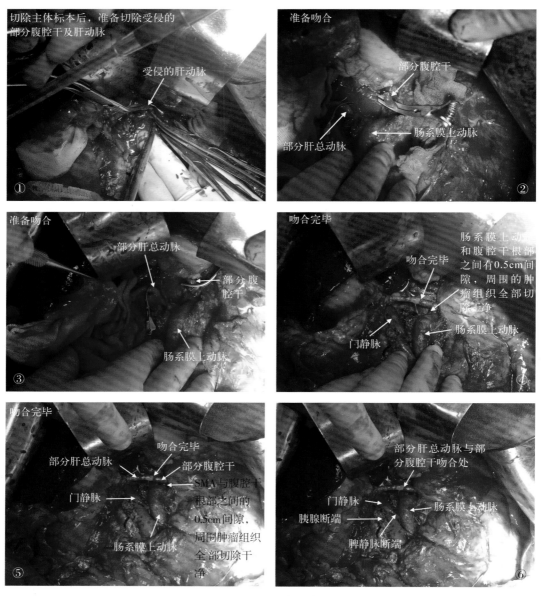

图26-2　术中照片

【术后病理】

1. 大体标本　见图26-3。

2. 病理切片　见图26-4。

3. 病理诊断　（胰体尾及脾）胰腺中 - 低分化腺癌，癌组织侵及神经，脾索增宽，伴淤血，白髓淋巴滤泡轻度增生，脾未见明确癌组织侵犯。

（肝总动脉壁）送检血管壁组织，伴轻度玻璃样变性，未见明确癌组织侵犯。

（肝圆韧带）送检纤维脂肪组织。

（皮肤组织）局部皮肤组织，表皮角化亢进，角化不全，真皮胶原纤维轻度增生。

（第8组淋巴结）（1/2）可见转移癌。

（第12a组淋巴结）（1/2）可见转移癌。

（第9组淋巴结）（0/4）未见转移癌。

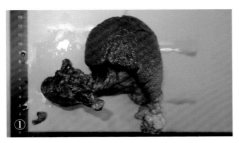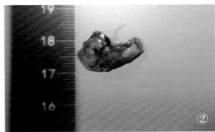

图26-3　大体标本

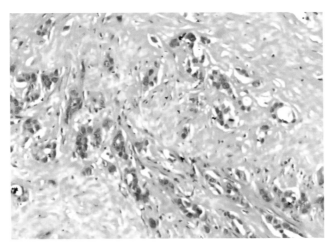

图26-4　病理切片

【术后恢复过程及情况】

（1）术后恢复顺利，背部疼痛症状消失，无明显胃痉挛疼痛等胃壁缺血表现（因为术中胃左动脉、胃网膜左动脉皆离断）。术后于2016-02-07行化疗，化疗方案：吉西他滨+顺铂。并于02-22日～03-09日行放疗。

（2）术后检验变化趋势：见图26-5。

（3）术后影像：见图26-6。

影像学表现及意见：肝左叶较小，局部形态不规则，肝S_5、S_6、S_8段动脉期及门静脉期可见环形强化灶，延迟期呈等密度，较大者直径约0.8cm，肝内外胆管未见扩张。胆囊饱满，壁稍厚，胆囊周围可见液体密度影。胰头颈部显示，以远胰腺未见明确显示，颈部可见类圆形低密度影，边界清晰，直径约1.6cm，CT值约5HU，并可见胰管与其相通。大网膜及周围肠系膜脂肪密度增高伴多发淋巴结影，较大者短径约1.0cm。脾未见明确显示。双侧肾上腺大小、形态及密度未见明显异常。双肾大小形态可，右肾乳头区可见点状高密度灶。

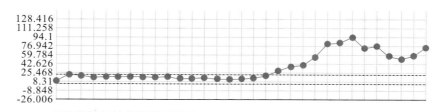

A.总胆红素变化趋势

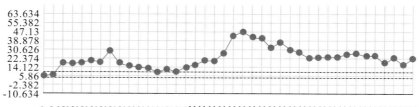

B.白细胞变化趋势

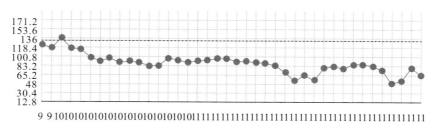

C.血红蛋白变化趋势

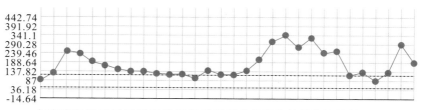

D.肌酐变化趋势

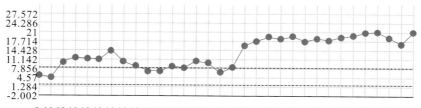

E.尿素氮变化趋势

图26-5　术后检验变化趋势图

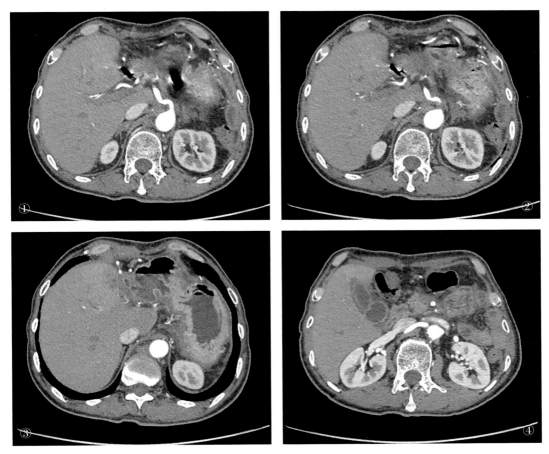

图26-6　术后影像

【术后点评】

1.经验教训总结　胰腺体尾部肿瘤侵犯肠系膜上动脉的比例远不如侵犯腹腔干、肝总动脉，可能是因为解剖学位置的原因，肠系膜上动脉在更靠下方的位置，距离胰腺主体位置略偏远，而腹腔干、肝总动脉受侵概率较大。部分单位将腹腔干受侵作为放弃根治性手术的一个标准，但随着认识的深入及外科技术的发展，DP-CAR（联合腹腔干的远端胰腺切除术）作为一种腹腔干受累后的手术方式被提了出来，可是它有一个比较麻烦的问题，即此时肝动脉的血供是靠肠系膜上动脉→胰十二指肠上动脉→胃十二指肠动脉→肝固有动脉→左右肝动脉，它的动脉血供是逆向血供，压力不足，对肝远端（如左肝外叶）等区域的动脉灌注效果欠佳，此时容易引起胆道缺血坏死及小脓肿形成，引起临床中的发热表现。因此，如果能认真解剖肝总动脉及腹腔干，在腹腔干根部深在的区域如果有未被胰腺侵犯的部分可以保留的话，最好能将此残留腹腔干与部分正常的肝总动脉做对端吻合。如果切除范围较大，局部张力较高，也可以用大隐静脉来作为代替血管，争取做肝总动脉与腹腔干的吻合。如果实在没有正常的腹腔干部分，也可以考虑肝固有动脉嫁接大隐静脉等与肠系膜上动脉或肾动脉等做吻合，争取使肝动脉保持较高压力，避免胆道坏死及脓肿形成。

本例中腹腔干距腹主动脉根部有1cm左右正常区域，肝总动脉与腹腔干共切除2～3cm，张力尚可，因此直接对端吻合后动脉搏动较好。此时还需要注意的是，腹腔干与肠系膜上动脉之间往往会有一组较大融合淋巴结，在切除标本后应及时清扫。

2.关于胰腺癌合并血管切除的前沿动态　关于胰体尾切除术的淋巴结清扫范围目前无统一意见，根据1998年意大利会议对胰体尾切除术的命名可分为标准胰腺体尾部切除术(standard left pancreatectomy,SLP)和根治性胰腺体尾部切除术(radical left pancreatectomy,RLP)。SLP手术范围：切除胰体尾和脾的同时做腹腔干、脾门、脾动脉及胰体尾下缘区域淋巴结的整块切除(即切除第9、10、11及18组淋巴结)。RLP则在SLP的基础上加做肝动脉的前上侧、腹主动脉和胰十二指肠下动脉之间的肠系膜上动脉及包括Gerota筋膜在内的腹主动脉与下腔静脉前侧面淋巴结清扫（即切除第8a、14、$16a_2$及$16b_1$组淋巴结）。

1953年，Appleby报道了一种联合腹腔干切除的胃癌根治的术式，使外科医师认识到在保证从肠系膜上动脉经胃十二指肠动脉至肝的血供完整的情况下，手术切除受肿瘤侵犯的腹腔动脉和肝总动脉是可行的。后来胰腺外科医师将该术式改进后应用于侵犯腹腔动脉的胰体尾癌患者，并逐渐有文献报道，但是肝与胃的血供是否足够，这是腹腔干切除后的核心问题。切除腹腔干后有时出现缺血性胃病，表现为不规则、表浅、宽大的溃疡，术后早期胃镜检查提示早期胃缺血情况不严重，且可很快代偿；即使在胃右血管切除或胃十二指肠动脉节段切断的病例，也只是出现浅表溃疡和轻度坏死性出血情况，经制酸、护胃等治疗后，1～2周可恢复。因此，总体来说，该术式尽管对手术者水平要求极高，但还是安全的，可以提高进展期胰体尾癌的切除率，同时我们也相信，这样的肝总动脉与腹腔干切除部分后再吻合的手术方式在保证手术切除彻底的前提下又保证了肝的血供，也一定会使患者受益。

（段伟宏　吕　伟　闫　涛）

参考文献

Pedrazzoli S,Beger HG,Obertop H,et al.A surgical andpathological based classification of resective treatment of pancreatic cancer.Summary of an international workshop on surgical procedures in pancreatic cancer.Dig Surg,1999,16(4):337-345

Strasberg SM,Linehan DC,Hawkins WG.Radicalantegrade modular pancreatosplenectomy procedure for adenocarcinoma of the body and tail of the pancreas:ability to obtainnegative tangentialmargins.J Am Coll Surg,2007,204(2):244-249

—— 病例二十七 ————————————————

子宫肉瘤十二指肠转移切除

　　子宫肉瘤（uterine sarcoma）是临床上十分少见的妇科恶性肿瘤，占妇科恶性肿瘤的1%～3%，占子宫恶性肿瘤的3%～7%。尽管该肿瘤少见，但大多数恶性程度高且预后很差。各种类型子宫肉瘤的临床病理特征及生物学行为不尽相同，因此要确定子宫肉瘤的合理治疗存在一定困难。

　　【一般情况】

　　患者，刘某某，女性，53岁，因"子宫平滑肌肉瘤术后13年，发现腹腔多发转移7个月"入院。患者13年前因子宫肌瘤于当地医院行全子宫切除＋右侧卵巢切除术，术后病理回示子宫平滑肌肉瘤。2年前患者常规查体发现左下肺结节，于山西省肿瘤医院给予行左下肺叶切除，术后病理回报平滑肌肉瘤。7个月前就诊于解放军第三〇七医院行PET-CT示胰头区及空肠高代谢占位，SUV4.3，考虑转移癌；空肠占位周围小结节，SUV11.6，考虑转移癌。于中国人民解放军第三〇一医院行开腹空场上段切除术，术后病理示平滑肌肉瘤。2周前就诊于中国人民解放军第三〇七医院行PET-CT示胰头区及其周围多发高代谢肿物，较前增大、增多，活性增高，考虑恶性、十二指肠及空肠受侵可能。

　　入院诊断：①子宫平滑肌肉瘤腹腔转移；②肠系膜上静脉瘤栓；③十二指肠出血；④中度贫血；⑤左下肺叶转移癌切除术后；⑥子宫平滑肌肉瘤切除术后；⑦胆囊切除术后；⑧空场平滑肌肉瘤术后。

　　【实验室检查】

　　入院后查：

　　血常规：白细胞8.21×10^9/L，红细胞2.83×10^{12}/L，血红蛋白：73g/L。

　　肿瘤标志物：正常。

　　肝功能：白蛋白36.8g/L，谷丙转氨酶10.5U/L，直接胆红素2.84μmol/L，碱性磷酸酶82.6U/L。

　　【术前影像及分析】

　　影像学表现及意见：胰头区及十二指肠水平部前方可见大小分别为3.5cm×5.5cm×6.2cm及3.1cm×6.1cm×2.9cm的团块，边界欠清，可见其平扫及三期增强CT值分别为28HU、41HU、60HU、54HU，呈不均匀中度强化。十二指肠水平段局部可见其内管壁呈团块状膨隆，增强呈中度强化。该处肠系膜上静脉内呈低密度充盈缺损，局部呈膨胀性扩张。周围可见肿大淋巴结。周围脂肪间隙模糊。右侧肾上腺内侧支内见点状高密度。肝边缘锐利,肝内未见异常密度。胆囊不大,其内未见异常密度。双肾及双侧输尿管形态、密度如常。见图27-1。

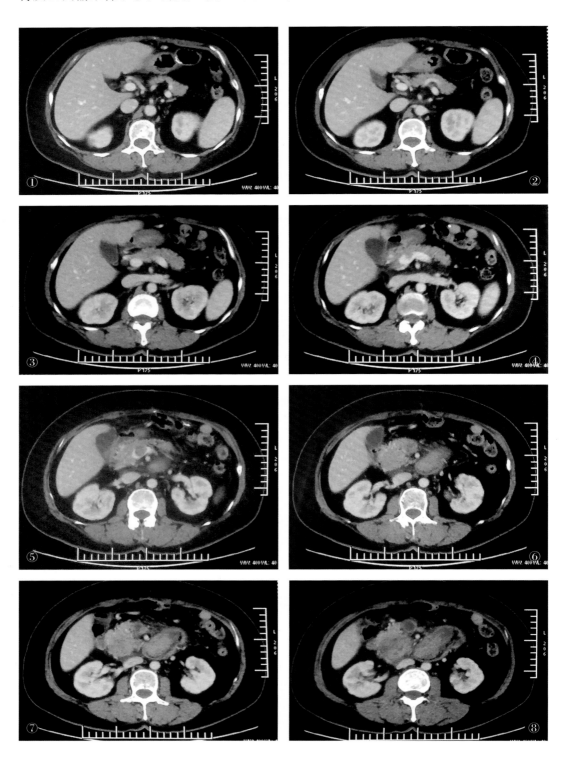

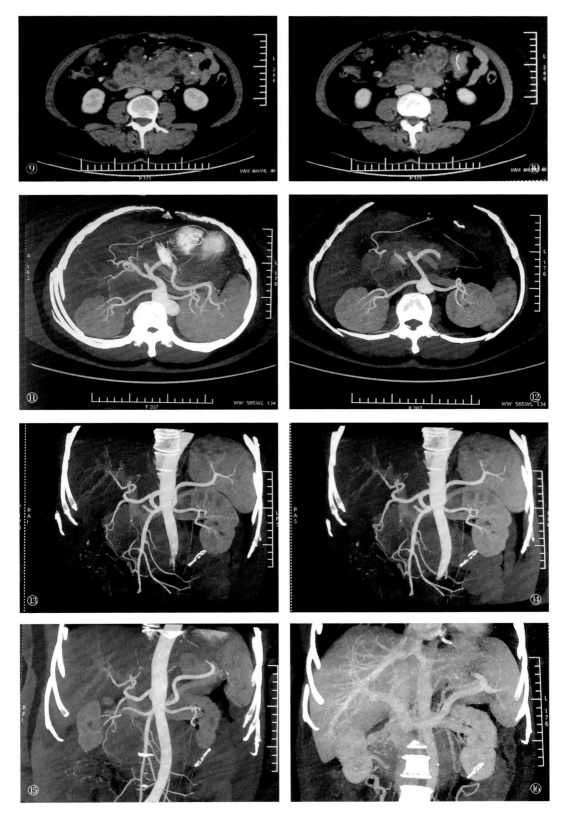

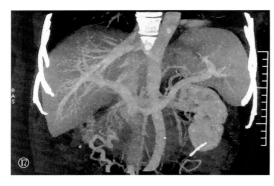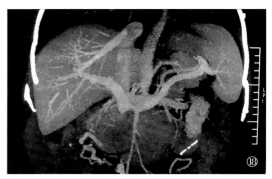

图27-1　术前影像

【术前规划】

患者表现为消化道梗阻，结合既往病史，考虑子宫平滑肌肉瘤转移复发可能，同时肿瘤侵犯门静脉-肠系膜上静脉形成瘤栓。有两种手术方式可以考虑，一种是姑息手术，单纯做一个胃空肠吻合，或十二指肠球部空肠吻合；另外一种是相对彻底的Whipple手术，同时切除充满瘤栓的门静脉-肠系膜上静脉之后，以人造血管进行置换。前者的好处是创伤小，但不能切除肿瘤，也不能解除门静脉高压可能引起的出血风险；后者的好处是相对比较彻底，但手术难度与风险均较大。经讨论并与家属反复沟通后决定采用相对彻底的手术方法。

【术中照片及过程】

（1）进腹后见腹腔内无粟粒样转移结节，肿瘤位于十二指肠水平部、升部，与门静脉、肠系膜上静脉及肠系膜上动脉关系密切，周围有血管纤曲、扩张，呈门静脉高压表现。在手术中曾考虑，由于肿瘤是一个复发转移病灶，因此是否可以简单将门静脉-肠系膜上静脉血管内瘤栓取出，不进行血管切除移植。所以并未准备将门静脉-肠系膜上静脉连同肿瘤整体切除，而是先准备将瘤体做Whipple手术，移除标本后再取瘤栓。

（2）离断胃窦部，远端上提，解剖胰腺上缘肝总动脉、胃十二指肠动脉，然后结扎切断胃十二指肠动脉。沿肝固有动脉向上解剖分离，肝总管下端离断胆管，远端向下牵拉。游离Koche切口，Treitz韧带下方15cm处离断空肠，近端拉向右侧，胰颈处切断胰腺。将胰头十二指肠整体切除，标本移出体外。

（3）显露门静脉-肠系膜上静脉全程，见其明显增粗，约2cm宽，张力较高。此时发现单纯切开前壁取瘤栓，主干道的栓子可以取净。但是嵌在结扎切断的胰十二指肠上、下静脉分支内的瘤栓不可能切除干净。如此一来术后会很快复发。遂决定整体切除受累的门静脉-肠系膜上静脉及其内瘤栓，再行人造血管移植。

（4）解剖游离出瘤栓上、下方正常处的门静脉-肠系膜上静脉，钳夹阻断后整体切除门静脉-肠系膜上静脉及瘤栓。脾静脉结扎切断，之后以1.2cm直径的高尔人造血管分别顺序进行血管上下端吻合，吻合完毕，Child法重建消化道，之后冲洗置管引流。见图27-2。

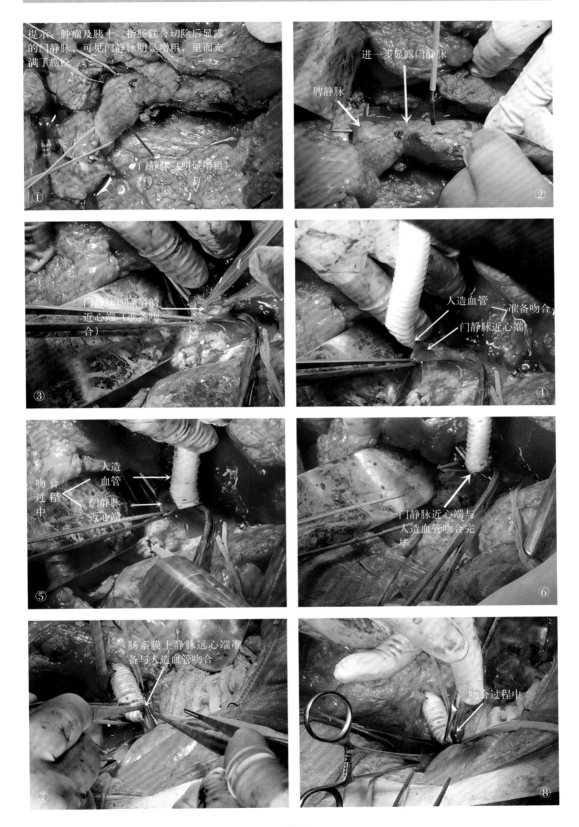

① 提示：肿瘤及胰十二指肠联合切除后显露的门静脉，可见门静脉明显增粗，里面充满了癌栓。

门静脉（明显增粗）

② 进一步显露门静脉

脾静脉

③ 门静脉切除后的近心端（准备吻合）

④ 人造血管

准备吻合

门静脉近心端

⑤ 吻合过程中

人造血管

门静脉近心端

⑥ 门静脉近心端与人造血管吻合完毕

⑦ 肠系膜上静脉远心端准备与人造血管吻合

⑧ 吻合过程中

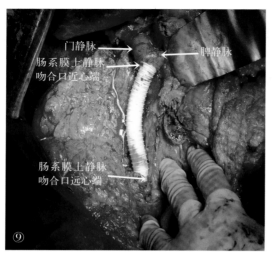

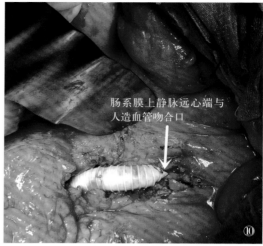

图27-2 术中照片

【术后病理】

1. 大体标本 见图27-3。

2. 病理切片 见图27-4。

3. 病理诊断 （胰头、十二指肠、部分胃壁、胆囊）多形性平滑肌肉瘤腹腔内转移，肿瘤局部坏死，肿瘤侵犯胰腺、十二指肠全层并突破十二指肠，肠腔内形成肿块，胃壁未见肿瘤侵犯，胰腺十二指肠切缘未见肿瘤组织，慢性胆囊炎。（肠系膜上静脉瘤栓）脉管内可见瘤栓。

免疫组化：CK（−），Vim（＋），SMA（＋），S-100（−），CD34（−），Desmin（＋），MyoD1（−），Myogenin（−），Myoglobin（−），Ki-67（＋60%），CD117（−），CD99（＋），Bcl-2（−）。

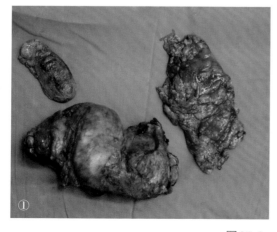

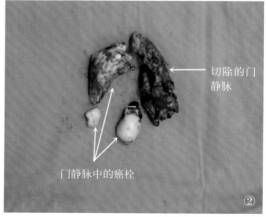

图27-3 大体标本

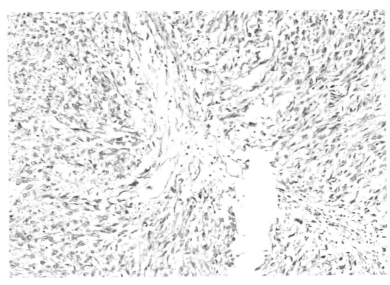

图27-4　病理切片

【术后恢复过程及情况】

（1）术后出现少量胆漏及胰漏，给予每日持续冲洗，恢复尚可。

出院诊断：①子宫平滑肌肉瘤腹腔转移；②肠系膜上静脉瘤栓；③十二指肠出血；④中度贫血；⑤左下肺叶转移癌切除术后；⑥子宫平滑肌肉瘤切除术后；⑦胆囊切除术后；⑧空肠平滑肌肉瘤术后；⑨胰瘘；⑩胆瘘；⑪低蛋白血症。

术后一年再次复发，又二次手术局部切除，然后又有复发，使用阿帕替尼治疗，效果尚可。

（2）术后检验变化趋势图：见图27-5。

（3）术后影像：见图27-6。

影像学表现及意见：胰头、十二指肠区结构紊乱，相应区域脂肪间隙密度增高，可见多个管状结构，部分达腹壁外，胃壁可见环形高密度。右侧肾上腺内侧支内见点状高密度。肝内未见异常密度。肠系膜上静脉走行区管状高密度；胆囊未显示。双肾形态、密度如常。腹膜后未见异常增大淋巴结。右侧胸腔可见弧形低密度。

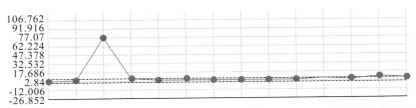

A.直接胆红素变化趋势

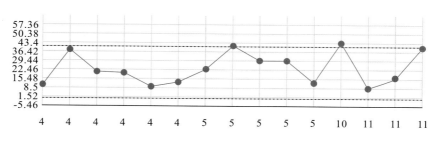

B.谷丙转氨酶变化趋势

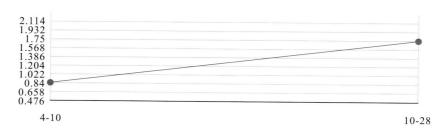

C.癌胚抗原变化趋势

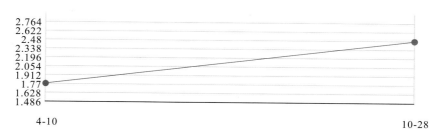

D.甲胎蛋白变化趋势

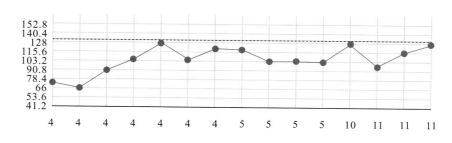

E.血红蛋白变化趋势

图 27-5　术后检验变化趋势图

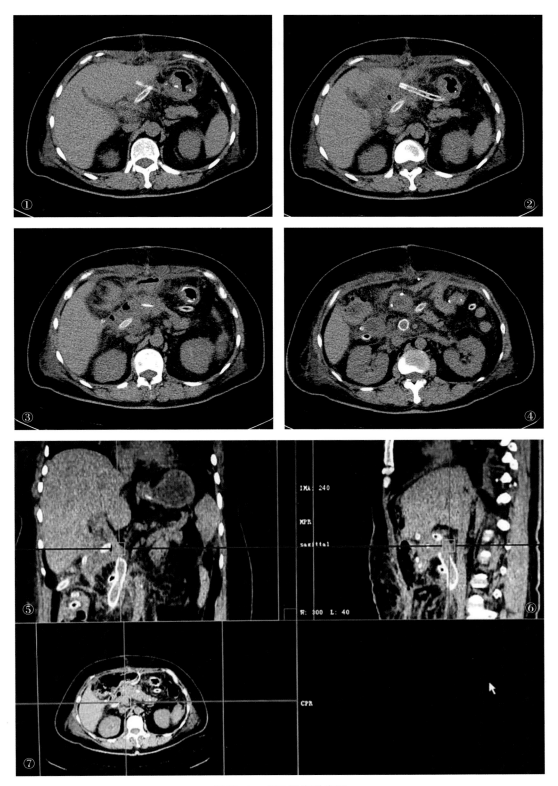

图27-6　术后影像学表现

【术后点评】

1. 术后经验教训总结　该病例为子宫平滑肌肉瘤术后复发，较少见。术前判断及评估尚准确，设计的手术入路及规划也比较符合术中情况。但有几点困难：①肿瘤与肠系膜上动脉关系密切，尤其与其第二支空回肠动脉关系密切，如果离断，空肠缺血范围将较广，水中剥离比较困难；②瘤体较大，解剖游离的比较困难；③门静脉 - 肠系膜上静脉充满瘤栓，且非常粗大，周围分支较粗纤曲，门静脉压力较高，使得分离组织时容易出血。由于术前考虑比较全面，术中操作基本按照预先设计的步骤完成。但是有一点不足之处，术前应该预想到仅靠切开门静脉 - 肠系膜上静脉取瘤栓只能将大的瘤栓取干净，而对于胰十二指肠上、下静脉内的分支瘤栓无法取净，术后将很快复发，因此决定整体切除门静脉 - 肠系膜上静脉及腔内的瘤栓。如果术前准备同时切取门静脉 - 肠系膜上静脉，则手术步骤会略有不同，那样将考虑经肠系膜上动脉优先入路，先离断钩突后，最后将标本连同血管整体切除，然后直接人造血管移植。

2. 关于子宫肉瘤的前沿动态　子宫肉瘤绝大多数发生在40岁以后，特别是绝经后的妇女，也有少数发生于年轻妇女。最常见的症状是异常阴道出血，特别是绝经后阴道出血，其次是下腹疼痛，腹胀、腹部包块及阴道溢液等。

目前认为，诊断子宫平滑肌肉瘤最重要的组织学指标包括细胞的异型性、核分裂指数及瘤细胞的凝固性坏死，具体情况有下列几种：①核分裂象＞10/10HPF，无瘤细胞凝固性坏死，但有中、重度细胞异型性；②有中、重度细胞异型性和瘤细胞凝固性坏死，核分裂可多可少；③核分裂象＞10/10HPF，细胞异型性不明显，但有细胞凝固性坏死。

子宫肉瘤的治疗包括手术治疗与术后的辅助治疗：①子宫切除术一般均应采取筋膜外全子宫切除及双侧附件切除术。②卵巢是否保留？保留卵巢问题存在争议，子宫平滑肌肉瘤由于卵巢转移少，绝经前的早期患者可考虑保留卵巢。③未分化子宫内膜肉瘤及癌肉瘤均应行盆腔淋巴结与腹主动脉旁淋巴结切除术，特别是癌肉瘤除淋巴结切除外，还应行大网膜切除及腹水细胞学检查，手术类似卵巢癌。④辅助治疗包括放疗、化疗及激素治疗等。子宫平滑肌肉瘤术后可采用放疗，可以减少局部复发，但不能改善总的生存率，晚期及复发患者可以采用放疗与化疗联合应用。化疗一般采用联合化疗，常用化疗方案为多柔比星＋顺铂、达卡巴嗪（氮烯咪胺）＋顺铂（或多柔比星），以及最近推荐的吉西他滨＋多西他赛。⑤预后问题：子宫平滑肌肉瘤是侵袭性较强的恶性肿瘤，预后较差，即便早期发现，其复发率仍可高达53%～71%。肿瘤患者年龄、分期、分级及肿瘤大小是预后的因素，特别是肿瘤的大小。子宫癌瘤的侵袭性强，预后差，5年生存率仅为30%，即使局限于子宫的早期患者，5年生存率也仅为50%左右。

（段伟宏　刘军桂）

参考文献

ensley ML,Blessing JA,Mannel R,et al.Fixed-dose rate gemcitabine plus doeetxel as first-line therapy for metastatic uterine leiomyosareoma:a Gynecologic Onedogy Group phase Ⅱ trial.Gynecol Oncol,2008,109(3):329-334

—— 病例二十八 ————————————

交界可切除性胰腺癌扩大切除术

胰腺癌是恶性程度极高的肿瘤，预后很差，而且很难早期发现，80%的患者丧失手术机会。即使病变局限的患者虽经根治性手术切除，仍会出现复发和转移，未经治疗的晚期胰腺癌患者1年生存率不足20%，中位生存时间仅3个月左右。由于其恶性程度高，手术根治率低，术后复发率高，所以胰腺癌术后综合治疗非常重要。对于交界可切除性胰腺癌（borderline-resectable）可以尝试化疗后再手术，对它的认识正处于探索阶段。

【一般情况】

患者，张某，男，74岁，因"间断上腹部疼痛2个月，加重伴腰背部疼痛2周"入院。患者2个月前无明显诱因出现上腹部疼痛，为间断性隐痛，无恶心、呕吐，无腹胀、腹泻，为进一步诊治，就诊于内蒙古自治区中医院，行胃镜示贲门炎、慢性萎缩性胃炎伴糜烂出血，给予对症治疗，症状未见明显缓解。近2周上述症状呈进行性加重，伴腰背部疼痛，为进一步明确诊断，行腹部CT检查，提示胰头部肿块，胰腺癌可能，侵犯肝动脉、门静脉，食管胃底静脉曲张，继发胰胆管扩张，双肾多发囊肿，少量腹水。

【实验室检查】

入院后查：

血常规：白细胞4.90×10^9/L，红细胞3.44×10^{12}/L，血红蛋白107g/L。

肿瘤标志物：癌胚抗原14.83g/ml，糖基抗原17U/ml。

肝功能：白蛋白36.7g/L，直接胆红素14.15μmol/L，碱性磷酸酶17U/L。

【术前影像及分析】

影像学表现及意见：胰腺头颈部团片状稍低密度，边界不清，大小范围约2.5cm×4.5cm，动脉期呈轻度强化，其内密度不均匀，腹腔干部分被包绕，门静脉期及延迟期强化程度较前增加，其上段肝内外胆管及远端胰管扩张。肝形态未见确切异常，未见异常强化。胆囊体积增大，腔内未见异常密度。脾未见确切异常，脾内侧缘见类圆形结节影，直径约0.8cm，强化程度与脾实质一致。双侧肾上腺形态尚可。双肾内见多枚类圆形低密度，边界清晰，较大者直径约8.1cm，无强化。所示食管下段左旁、肝门区及腹膜后见多枚结节样、团块状软组织密度影，较大者约3.0cm×3.5cm，呈不均匀强化。所示胸腰椎体密度增高，内见点状低密度影。肝固有动脉起始、胰十二指肠上动脉起始、胃右动脉起始处受累变窄。门静脉主干、脾动脉及肠系膜上动脉汇合处受累未见造影剂填充。胃底食管静脉丛扩张纡曲。图28-1。

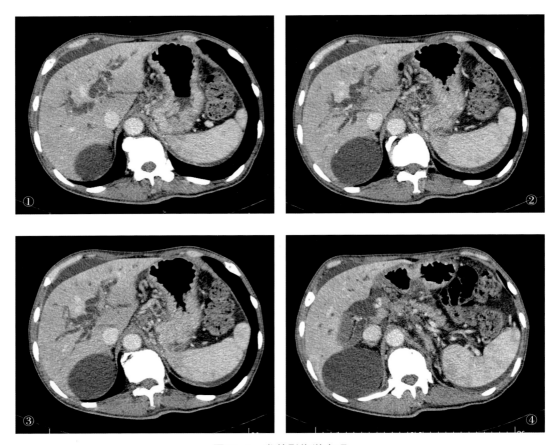

图28-1　术前影像学表现

【术前规划】

术前CT示患者全胰腺受累，肝十二指肠韧带挛缩，肿瘤主要位于胰颈体尾部，肝内外胆管扩张明显，肠系膜上静脉、门静脉、肠系膜上动脉及肝总动脉、腹腔干等均与肿瘤关系密切，按照目前划分应该属于borderline-resectable类型。同时由于背部严重困痛，因此决定行全胰腺切除手术，尽可能骨骼化血管，争取R_0切除。同时在术中切除标本后，以95%的无水乙醇浸润注射胰床，达到化学性毁损腹膜神经丛的作用，术后再择期考虑辅助性化疗。

【术中照片及过程】

（1）进腹后见肿瘤主要位于胰颈体尾部，头部也受累。肝十二指肠韧带挛缩，胰腺上缘与肝总动脉关系紧密，难以分离。胰腺下缘与肠系膜上静脉关系密切。

（2）根据术前阅片情况看，肿瘤与血管关系密切，但尚属于交界可切除型。遂首先离断胃窦，远端下拉，显露胰腺上缘，尽量解剖出肝总动脉，追溯胃十二指肠动脉，结扎、切断之。沿肝固有动脉向上解剖游离，肝总管下端离断肝总管，远端向下牵拉游离。解剖Koche切口，小肠系膜根部游离出一段肠系膜上静脉沿其向门静脉解剖。Treitz韧带下方10cm处离断空肠，近端拉向右侧。

（3）游离脾，离断脾胃、脾结肠、脾肾韧带，将胰尾、脾向右侧牵拉游离，腹腔干根部离断脾动脉，脾静脉根部离断肠系膜下静脉，在脾静脉后方游离至门静脉-肠系膜上静脉轴时，将分离点从脾静脉后方转至门静脉-肠系膜上静脉与胰腺后方之间间隙来继续向右侧，越过门静脉-肠系膜上静脉轴右侧。此时开始离断肠系膜上动脉与钩突之间联系，结扎处理，最终整体切除，移除标本。

（4）骨骼化肝十二指肠韧带及各个胰腺周围血管，然后以95%无水乙醇40ml浸润注射胰床，直至腹膜后组织发黑，冲洗干净后开始Child法重建消化道，之后冲洗置管，关腹。见图28-2。

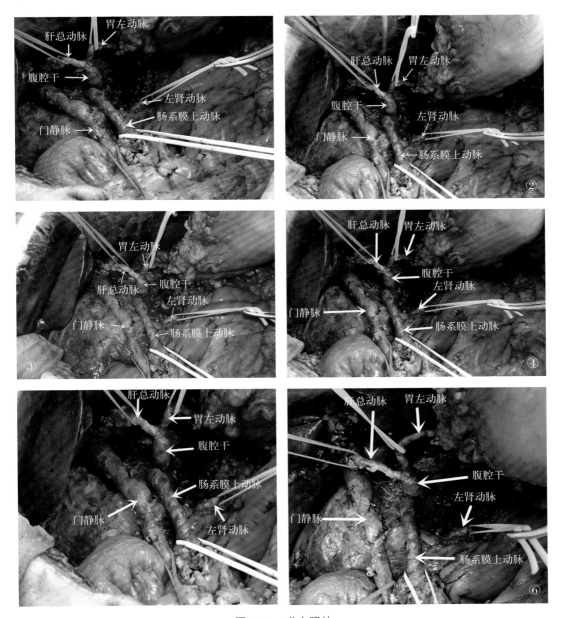

图28-2　术中照片

【术后病理】

1. 病理切片　见图28-3。

2. 病理诊断　（胃、十二指肠、胰腺、脾脏）胰腺中分化腺癌，肿瘤侵及胰腺周围脂肪组织，并累及肾上腺组织，脾、副脾、胃、十二指肠、胆囊、网膜未见癌组织累及，可见脉管癌栓，可见神经侵犯，胰腺旁淋巴结（2/3）可见转移癌。

免疫组化：S-100（-），D2-40（-），survivin（+），CYCLIND1（灶+），P16（-），β-cate（+），E-cadherin（+），CD44v6（+），P53（+），CEA（+），Ki-67（30%），CK（+），CK7（+），CK18（+），CK19（+），CK20（-），CD34（-）。

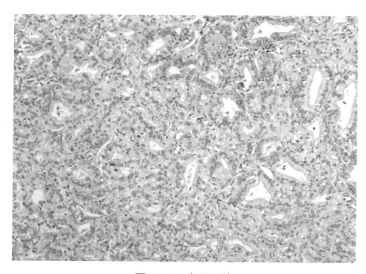

图28-3　病理切片

【术后恢复过程及情况】

（1）患者术后第1天疼痛消失，之后未再出现疼痛表现，后续继发糖尿病合并菌血症，持续发热，血糖控制不佳，最终出现高渗性昏迷，经积极抢救无效，于2015-02-14 13：10宣布死亡。

（2）术后检验变化趋势图：见图28-4。

（3）术后影像：见图28-5。

影像学表现及意见：全胰腺十二指肠联合脾切除术后，腹腔间隙区见少许液体密度，胰腺、脾未见确切形态显示，原胰腺区结构紊乱，见肠管样结构影，部分肠壁见线样高密度。肝形态如常，表面光整，各叶比例适中，肝实质内未见确切异常密度。肝内外胆管无明显扩张，胆囊未见确切形态改变。双肾内见多个类圆形低密度，边界清晰，较大者位于右肾，约7.1cm×6.4cm，CT值约5HU，部分病变突出于肾表面。双侧胸腔内见液体密度影，双肺下叶呈条片状高密度。腹部肠管无明显扩张及确切气液平面。膀胱充盈欠佳，壁不厚，腔内密度均匀。前列腺及双侧精囊腺形态及密度未见确切异常。直肠周围脂肪间隙清晰。腹膜后软组织结构影增多。所示胸腰椎见散在点

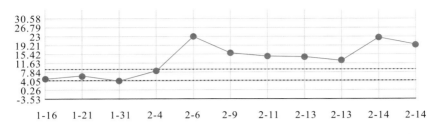

A.白细胞变化趋势

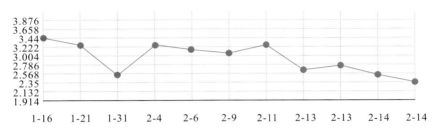

B.红细胞变化趋势

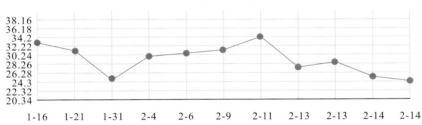

C.血细胞比容变化趋势

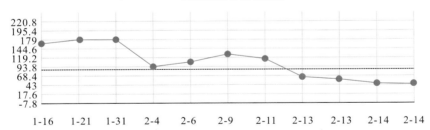

D.血小板数目变化趋势

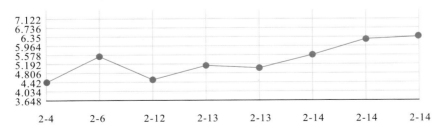

E.钾离子变化趋势

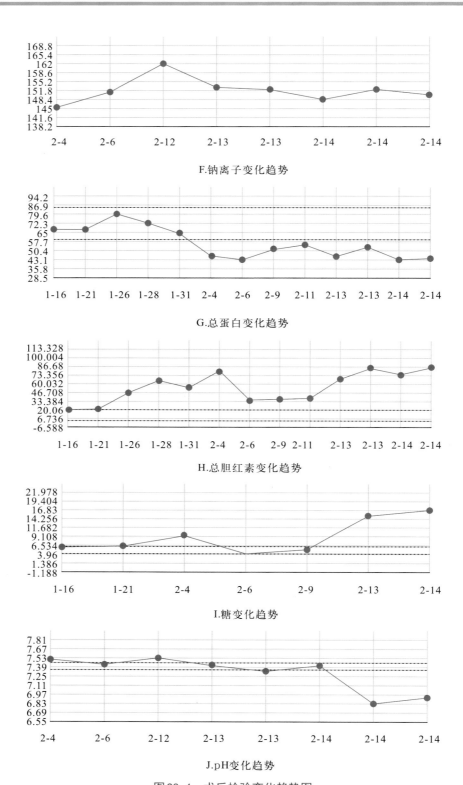

F.钠离子变化趋势

G.总蛋白变化趋势

H.总胆红素变化趋势

I.糖变化趋势

J.pH变化趋势

图28-4　术后检验变化趋势图

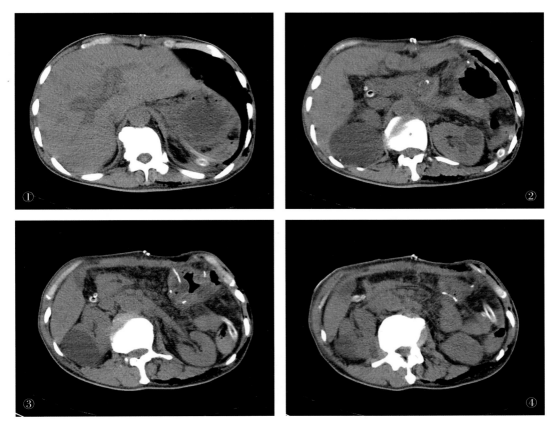

图28-5　术后影像学表现

片状低密度影。

【术后点评】

1.术后经验教训总结　患者术前主要临床症状是剧烈的背部困痛，以往我们对这种胰腺颈体尾部受侵的患者行化疗及放疗处理，部分患者有改善，多数改善不明显或无改善。针对此期相对病程较晚，肿瘤较大，侵犯门静脉-肠系膜上静脉，并与腹腔干、肝总动脉，肠系膜上动脉关系密切的患者，我们偶尔会进行较彻底的手术处理。将全胰腺整体切除，血管尽量骨骼化，胰床受侵的神经丛采用95%无水乙醇浸入注射，完全损毁神经纤维，直至后腹膜胰床的组织发黑。经过这样的处理，患者术后疼痛几乎完全消失，生存质量可以得到改善。因此，针对此例患者，我们决定施行全胰切除的胰十二指肠联合切除术，各支血管骨骼化，胰床化学性损毁，术后如果恢复顺利，则考虑后续化疗问题。

我们以往完成的全胰腺切除患者术后很少出现围术期死亡，而该患者在术后最初几日恢复顺利，但后几日有较明显的电解质异常，考虑是否与肠系膜上动脉清扫较彻底，离断左侧神经丛有关。但是术后管理是否也是可能的原因之一？总之，较大手术后恢复慢，而且并发症相对较多。此外，对这一较晚期的属于"borderline-resectable"类型胰腺癌，现在更多的是主张先进行术前新辅助化疗，视4个疗程后是属于CR、PR、SD还是PD来决定是否进行下一步手术，这是有一定道理的，但也都是处于一个尝试的阶段。

2.关于Borderline-resectable胰腺癌的前沿动态 德国S3指南把胰腺癌侵犯腹腔干或肠系膜上动脉定为不可切除。肿瘤侵犯门静脉、肠系膜上静脉、脾静脉不是手术的禁忌证,联合静脉血管切除重建在并发症及围术期死亡率等方面与没有血管侵犯的相比没有差别,但是如果侵犯门静脉的长度大于2～3cm,则预后相对较差。除非术前有胆道感染或患者2周内不准备手术,一般不建议行胆道引流。

德国S3指南指出,胰腺癌切除至少应包括10个区域淋巴结才能满足病理分级要求,不推荐扩大淋巴结清扫手术,因不能延长生存期,病理报告应包括淋巴结阳性率(lymph node ratio,LNR),LNR≥0.2往往提示预后不良。

共识声明同样不推荐包括肠系膜上动脉左侧、腹腔干、脾动脉、胃左动脉周围的扩大淋巴结清扫,标准的胰十二指肠切除手术的腹腔淋巴结清扫包括第5、6、8a、$12b_1$、$12b_2$、12c、13a、13b、14a、14b、17a和17b组淋巴结,胰体尾癌根治应包括第10、11、18组淋巴结。

(段伟宏 刘军桂)

参考文献

SARRIS EG,SYRIGOS KN,SAIF MW.Pancreatic cancer:updates on translational research and future applications. JOP,2013,14(2):145-148

胃癌多次术后联合脏器切除术

对一些多次术后腹腔严重粘连的患者，在肿瘤多次复发后是否还能手术，以及患者能否耐受手术是一个并未引起普遍注意的问题。但是个别病例的完成，表明了人体代偿功能的强大。下面就一例多次术后再手术，且术中切除上腹部多个脏器的病例进行讨论分析。

【一般情况】

患者，程某某，男性，45岁，残胃大部切除术后8个月，恶心、呕吐2个月入院。2008年无明显诱因反复出现反酸，餐后腹胀，"武威市人民医院"诊断为"幽门梗阻"，行"胃大部切除术，毕尔罗特I式吻合术"，术后病理提示（幽门）间质细胞瘤。2013年9月无再次出现恶心、呕吐，呕吐物为胃内容物，2013年12月至"武威市人民医院"就诊，原胃肠吻合基础上再次行"残胃大部切除术，胃空肠吻合术"，术后病理未提示恶性肿瘤，2个月前再次出现恶心、呕吐症状，餐后10min，呕吐物为胆汁，时常混有刚进食食物，于解放军总医院予以对症治疗，症状改善不佳。近2个月来症状逐渐加重，出现胃烧灼感、胸背痛，严重时饮水即可出现恶心、呕吐症状，体重逐渐减轻约20kg。

查体：皮肤、巩膜轻度黄染，腹部正中可见15cm原手术瘢痕，余无明显阳性体征。

【实验室检查】

入院检查：HB 107g/L，HCT 33.1%，PLT 179×10^9/L，ALT 57.2U/L，总蛋白53.2g/L，白蛋白32.2g/L，TB 85.03μmol/L，DB 33.48μmol/L，PT 11.1s，纤维蛋白原1.74g/L，恶性肿瘤生长相关因子71.0U/ml。

【术前影像及分析】

胃镜：食管黏膜欠光滑，齿状线不清，其内可见反流胆汁，胃-食管结合部距门齿30cm处可见环周融合糜烂。

超声：胆总管中段前方可见一大小约40mm×32mm实性不均质包块，胆总管受压弧形后移，壁连续性未见明显中断；后腹膜肿大融合淋巴结团压迫或浸润胆总管、空肠输出襻，引起不全胆道梗阻及完全性输出襻梗阻。

术前CT：见图29-1。

影像学表现及意见：CT见中上腹部有一巨大肿瘤包块，与胃后壁粘连紧密，左侧空肠明显扩张，梗阻样表现；右侧肝十二指肠韧带挛缩变短，肝内外胆管扩张。肿瘤与胰腺关系紧密，与肠系膜上动、静脉及门静脉关系密切。

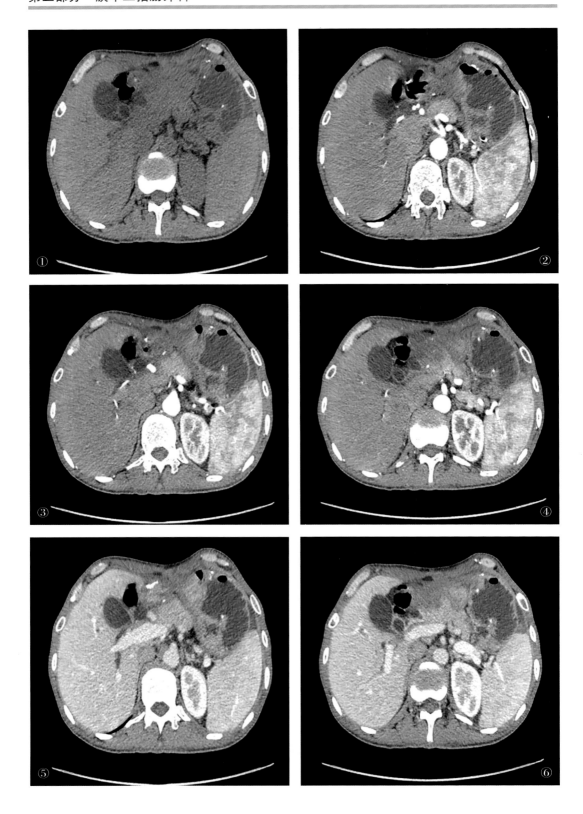

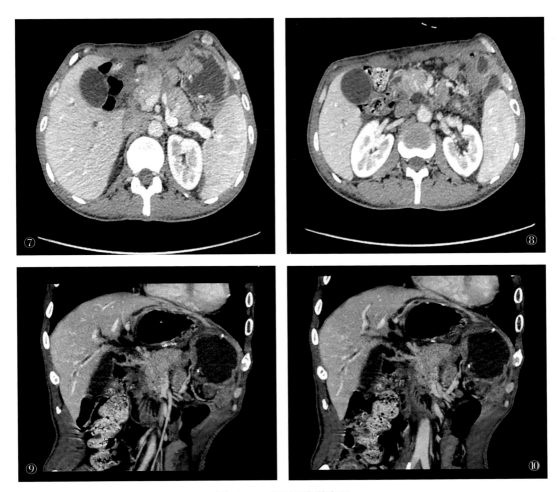

图 29-1　术前影像学表现

【术前规划】

患者之前做过两次手术，本次就诊时消化道梗阻，同时伴有胆道梗阻。因此再次手术需要解决这两个问题。第一次及第二次手术已经将胃的下半部切除，此时只能做残余全胃切除，同时肿瘤侵犯了胰体部，也侵犯了肝-十二指肠韧带造成胆道扩张，而且，门静脉-肠系膜上静脉也有受侵。从CT看，横结肠系膜受侵可能性也非常大。因此手术可能是"全"或"无"的手术方案，即进腹后可能什么也做不成，也可能是一个非常大的手术，即上腹部可能多个脏器联合切除，也就是残胃及胰十二指肠切除，甚至是全胰腺切除，之后再重建消化道。

【术中过程】

（1）进腹后探查见腹腔内粘连较重，无转移结节，肿瘤位于残胃胃体，侵犯了胃肠吻合口，致吻合口近端空肠扩张明显。肿瘤的后方与胰腺粘连密切，无法分离，向下方侵犯横结肠系膜根部，向右侧侵犯肝十二指肠韧带下端，致近端胆道及胆囊扩张。因为没有转移结节，且肿瘤侵犯主要聚集于上腹部，鉴于肿瘤巨大，侵犯范围较广，遂决定行上腹部联合脏器切除，切除范围包括残胃、全胰腺切除的胰十二指肠及横结肠切除。

（2）由于肿瘤巨大，侵犯范围较广，遂决定从周边开始，向中心包抄整体切除。

（3）离断两侧横结肠，分别在横结肠脾区下5cm，肝区下15cm处离断结肠，左侧向上继续离断脾结肠韧带、脾肾韧带，将脾后方及侧方游离起来，继续向上游离，在贲门上方3cm处离断，结扎双侧迷走神经，将胃向下牵拉，将脾及后方胰体向右侧牵拉游离。

（4）游离切除胆囊，在肝十二指肠韧带上段切开肝十二指肠韧带前层，将肝总管在胆囊管与肝总管汇合处上方0.5cm处离断，将胆管远端向下牵拉游离，注意保护门静脉并游离门静脉与胆管之间的间隙。

（5）沿肝十二指肠韧带内的肝固有动脉向下解剖分离，寻找到GDA，结扎并离断，并向左侧游离显露肝总动脉，注意保护。

（6）沿Koche切口游离十二指肠侧腹膜连同右侧结肠一起向左侧方向进展，争取与左侧游离过来的脏器在中线汇合。

（7）将胰体尾脾从后腹壁向右侧进行游离，行至腹腔干根部时结扎切断脾动脉、胃左动脉，保护腹腔干及肝总动脉，在门静脉-肠系膜上静脉静脉轴时，将游离切面从腹膜后转移至胰腺与门静脉之间的胰门间隙，此时由于门静脉-肠系膜上静脉被肿瘤侵犯，但尚可剥离，遂从下向上将胰腺从其上方完全分离下来，此时只剩肠系膜上动脉向胰腺钩突的分支未处理，遵循从下向上依次结扎切断的原则，将肠系膜上动脉与钩突之间联系全部游离切断，之后将全部肿瘤及标本整体移出体外。

（8）按照Child法重建消化道，Ou-uti法进行食管空肠"ρ"环吻合，之后冲洗放置引流管。

【术后病理】

1. 大体标本　见图29-2。

2. 病理切片　见图29-3。

3. 病理报告　残胃低分化腺癌，肿瘤位于残胃肌层，累及周围结肠组织，淋巴结（1/4）未见转移癌，未见明确神经侵犯及脉管癌栓，胃切缘、结肠切缘、胆囊、脾、胰腺未见癌组织

免疫组化：CK（+）、CK7（+）、E-cadherin（+）、CD44V6（−）、P53（+）、CEA（+）、Ki-67（60%）、CK18（+）、CK19（+）、CK20（−）、CD34（−）、S-100（−）、D2-40（−）、PMS2（弱+）、MSH6（+）、MSH2（+）、MLH1（+）、survivin（+）、CYCLIND1（−）、P16（−）、β-cate（+）。

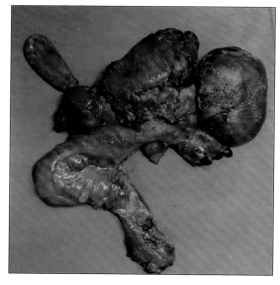

图29-2　术后大体标本

216

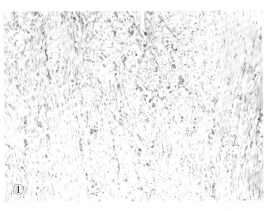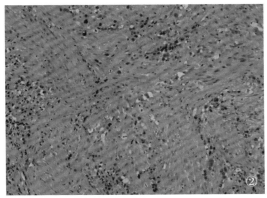

图29-3　病理切片

【术后恢复过程及情况】

（1）患者术后恢复总体较顺利，黄疸减退至正常，消化道通畅，进食可，血糖控制较稳定，波动不大，术后体重有所增加。术后7个月左右，肿瘤有复发，术后8个月左右，因多脏器功能衰竭死亡。

（2）术后检验变化趋势图：见图29-4。

（3）术后影像：见图29-5。

影像学表现及意见：CT示胰腺、脾、胆囊、全胃、十二指肠等组织脏器缺如，肠管无扩张，腹腔无积液及转移结节。上消化道造影示食管-空肠吻合口通畅，吻合口下方肠管蠕动好、无扩张及梗阻表现。

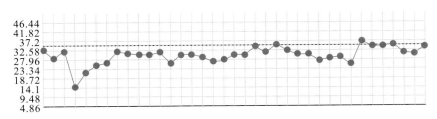

A.白蛋白变化趋势

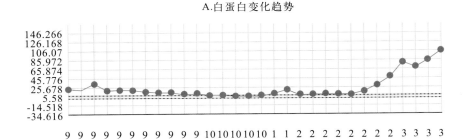

B.直接胆红素变化趋势

217

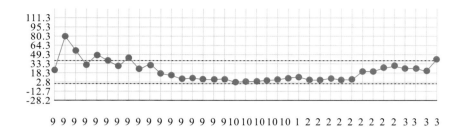

C.谷丙转氨酶变化趋势

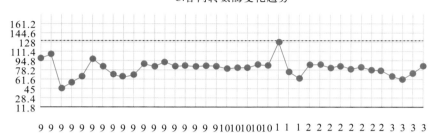

D.血红蛋白变化趋势

图29-4　术后检验变化趋势图

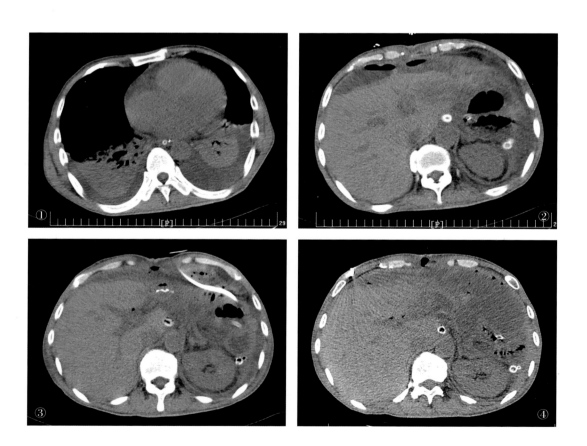

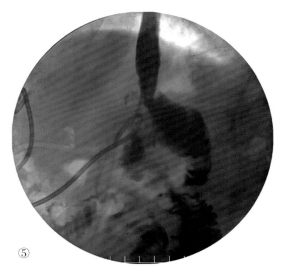

⑤

图29-5　术后影像学表现

【术后点评】

1. 术后经验教训总结　患者因两次手术后出现肿瘤局部复发而入院，接诊时看到患者CT片后笔者同多数专家的意见一致，感觉很难再次手术。但患者年龄尚小，体质尚可，通过PET-CT检查证实并无肝、肺、骨等多发的血液转移表现，且此时消化道及胆道都有梗阻，此前能够完成的短路手术，此时已经没有机会了，留给外科医师的空间只是"全"或"无"的方式，即要么什么也不做，要么大做，但是家属及患者本人再次手术意愿极为强烈，遂采取手术。

术中最正确的规划及实施是"包抄"式整体切除，即所有受累脏器整体切除。首先离断周围脏器，从上下左右四面向中心区域汇聚，最后在中心区完成最后的离断切除标本。但是它有一个致命的问题是，如果离断周围脏器，而中心区由于各种原因无法或难以切除标本时，则将骑虎难下，难以全身而退，而在本次术中我们也遇到了类似问题。术前我们已经判断门静脉-肠系膜上静脉有受侵的表现，但寄希望与术中能够剥离下来，影像和以往的经验也提示我们，分离那层粘连，有可能仅仅是肿瘤压迫导致的粘连，未必是真正的浸润。但是此例患者的特殊性在于我们无法像以往那样把胰腺上方的门静脉和下方的肠系膜上静脉充分显露出来，并在目视下逐渐分离，此时横结肠系膜受侵，我们要连同横结肠及系膜整体切除。故胰腺下方肠系膜上静脉无法显露，因此当标本从两侧向中线汇聚时，标本的分离卡在了门静脉及肠系膜上静脉这个轴线上，出血最多也在这个时刻。因为一方面标本周围已离断，创面在广泛渗血，另一方面胰门间隙无法快速分离，而在解剖不清楚的情况下盲目追求快速切下标本，一定有严重的负损伤。这个区域的分离是本次手术最难处理的一个点，当这个区域分离成功后，标本很快顺利切除。

这个手术的完成需要外科医师不只是精湛的技术，更是对体力、耐力和执着精神的巨大考验和挑战，整台手术历时11h，出血13500ml，可以说它的完成倾透着全体手术团队医护人员的巨大心血。

术中切除标本后，上腹部除了肝，只剩下孤零零的两个血管：门静脉-肠系膜上静脉和肠系膜上动脉。

这样的手术不只是对医师的挑战，更是对人类进化后适应自然的一个挑战，因为一个切除了全胃、胆囊胆管、全胰腺及十二指肠、脾、横结肠的患者，是否还能生存。但患者术后1个月几乎完全从手术打击中恢复。

2. 关于多脏器联合切除的前沿进展　多脏器联合切除的理念，在日本外科界有广泛的基础，但随着微创技术理念的推广和早期筛查的普及，晚期患者的数量在逐渐下降，面对局部进展期的、无广泛转移的肿瘤，外科医师的技术和意志力仍是决定性作用之一，在完整切除标本基础上的后续治疗、放疗、综合治疗等才有作用。因此，重视多脏器联合切除技术的掌握和理念的认识，对部分适合的患者会带来很好的生存预期。

（段伟宏　刘军桂）

病例三十

胰腺实性假乳头状瘤行全胰腺切除术

胰腺实性假乳头状瘤（solid pseudopapillary neoplasms，SPN）属于胰腺外分泌肿瘤，低度恶性，好发于女性。该疾病临床表现缺乏特异性，不易早期发现，手术切除效果良好。晚期会有复发和转移，最常见转移至肝。

【一般情况】

患者，孟某某，女性，25岁，因"体检发现胰腺占位1个月"入院。患者1个月前体检发现胰腺占位，当时无腹胀、腹痛，无恶心、呕吐，无寒战、高热等不适。为求进一步明确诊断，到北京某肿瘤医院就诊，行超声内镜引导下穿刺取病理示实性假乳头状肿瘤。2008年行剖宫产。入院查体：腹部正常，腹壁静脉不明显，未见肠型及蠕动波，下腹部可见一长约20cm弧形切口，右上腹肋缘下2cm可触及质韧包块，与周围界线不清，活动度较差，肝脾肋下未触及，胆囊未触及明显异常，墨菲征（-）。辅助检查：电子超声内镜示腹腔内可见大小约87mm×92mm的低回声占位，距门齿43～47cm，病变回声不均匀，病变边界不清楚。部分层次病变内部可见无回声区，部分层次病变与胃壁及十二指肠壁关系密切，分界不清楚，部分层次病变与胰腺关系密切，分界不清楚，部分层次病变与脾静脉关系密切，无明确分界；超声内镜引导下穿刺取病理示实性假乳头状肿瘤。

【实验室检查】

入院后查：白细胞$6.09×10^9$/L，红细胞$4.44×10^{12}$/L，血红蛋白116g/L，癌胚抗原1.31g/ml，糖基抗原19-9 5.83U/ml，白蛋白30.1g/L，谷丙转氨酶15.1U/L，直接胆红素3.70μmol/L。

【术前影像及分析】

影像学表现及意见：CT示胰腺头部及体尾部各见一囊实性不规则肿瘤，大小分别为4cm×4cm及7cm×6cm，强化期周围及边缘有强化表现。周围无肿大淋巴结，肝无转移结节。见图30-1。

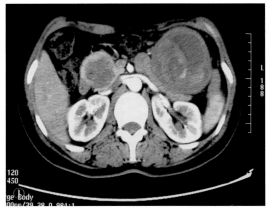
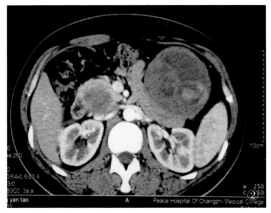
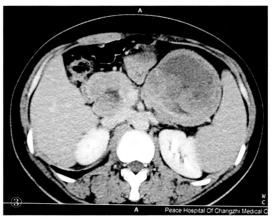

图30-1　术前影像学表现

【术前规划】

患者为年轻女性，胰腺囊实性占位，结合影像学考虑为胰腺实性假乳头状瘤。肿瘤位于胰头及胰尾部各1个，体积较大。单纯局部切除有"肿瘤切除不彻底"及"残留胰腺血供能否保留"的顾虑，因此全胰腺切除是我们首选的治疗方式。由于门静脉-肠系膜上静脉与肿瘤尚有间隙，因此可以考虑从右侧胰头处开始向左侧分离切除全胰腺及脾，直至整块标本移出体外。术中需注意不要过分挤压肿瘤，以免破裂出血或将癌细胞播散种植。

【术中过程】

（1）进腹后探查见腹腔内无腹水，无肿瘤转移结节，肿瘤位于胰头、胰尾侧各一个，类圆形，暗褐色，表面张力较高，囊实性占位，与胃后壁粘连严重，考虑为术前由外院进行胰腺穿刺后造成局部组织粘连有关，遂决定行全胰腺切除的胰十二指肠切除术。

（2）从胰体脾尾开始游离，结扎并离断脾胃韧带、脾肾韧带、脾结肠韧带，将脾左侧及上下从后腹壁游离起来，同时将胰腺尾部翻起，避免损伤其下方的左肾上腺组织，继续向右侧游离。

（3）由胰腺上方近腹腔干处离断脾动脉根部，并给予缝扎处理；胰腺下缘在肠系膜下静脉汇入脾静脉处结扎离断肠系膜下静脉；由脾静脉后方一直游离至脾静脉汇入门静脉-肠系膜上静脉处停止。此时将游离平面从脾静脉后方转移至脾静脉前方，即门静脉-肠系膜上静脉与胰腺后壁之间的胰门间隙。

（4）先在横结肠系膜根部找到肠系膜上静脉与胰腺后壁之间间隙，再向上分离，可见胰门间隙存在，将脾静脉在汇入门静脉-肠系膜上静脉处结扎并离断。将胰腺在门静脉-肠系膜上静脉前面向右侧分离。此时在胰腺上缘寻找到GDA根部结扎并离断，并沿肝固有动脉向肝门处解剖，至肝总管下方与胆囊管汇合处上方1cm离断肝总管，顺逆结合切除胆囊，将胆管向下分离，由胃窦部离断胃，标本向右侧牵拉。

（5）游离Treitz韧带，在其下方15cm处离断空肠近端，向右侧分离，此时标本只剩胰腺钩突与肠系膜上静脉及肠系膜上动脉之间的联系了。自下向上逐次结扎并离断与肠系膜上静脉及肠系膜上动脉伸入钩突的交通支，最终将标本整体切除，移出体外。

（6）重建消化道，术区冲洗，放置引流管。

【术后病理】

1.大体标本　见图30-2。

2.病理切片　见图30-3。

3.病理报告

（胰腺、十二指肠、胆囊）实性假乳头瘤，未侵及十二指肠，胆囊慢性炎。

（脾脏）送检脾组织，脾索增宽，伴脾窦淤血，淋巴滤泡萎缩，伴部分淋巴滤泡生发中心小血管玻璃样变性。

（8a.12a.12p.14a淋巴结）均呈反应性增生。

免疫组化：B-cate（+），CD10（+），CD56（+），NSE（弱+），Vim（+），PR（+），Syn（灶+），CA19-9（−），CEA（+），AFP（−），S-100（+），CK（+），CK7（−），CK18（+），CK19（−），k-ras（+），P53（−），Ki-67（3%），AACT（+），AAT（+）。

组织化学染色：AB-PAS。

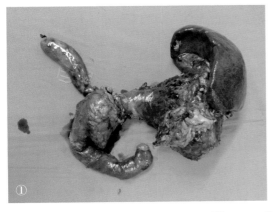 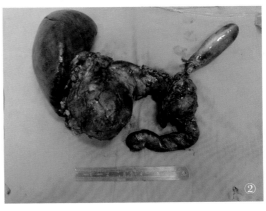

图30-2　术后大体标本

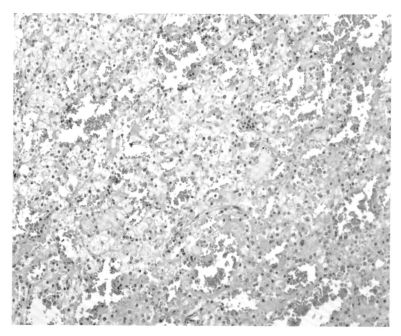

图30-3　病理切片

【术后恢复过程及情况】

（1）术后恢复顺利，血糖控制稳定（术后复查CT），术后半个月出院，此后每年复查一次，自诉体重从未有所减轻，胰岛素20～24U/d，血糖控制在正常范围内，未服用胰酶制剂，也无腹泻等表现，完全正常人饮食，大便每日1次。

（2）术后检验变化趋势图：见图30-4。

（3）术后影像：见图30-5。

影像学表现及意见：胰腺正常解剖形态未见确切显示，胰腺周围脂肪间隙模糊不清，腹主动脉周围见多发结节，显示欠清晰，胃腔内及十二指肠区见管状结构与外界相通。胃周围肠间隙及肝裂间见液性密度聚集。胆囊及脾未见确切显示。肝、双肾未见确切异常。右侧腹部皮下密度不均匀增高。所示左侧胸腔见弧形液性密度，其前方见不规则形高密度。

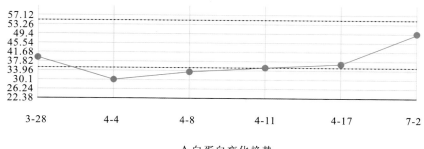

A.白蛋白变化趋势

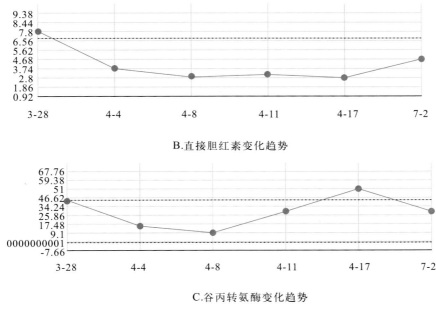

B.直接胆红素变化趋势

C.谷丙转氨酶变化趋势

图30-4　术后检验变化趋势图

【术后点评】

1. 术后经验教训总结

（1）术前影像学及活检穿刺病理证实为胰腺实性假乳头状瘤，低度恶性，如果针对头侧做Whipple手术，针对胰尾部做胰体尾部切除，则仅剩余2～3cm正常胰腺组织，它的血供如何保证？它的胰液如何引流？它的复发如何避免？这都是可能发生的具体问题，因此我们决定行全胰腺切除的胰十二指肠联合切除手术。手术非常顺利，手术时间3h左右，出血300ml，术后恢复也非常顺利。

（2）全胰腺手术的顾虑对我们而言，更多的是术后生活质量的考虑。一个是血糖的控制，是否容易波动，另一个是胰酶的缺乏，导致体重下降，吸收消化不良，但是从我们多数患者反馈的信息，此时患者每日胰岛素用量并不很大，甚至比平时的糖尿病患者所需的胰岛素用量更少，我们分析这是由于胰高血糖素和胰岛素的分泌细胞在全胰腺切除过程中都被切掉了，二者两相抵消，胰岛素用量自然不需太多。另外，我们也注意到尤其是夜间，很多患者在不用胰岛素前提下，还有低血糖表现，这是否意味着胰腺以外的组织器官中也有分泌类似胰岛素的细胞？这需要研究。

（3）此例患者给我们的一个重要启示是，她术后不服用任何胰酶制剂，但也没有胰酶缺乏造成的腹泻表现，是什么肠道分泌液起到了类似的消化作用？我们也不得而知。但是，这是一个值得认真研究的现象，起码让我们对全胰腺切除生活质量的考虑多了一个参考变量。

2. 胰腺实性假乳头状瘤的前沿进展　胰腺实性假乳头状瘤（SPT）是一种独特的肿瘤实体，由Frantz于1959年首次报道，曾有多个临床病理学名称,如胰腺实性囊性肿瘤(solid-cystic tumor)、胰腺乳头状囊性肿瘤(papillary-cystic tumor)、胰腺实性乳头状上皮性肿瘤（solid and papillary epithelial neoplasms）等。1996年,世界卫生组织(WTO)认为

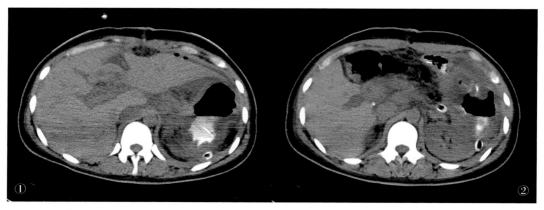

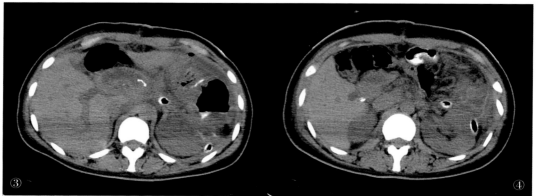

图30-5　术后影像学表现

"实性假乳头肿瘤"在概念上较其他名称更为贴切,能更充分描述其代表该肿瘤的主要特征。SPT为一种少见的潜在低度恶性的胰腺肿瘤,仅占胰腺肿瘤的0.17% ~ 2.7%。从其生长方式特点可以看出,SPT多有包膜,以膨胀性生长为主,随着生长可发生恶性变,侵犯、突破包膜,浸润周围组织、血管和器官等。SPT属交界性肿瘤,对放、化疗均不敏感。手术切除是治疗该病的有效途径,肿瘤完整切除后虽未行放、化疗,其预后亦良好;局部肿块切除术、胰腺节段切除术及肿瘤扩大切除术的选择取决于术中对肿瘤侵袭性(肿瘤包膜完整性)的判断。

　　根治性手术的适应证为肿块位于胰头和(或)胰颈部,多包裹胰管,尤其具有侵袭性特征。文献报道SPT即使有肝转移者术后仍能生存4年、11年之久,而且该病进展非常缓慢。可见SPT局部浸润、远处肝局限转移及复发性SPT均不应成为手术禁忌证,应积极切除肿瘤、侵犯的组织、器官及远处转移灶,即可达到根治效果,无须做过多的淋巴结清扫。

(段伟宏　刘军桂)

参考文献

陈创奇,詹文华,何裕隆,等.胰腺乳头状囊实性肿瘤的临床病理特点及其诊治.中国普外基础与临床杂志,

2002,11:388-391

Frantz VK.Tumors of the pancreas.In:Atlas of Tumor Pathology.Washington,DC:Armed forces Institute of Pathology,1959:32-33

Hassan I.Celik I.Nies C.et al.Successful treatment of solid-pseudopapillary tumor of the pancreas with multiple liver metasta-ses.Pancreatology,2005,5(2-3):289-294

Lam KY,Lo CY,Fan ST.pancreatic solid-cystic-papillary tumor:clinicopathologic features in eight patients from Hong Kong and rexiew of the literature.World J Surg,1999,23:1045-1050

Robert CG,MartinMD,DavidS,et al.Solid-pseudopapillary tumor of the pancreas:a surgical enigma.AnnSurg Oncol,2002;9:35-40

病例三十一

保留脾的全胰腺切除术

胰管结石是慢性胰腺炎常见并发症之一，其发生率并不高，但常引起较严重的后果，加重慢性胰腺炎甚至诱发胰腺癌等。由于近年来影像学诊断技术的进展，其发现率有所提高。对胰管结石的诊断治疗已逐渐引起重视。胰管结石的治疗包括微创治疗、外科手术治疗，本例为胰管结石内广泛分布的结石病例。传统的部分胰腺切除、胰管探查取石或微创治疗不能彻底清除结石，甚至复发可能性均明显升高，本例采用的是保留脾的全胰腺切除术。

【一般情况】

患者，男性，42岁，主因"间断上腹部疼痛2年，查体发现胰管结石6周"入院。2015-02-04因"间断上腹部疼痛伴腰背部疼痛2年"，于当地医院行腹部B超检查示：主胰管多发结石伴扩张，行MRCP检查示胰管多发结石。患者无恶心、呕吐、发热等不适，腹痛未缓解，影响睡眠，患者睡眠较差，无脂肪泻，近期体重下降约5kg。查体：腹部平软，上腹部压痛（+），余未见异常。既往酗酒史20余年。

【实验室检查】

白细胞$8.51 \times 10^9/L$，中性粒细胞0.59，总胆红素8.11μmol/L，直接胆红素3.39μmol/L，脂肪酶29.76U/L，淀粉酶38.7U/L，糖12.14nmol/L，糖化血红蛋白9.9%，传染病示乙肝"小三阳"，乙肝病毒核酸定量＜500U/ml，凝血及肿瘤标志物数值均在正常范围内。

【影像学检查】

A～C.平扫；D.动脉期；E.静脉期；F.术中胰腺照片；①胰管结石；②扩张的胰管；③十二指肠降段；④脾动脉；⑤脾静脉

见图31-1。

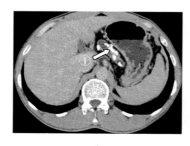

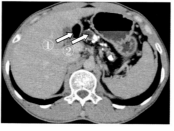

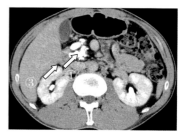

A	B	C

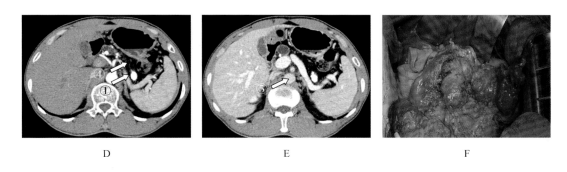

D　　　　　　　　　　E　　　　　　　　　　F

图31-1　术前影像表现

【术前规划】

患者胰管结石较大，数目较多，胰管梗阻程度严重，腹痛时间较长，非手术治疗或内镜治疗效果有限，考虑患者青年及脾功能，拟行保留脾的全胰腺切除术。

【手术过程】

全麻后常规入腹，打开胃结肠韧带、肝结肠韧带，显露十二指肠降部和胰头部前面，分离胰腺下缘，显露脾动脉及脾静脉。从胰腺体部钝性分离，用8F尿管悬吊胰腺，逐渐向胰尾分离胰腺至脾；向胰头分离至十二指肠。将胰腺体尾部掀起。Kocher切口剪开十二指肠降部侧腹膜并延至水平部及横结肠系膜根部，钝性剥离。切除胆囊，沿胆囊管置入一5F导管探查胆总管，导管伸入十二指肠。沿十二指肠降部分离胰头钩突，保留十二指肠血供。切除整个胰腺。胆总管引流管接10F尿管有右上腹壁引出。术后温蒸馏水冲洗腹腔，检查创面无活动出血，于胆囊床下文氏孔放置1根双套管腹腔引流管，于胰床放置1根剪有侧孔的硅胶引流管，脾下放置1根剪有侧孔的硅胶引流管，分别自邻近腹壁戳孔引出体外、固定。手术时间：术中出血量约500ml，未输血（图31-2）。

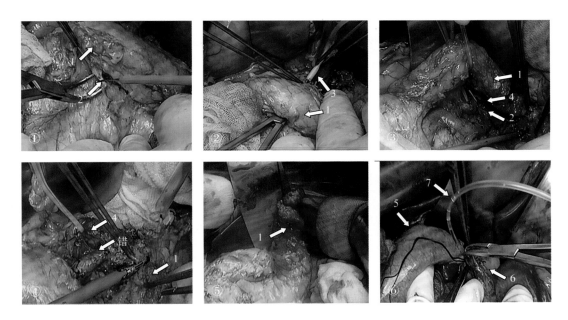

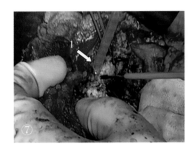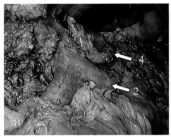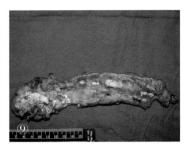

图31-2　术中照片

①仔细分离胰腺下缘，避免损伤脾动、静脉。②8F尿管悬吊胰腺体部。③悬吊胰腺体部，充分显露脾动、静脉。④分离胰腺尾部，避免损伤脾血管。⑤彻底分离胰腺尾部。⑥切除胆囊，沿胆囊管置入5F导管探查胆总管，导管伸入十二指肠。以此作为参照，避免在切术胰头时伤及胆总管。⑦分离胰头部，可见到大量结石。⑧移除标本后照片。⑨切除的标本照片。1.胰腺；2.脾静脉；3.悬吊胰腺8F尿管；4.脾动脉；5.胆囊；6.胆总管；7.探查引导用的5F导管

【术后病理照片】

肉眼所见：胆囊1枚，长9.5cm，最大周径10cm，壁厚0.1cm，黏膜面灰绿色，内容墨绿色胆汁。另送检胰腺组织，体积：14cm×4cm×4cm。临床已切开，切面见胰腺组织呈囊性，壁厚0.1～0.5cm。内壁灰白灰红色较光滑，上附灰白色结节样物数枚。

光镜所见：见图31-3。

病理诊断：（胰腺、胆囊）送检胰腺组织，胰管囊性扩张，管腔内结石形成，内壁腺上皮鳞状上皮化生，胰腺实质萎缩，间质纤维组织高度增生，血管扩张充血，淋巴细胞及中性粒细胞浸润，局部脓肿形成。慢性胆囊炎，胆囊腺肌症。

免疫组化：CK（+），CK5/6（灶+），CK7（+），CK19（+），CK20（−），P53（弱+），P16（−），Ki-67（+10%），CD3（+），CD20（+），CD138（−）。

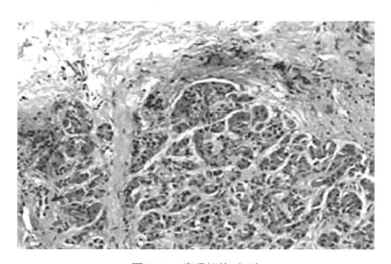

图31-3　病理切片（HE）

【术后情况】

术后患者第2天开始经口流质饮食，患者术后出现"胃瘫"，给予肠内营养支持，增强胃动力药物治疗；患者血糖升高，给予胰岛素药物治疗，控制稳定；持续口服胰酶肠溶胶囊；于术后2个月顺利出院，随访期间患者血糖波动稳定，出现脂肪泻，5～6/d，持续口服胰酶肠溶胶囊，症状缓解，2～3/d。

【经验与讨论】

胰管结石（pancreatic duct stone，PDS）形成主要是胰液中胰石蛋白（pancreatis stone protein，PSP）分泌减少所致。另外胰液中乳铁蛋白分泌量增加、胰管梗阻和钙浓度增高也可导致PDS的形成，PDS常表现为慢性胰腺炎（chronic pancreatitis，CP）症状并引起较严重的后果，如腹痛反复发作、进行性胰腺功能损害，加重CP，甚至诱发胰腺癌。胰管结石的治疗包括微创治疗及外科手术治疗，经胰胆管逆行造影内镜下治疗（ERCP）联合体外冲击波碎石术（ESWL）是一种较成熟的微创治疗方法，但是对于胰管扩张明显，胰管结石堆积范围较大者，内镜微创治疗或体位冲击波碎石术等微创治疗不能有效解除梗阻，只有外科手术才能有效清除胰管内结石，有效解除梗阻，缓解症状。目前关于手术切除并没有统一的模式。该患者胰管内结石较多，分布主胰管及各分支胰管，包括胰头及胰尾，既往仅切除胰头或胰尾的术式不能满足完全清除胰管结石的要求。复习关于全胰腺切除的文献报道发现，大部分全胰腺切除主要应用于胰腺肿瘤的治疗，而用于胰管结石的治疗经验报道较少。脾具有一定的免疫功能，且患者为男性青年，脾的保留对于患者具有重要的意义。在本例手术过程中，重点是胰腺下缘及背侧脾血管、胰尾部及胰头的解剖分离，在解剖前先用8F尿管悬吊胰体，利于辨认及保护脾血管。分离胰头前切除胆囊，用一5F导管沿胆囊管口进入，沿胆总管探查，导管尖端放至Oddi括约肌，分离胰头及十二指肠降段时应注意保护胆总管。对于全胰腺切除术后的患者，应重点关注患者的血糖及脂肪泻。胰腺本身具有内分泌功能及外分泌功能，全胰腺切除后，以上两者功能缺失，患者出现继发性血糖升高及脂肪泻，应及时请内分泌科会诊调整血糖，并长期口服胰酶肠溶胶囊，缓解脂肪泻症状。

（刘全达　段留新　许小亚　郝法涛　卢　昊）

参考文献

何振平,邓有松,马宽生,等.胰管结石与并发胰腺癌.中华肝胆外科杂志,2002,8(2):90-92

胡良皞,李兆申.慢性胰腺炎胰管结石的微创治疗.肝胆外科杂志,2014,1:005

Lapp R T,Wolf Jr J S,Faerber G J,et al.Duct Diameter and Size of Stones Predict Successful Extracorporeal Shock Wave Lithotripsy and Endoscopic Clearance in Patients With Chronic Pancreatitis and Pancreaticolithiasis.Pancreas,2016

Witt H,Apte M V,Keim V,et al.Chronic pancreatitis:challenges and advances in pathogenesis,genetics,diagnosis,and therapy.Gastroenterology,2007,132(4):1557-1573

——— 病例三十二 ———

胰腺中分化腺癌（胰十二指肠切除联合部分结肠切除术）

　　胰十二指肠手术因消化脏器位置毗邻的原因，有时会涉及联合部分结肠的切除。

【一般情况】

　　患者，女性、63岁；因"持续性中上腹部疼痛2d。"入院。

　　患者于1周前疼痛进行性加剧，就诊于外院，考虑胰腺炎可能，为求进一步治疗转入我院。查体：皮肤、巩膜无黄染，墨菲征（+），肝区叩击痛（+）。既往："高血压"病史10余年，血压控制尚可，"糖尿病"1年，"乙型肝炎"病史未予特殊治疗。

【实验室检查】

　　AMY 74.19U/L、LPS 920.94U/L↑、AFP 3.58ng/ml、CEA 3.08ng/ml、CA19-9 20.5U/ml、RBC 3.98×10^{12}/L、WBS 8.25×10^{9}↑/L、NEUT 71.7%、CRP 15mg/L、PLT 140×10^{9}/L。HBV-DNA<500U/ml，凝血功能正常。

【术前影像】

　　见图32-1。

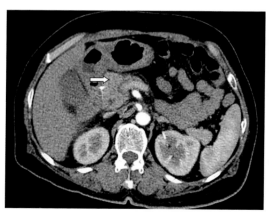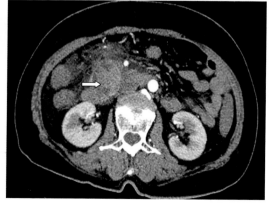

　　CT动脉期：胰头区见混杂强化密度影，三期增强低于胰腺实质强化，大致范围约4.1cm×5.8cm×3.8cm。胰头占位病变，与横结肠粘连紧密，考虑肿瘤性

232

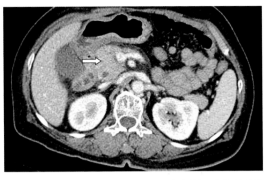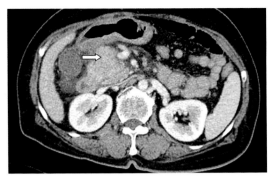

CT静脉期：胰头区见混杂强化密度影，脂肪间隙模糊，与下腔静脉粘连紧密

图32-1 术前影像学表现

【术前规划】

患者以胰腺炎就诊入院，腹部CT从影像上看胆管无明显扩张，胆囊不大。胰头区见混杂强化密度影，增强低于胰腺实质强化，延迟期显示边缘强化为著，脂肪间隙模糊，与下腔静脉粘连紧密。肝门区及腹膜后未见确切肿大淋巴结影。考虑胰腺癌。手术方案拟定为胰十二指肠切除术。

【术中照片】

见图32-2。

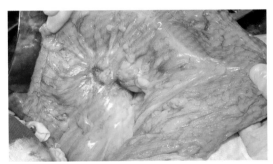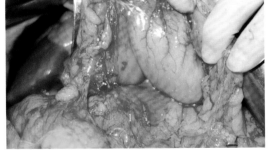

A.瘤体与横结肠粘连紧密（1.瘤体；2.横结肠）　　　　B.打开胃结肠韧带显露瘤体（1.瘤体）

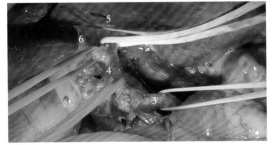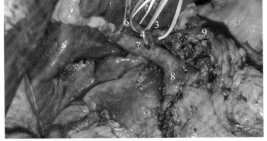

C.肝门部血管脉络骨骼化清扫（3.肝总动脉；4.肝固有动脉；5.肝左动脉；6.肝右动脉）

D.移除瘤体后显露门静脉主干（3.肝总动脉；4.肝固有动脉；6.肝右动脉；7.门静脉；8.肠系膜上静脉；9.胰腺断端）

图32-2 术中照片

【术后病理】

病理：胰腺中分化腺癌，肿瘤大小7cm×6cm×4cm，未见血管及神经侵犯，癌组织侵犯部分结肠系膜，肠壁未见癌侵犯，十二指肠切缘、胃壁切缘、胰腺切缘均未见癌组织，慢性胆囊炎。免疫组化：CK（+），CK7（+），CK18（+），CK19（−），villin（+），CYCLIND1（−），β-CATE（+），P53（+），CEA（−），Ki-67（+30%）。

见图32-3，图32-4。

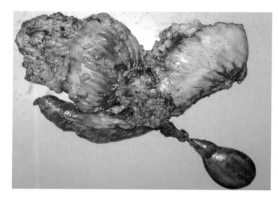

图32-3　切除病理标本

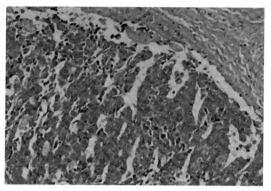

图32-4　病理切片（HE×100）

【术后情况】

1.术后无胰瘘、胆漏，术后14d出院。术后患者拒绝行静脉化疗及后续治疗。

2.至今术后14个月患者仍存活。

【术后点评】

多数胰腺癌患者起病隐匿，且早期症状不典型，可表现为上腹部不适，隐痛，消化不良或腹泻，易与其他消化系统疾病相混淆。此患者外院诊断考虑胰腺炎，入院后完善腹部CT考虑胰腺恶性肿瘤，患者术前影像肿瘤与血管似有脂肪间隙，但术中发现瘤体与胃窦、结肠肝曲粘连致密，横结肠系膜挛缩，故选择胰十二指肠联合右半结肠切除术。

由于结肠肝曲位置的毗邻关系，在胰十二指肠切除术中有时会联合部分结肠切除。术中判断是否联合部分结肠切除或联合血管切除，多以横结肠系膜是否挛缩为判断的信号。若横结肠系膜根部与肠系膜上静脉挛缩成团，尤其是涉及肠系膜上静脉向下发出"扫把状"的静脉分支有累及时，多数情况下难以完成根治性手术。此病例因未累及肠系膜上静脉及其向下的静脉分支，而以胃窦及结肠肝曲侵犯粘连，故在明确有根治性切除的前提上果断离断结肠，避免肿瘤播散及创面污染而行联合部分结肠的胰十二指肠切除术。因此术前的判断至关重要。若肿瘤位于胰腺颈部或体尾部，有时还会侵犯胃壁或结肠脾区，因此术前评估时有时需做好联合脏器切除的准备，做好肠道准备。

胰腺癌切除中有时还涉及联合血管切除的问题，2015年NCCN指南归纳了以下几点：

①可切除的（resectable）胰腺癌：肿瘤不接触肠系膜上静脉和门静脉，或接触

≤180。且静脉轮廓规则。② 可能切除的（borderline resectable）胰腺癌：a.实体肿瘤接触肠系膜上静脉或门静脉>180。或肿瘤虽接触静脉≤180。但静脉轮廓不规则或有静脉血栓，在受累部位的近端和远端有合适的静脉以允许安全且完整切除并静脉重建。b.实体肿瘤接触下腔静脉。③ 不可切除的（unreseetable）胰腺癌：a.由于肿瘤侵犯或栓塞（可能为瘤栓或血栓）不能重建肠系膜上静脉或门静脉；b.肿瘤侵犯大部肠系膜上静脉的空肠引流支。c.由于肿瘤侵犯或栓塞（可能为瘤栓或血栓）不能重建肠系膜上静脉或门静脉。

尽管经过长期努力，但胰腺癌病死率仍逐年上升，给人们健康带来了严峻的威胁。随着对胰腺癌研究的不断深入，攻克胰腺癌的之日终会到来，但就目前来看，人们对胰腺癌乃至癌症的了解还很浅，因此如何整合各种治疗手段.规范化胰腺癌的治疗。使患者获益最大化仍是临床工作者们需要解决的重要问题。

（谢 于 郝法涛 王 政）

参考文献

Bachmann K,Tomkoetter I,}Cutup A,et al.Is the Whippie procedure harmful for long term outcom e in treatmentof chronic pancreatitis?15 years follow-up comparing theoutcome after pylorus-preserving pancreatoduodenectomyand Frey procedure in chronic pancreatilis[J].Ann Surg,2013,258(5):815-820

Bockhorn M,Uzunoglu FG,Adham M,et al.Borderlineresectable pancreatic cancer:A consensus statement by theInternational Study Group of Pancreatic surge y(IsGPS).Surgery,2014,155(6):977-988

Hanaoka M,Hashimoto M,Sasaki K,et al.Retroperitoneal cavernous hemangioma resected by a pylorus preserving pancreaticoduodenectomy.World J Gastroentero1,2013,19(28):4624 4629

Hartwig W,Vollmer CM,Fingerhut A,et al.Extendedpan createctomy in pancreatic ductal adenocarcinoma:Definitionand consensus of the International Study Group for Pancreatic Surgery(ISGPS).Surgery,2014,156(1):1-14

Imamura N,Chijiiwa K,Ohuchida J,et al.Prospective randomized clinical trial of a change in gastric emptying and nutritional status after a pyloruspreserving pancreaticoduodenectomy:comparison between an antecolic and a vertical Yetrocolic duodenoj-unostomy.HPB(Oxford),2014,16(4):384 394

KONSTANTINIDIS IT.WARSHAW AL,ALLEN JN,et a1 Pancreatic ductal adenoca~inoma :is there a survival diference forR.resections venus locally advanced unresectable tumOrs What is a "true" Rn resection?.Ann Surg,2013,257(4):731-736

胰腺实性假乳头状瘤（胰腺中段切除术）

胰腺中段切除也是胰腺外科中的一种术式，术前掌握好其适应证。

【一般情况】

患者，女性、44岁；急性病程。因"体检发现胰腺占位3天。"入院。既往体健。
查体：全身皮肤巩膜无黄染，腹部无明显阳性体征。

【实验室检查】

WBC：7.6 10⁹/L、PLT：233 10⁹/L、MID 59.9%，AFP 1.65ng/ml、CEA 0.57ng/ml、
CA19-9 9.2U/ml，传染病（－），生化、凝血功能未见异常。

【术前影像】

见图33-1。

【术前规划】

此患者胰颈部占位性病变，CT增强动脉期有强化，静脉期强化不均匀，富血供显影。影像学诊断考虑良性病变，实性假乳头状瘤可能。患者肿瘤病变较小且位于胰腺颈部，对于胰腺中段（胰腺颈部和胰腺颈体部）的良性肿瘤，传统的手术方式为向右的胰十二指肠切除术或向左的保留或不保留脾脏的远端胰腺切除术，但术后对胰腺的内外分泌功能影响较大，尤其胰岛细胞主要分布在胰腺体尾部。可能导致胰腺的内分泌功能不足。为此，手术方案拟定为胰腺中段切除，胰肠吻合术。胰腺中段切除后，留下两个断面，胰漏的风险概率加大。

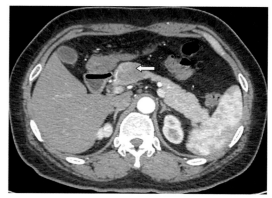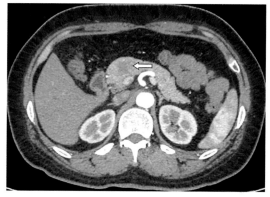

A.CT增强（动脉期）：胰腺头颈交界处见类圆形肿块影，边界清楚，大小约3.3cm×2.3cm。动脉期强化程度低于胰腺，胰管未见扩张

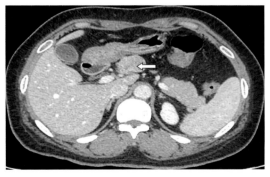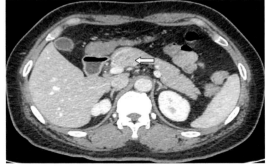

B.CT增强（静脉期）：胰腺头颈门静脉期强化程度高于正常胰腺组织，胰腺头颈强化欠均匀胰腺头颈交界处富血供病变，考虑无功能性内分泌性肿瘤可能

图33-1　术前影像学表现

【术中照片】

见图33-2。

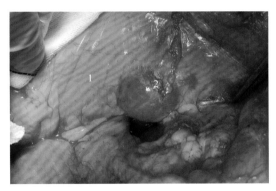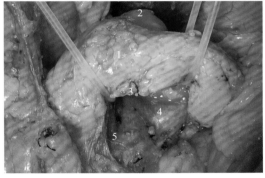

A.显露胰腺中段肿物（1.胰腺肿物；2.胰腺）

B.门静脉上方尿管悬吊胰腺（1.胰腺肿物；2.胰腺；3.门静脉；4.脾静脉；5.肠系膜上静脉）

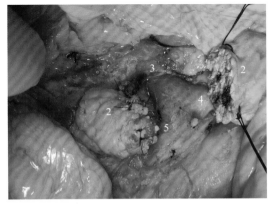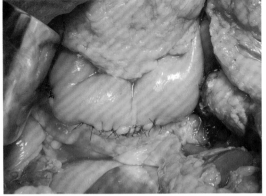

C.切除胰腺中段（2.胰腺；3.门静脉；4.脾静脉；5.肠系膜上静脉）

D.胰肠吻合

图33-2　术中照片

【术后病理】

病理：（胰腺中段）形态及免疫组化符合实性假乳头状瘤。见图33-3，图33-4。

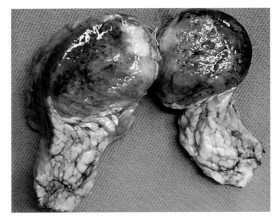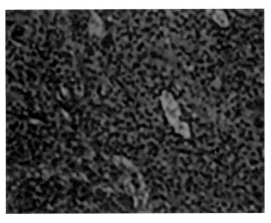

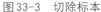

图33-3　切除标本　　　　　　　　　图33-4　病理切片（HE×100）

【术后情况】

术后无胰瘘、胆漏，术后17d出院，随诊情况好。

【术后点评】

　　胰腺中段切除（medial pancreatectomy，MP）即中央或中间胰腺切除术，是针对胰腺颈部或体部等中间部分肿瘤的一种术式，相对于扩大的胰头切除术和扩大的胰体尾切除术，可以更多地保留正常胰腺实质，减少术后胰腺内分泌和外分泌不足的发生率。为改善术后的生存质量，Guilleminl自1957年率先提出采用胰腺中段切除术（medial pancreatectomy，MP）。MP不仅能够保留含大量胰岛细胞的远端胰腺组织，且保留了周围十二指肠、胆总管、脾脏等脏器的功能，基本维持了胃肠和胆肠的连续性，对机体生理干扰小，最大限度地保留了正常组织的功能，利于术后生活质量的改善。吻合方式可行MP+胰体空肠Roux-en-Y吻合或MP+胰头、胰体空肠双吻合术。近年，MP的优点已逐渐得到认可并用于临床，治疗胰腺颈体部良性肿瘤。

　　MP术的适应证主要概括为：胰腺颈部和颈体部的良性病变如实性假头状瘤、黏液性囊性瘤等；因靠近主胰管不适合行局部剜出术的胰腺内分泌肿瘤；胰腺颈部孤立的实性转移病灶；慢性胰腺炎伴有局部的胰管狭窄或胰管结石；肿瘤大小一般不超过5cm。也有人认为低度恶性肿瘤也可选用本术式。

　　根据目前文献的报道，MP的范围，胰头侧不能超过胃十二指肠动脉，胰尾侧至少应保留5cm正常胰腺组织。因此术中需游离出胃十二指肠动脉，在胃十二指肠动脉的左侧和病变的右侧离断胰腺。术中注意勿引起胰背动脉和胰十二指肠下动脉的出血。断离胰腺尾侧时，注意胰背动脉和胰横动脉的解剖变异。后者是左侧胰腺的主要供应动脉，一旦损伤可能导致左侧胰腺坏死而被迫改行胰体尾切除术。因此术中需注意解剖辨明胰体尾血供是否单独来自胰横动脉。

　　由于MP留有两个断面，因此术后发生胰瘘的概率较大。个人体会是胰瘘的发生在除外机体的全身营养状况、胰腺的质地等因素外，与吻合的方式无太大的关系，而与外科吻合技术密切相关。吻合的质量比方式更为重要，确实可靠的吻合是防止术后胰瘘的首要因素，应强调术中精细的操作和缝线的正确选择，本例采用的是胰管空肠黏膜对黏膜的吻合方式。由于没有胆汁的激活作用，MP后即使发生了胰瘘，只要保持通畅的引流大多亦可治愈。出血是另一常见并发症，早期的出血多因止血不当所致，术中需充分止血。迟发出血多为胰瘘腐蚀血管引起，因此，胰腺残端的处理最好缝扎止血。为防止胰瘘腐蚀血管，可常规将大网膜置于胰腺残端，将其与后方的血管隔离。

（谢　于　郝法涛　王　政）

参考文献

Del Chiaro M.Are there really indications for central pancreatectomy.JAMA Surg,2014,149(4):364

DiNoreia J,Ahmed L,Lee MK,et al.Better preservation of elldocrinefunction after central versus distal pancreatectomy for mid-gland lesions.Surgery,2010,148(6):1247-1254

Dumitrascu T,Barbu ST,Purnicheseu-Purtan R,et al.Risk factorsfor surgical complications after central pancreatectomy.Hepatogastroenterology,2012,59(1 14):592-598

Hirono S,Tani M,Kawai M,et al.A central panereatectomy forbenign or low-grade malignant neoplasms.J Gastrointest Surg,2009,13(9)，1659-1665

Kelemen D,Papp R,Cseke L,et al.Experiences with central pan-createctomy.Magy Seb,2012,65:362-364

胰管结石（胰十二指肠切除术）

胰管结石的发病率近年来也逐渐提高，现报道一例如下。

【一般情况】

患者，男性、58岁；急性病程。因"皮肤巩膜黄染1周余。"入院。40年吸烟史。每天约1包半，40年饮酒史，每日饮白酒约250ml。

查体：全身皮肤巩膜轻度黄染，腹部无明显阳性体征。

【实验室检查】

AFP 2.25ng/ml、CEA 0.88ng/ml、CA19-9 16.9U/ml，TBIL：98.04μmol/L，DBIL：94.53μmol/L，γ-GT：544.5IU/L，ALT：62.2U/L。凝血功能正常。

【术前影像】

见图34-1。

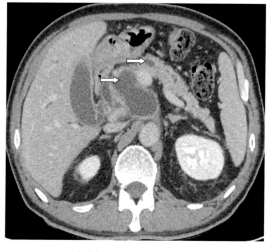 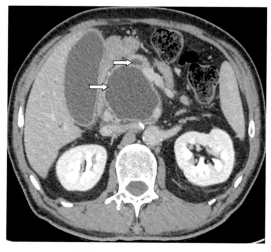

A .CT：胰腺钩突及胰头见多发点状、斑片样高密度影，胰腺颈体尾部体积较小，胰管扩张；胰头旁见类圆形囊性无强化低密度影，边界清楚，大小约6.0cm×5.2cm，囊壁未见明显强化

B.CT：邻近胆总管胰腺段呈受压、变窄样改变，其上胆总管扩张，宽径约1.3cm；胰周脂肪间隙清晰，胰头前上方见不规则长条状软组织密度影，大小约3.1cm×0.9cm

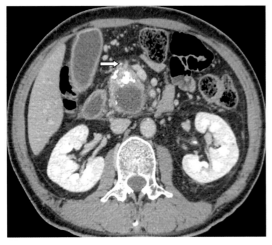
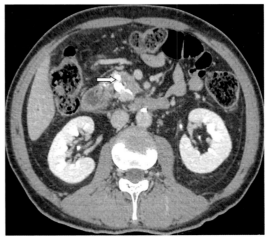

C.CT：胰腺假性囊肿和胰管结石　　　　　　　D.CT：胰头旁假性囊肿形成合并胆总管及肝内外胆管
　　　　　　　　　　　　　　　　　　　　　　　　　　扩张

图34-1　术前影像学表现

【术前规划】

结合腹部CT及MRCP考虑为梗阻性黄疸　①胰管结石②胰腺假性囊肿患者胰管结石，胰腺囊性占位，伴皮肤、巩膜黄染，小便发黄。根据上述特点结合病史不除外胰腺假性囊肿发展引起梗阻性黄疸。假性胰腺囊肿分三型：Ⅰ型为坏死性胰腺炎后型，源自重症胰腺炎发作后，主胰管结构正常，囊肿与胰管少有交通；Ⅱ型也为坏死性胰腺炎后型，源自慢性胰腺炎急性发作，胰管异常但不狭窄，囊肿常常与胰管相同；Ⅲ型为潴留型，源自慢性胰腺炎，存在胰管狭窄，囊肿与胰管相同；患者胰头多发结石合并胰腺囊肿故术前拟定行胰十二指肠切除术。

【术中照片】

见图34-2。

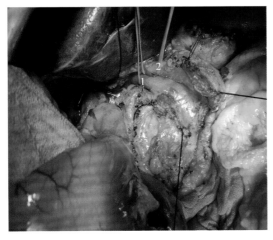
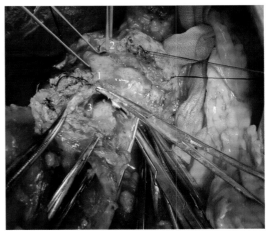

A.断开胰腺（1.门静脉；2.肝动脉）　　　　　　B.打开胰腺假性囊肿（3.胰腺假性囊肿）

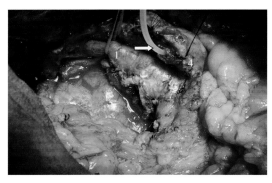
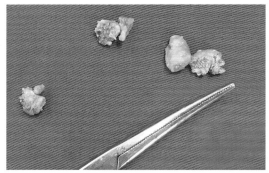

C.胰腺体尾部（4.胰管外引流）　　　　　　　　D.珊瑚样的胰管结石

图34-2　术中照片

【术后病理】

病理：（部分胃、十二指肠、胰腺、胆囊、胆管）胰腺导管扩张伴局部导管上皮轻度不典型性增生，部分胰腺腺泡液化性坏死，间质纤维组织增生伴局部玻璃样变性淋巴组织增生伴局部淋巴滤泡形成（图34-3，图34-4）。

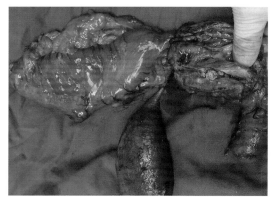
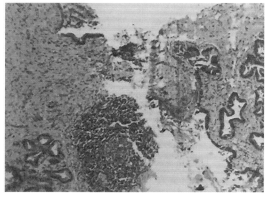

图34-3　切除大体标本　　　　　　　　图34-4　病理切片（HE×100）

【术后情况】

术后无胰瘘、胆漏，术后16d出院，随诊至今情况良好。

【术后点评】

胰管结石是慢性胰腺炎的常见并发症之一，虽然其发生率不高但常引起较严重的后果，甚至诱发胰腺癌等。患者以男性居多。研究表明，胰管结石的诱因包括酗酒、遗传、肠道寄生虫、营养不良、甲状旁腺功能亢进、囊性纤维硬化症等。胰腺结石分为真性结石和假性结石。大胰管中较大较局限的结石称为胰管结石或真性结石，而细小胰管和腺泡结石称胰腺钙化或假性结石。胰管结石的形成原因尚不明确，目前认为其形成与慢性胰腺炎、胰腺纤维化导致的胰腺外分泌功能紊乱有关。可能是由于胰液中蛋白含量增加同时蛋白酶抑制因子活性降低，最终改变胰液的生化成分，使胰液中出现蛋白团块，进而形成结石；也有学者认为其发生与受损胰腺组织中胰结石蛋白表

242

达降低和表达增高有关。目前多数学者认为，胰管结石一旦确诊就需治疗，因胰管结石作为慢性胰腺炎并发症常造成患者慢性持续性腹痛及脂肪泻、消瘦等，胰管结石是诱发胰腺癌的高危因素之一。

内科治疗主要以对症处理为主。手术可完全清除结石，解除胰管狭窄和通畅胰管引流。主要手术方式：①胰管切开取石、胰管空肠侧侧Rouxen-Y吻合术，此为治疗胰管结石主要术式，本术式有利于取净结石，并能有效引流主胰管，最大限度地保留胰腺内外分泌功能，术中胰管切开长度应足够，要求从胰体尾至超过胰颈部，长度6～10cm，以便取净结石及保持胰液引流通畅，同时要将胰管狭窄部切开。由于胰管结石主要成分为碳酸钙，而胰头部结石往往较大，且常常嵌顿于胰管壁内，以取石钳取石易造成胰腺损伤。体外震波碎石往往不能将结石粉碎，且易造成胰腺的损伤。②胰体尾切除术：本术式适用于胰体尾分支胰管内有多量结石不易取净，或胰体尾实质毁损严重者。部分患者由于慢性胰腺炎的反复发作与脾血管粘连严重，不能分离，常需要行脾切除术。对于胰头侧胰管无狭窄，胰腺引流通畅者可单纯行胰尾部切除术，不行胰肠吻合术。③胰十二指肠切除术：本术式适用于胰头部结石较多、较大、不易取出且局部组织毁损严重者，以及疑有或证实癌变者。对于胰头部局限性肿大，病史较长，且不能排除肿瘤的患者，即使穿刺活检证实为炎症者也应采取积极态度行胰十二指肠切除术。④胰管成形术：本术式风险较大，术后易发生胰瘘，手术技术要求高，尚未在临床工作中普及，同时随着内镜技术的日臻完善，需做胰管成形的患者大多数可由内镜代替。合理选择适应证和手术方式是治疗胰管结石的关键所在。手术治疗对于胰管结石症状的缓解较明显，尤其是疼痛，但是否能终止胰腺炎的进程还有待进一步论证。

此患者以胰管结石合并胰腺假性囊肿入院，回顾其病史推演病理生理的过程，长期饮酒后导致了慢性胰腺炎继而形成了胰管结石，同时胰腺炎发作后胰腺周围渗出潴留导致了假性囊肿的形成。从影像上来看，病变位于胰头部，且胰管结石散在多发，若行胰管切开取石，不一定完全取净，术前也一度考虑行Bergar或Frey术式，后考虑到假性囊肿的问题，故一并完整切除病灶。

（谢　于　郝法涛　王　政）

参考文献

Brand B,Kahl M,Sidhu S,et al.Prospective evaluation of moq-hologY,function,and quality of life after extracorporeal shockwave litho-trlpsy and endoscopic treatment of chronic ealcific pancreatitis.Am J Gastroenterol,2000,95(12):3428-3438

Farnvacher MJ,Schoen C,Rabenstein T,et al,Pancreatic duct stonein chronic pancreatitis:eritera for treatment intensity and success.Gastrointest Endosc，2012，56(7):501-506

Frulloni L,Seattolini C,Graziani R,et al. "Bull,s Eye" calculi in chronic pancreatitis associated with gene mutations. Gastroenterol,2008,l 34(4 supp1.1):A228

Nakamura M,Oka M,Iizuka N.et al.Osteopontin expression inchro-nie panereatitis.Pancreas,2002.25(2):182-187

W itt H,Apte M V,Keim V,et al.Chronic pan creatitis:challenges advances in pathogenesis,genetics,diagnosis an dtherapy. Gastroenterol，2007,1 32(3):1557-1573

胰腺神经内分泌肿瘤肝转移（剖腹探查、腹腔粘连松解，肝Ⅲ段联合胰十二指肠切除术）

手术是胰腺神经内分泌肿瘤的主要治疗手段，也是目前唯一可能治愈胰腺神经内分泌肿瘤的方法，手术的目的是争取 R_0 切除。

【一般情况】

患者，刘英，46岁；因"持续性上腹部疼痛伴发热10h余。"急诊入院。查体：体温 39.3℃，脉搏 140次/min，呼吸 36次/min，血压137/79mmHg。舌、唇肥厚，下颌骨肥大，双手双足肥大杵状指。全腹压痛（＋）、反跳痛（＋），板状腹，墨菲征（＋），肝区叩击痛（＋）听诊肠鸣音弱，1次/min。既往：1个月前因"肝脓肿"就诊于当地医院，给予肝脓肿穿刺引流抗炎对症治疗后好转出院。"2糖尿病、糖尿病酮症、糖尿病肾病"史7年余，"胆囊结石"病史10余年，期间胆囊炎间断发作，有"甲状腺低 T_3 综合征"。"乙肝"病史10余年。

【实验室检查】

WBC：$20.48 \times 10^9/L$、PLT$332 \times 10^9/L$、MID 83.4%↑，TB55.7g/L、ALB 27.6g/L、G 23.77mmol/L、GHb 12.0%。AFP1.27ng/ml、CEA 5.59ng/ml、CA19-9 75.9U/ml，传染病：HBV（＋）HBC-DNA5.28×10^3U/ml。甲功五项：三碘甲状腺原氨酸0.400ng/ml↓、甲状腺素6.70μg/dl、游离三碘甲状腺原氨1.20pg/ml↓、游离甲状腺素0.99ng/dl、促甲状腺激素0.317μU/ml，凝血功能正常。

【入院时影像】

术前影像见图35-1至图35-3。

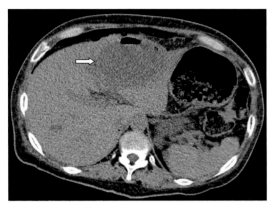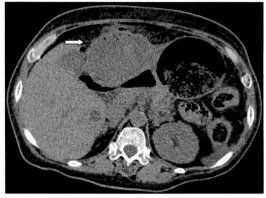

A.CT平扫：肝左叶病灶并肝内积气，考虑感染性病变，肝脓肿可能性大

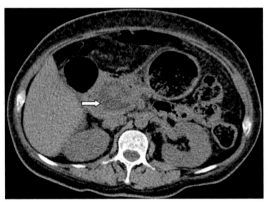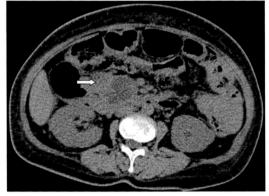

B.CT平扫：胰头区结构紊乱

图35-1 术前CT影像表现

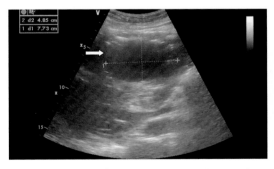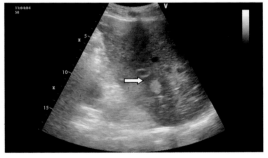

床旁超声：肝左叶液性暗区，肝脓肿破裂可能，
肝内多发偏强回声

床旁超声：肝内多发偏强回声

图35-2 术前超声表现

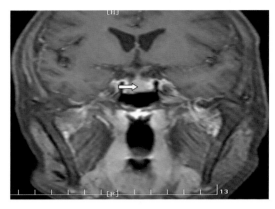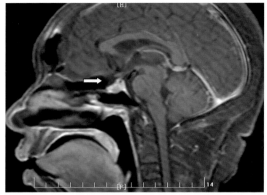

MRI增强：垂体高径1.0cm左右，垂体强化欠均，周边强化较著，垂体柄居中　　　　MRI增强：垂体高径1.0cm左右，垂体强化欠均，考虑垂体瘤可能

图35-3　术前MRI影像学表现

【治疗经过】

结合既往病史，从术前影像上看，考虑肝脓肿破裂诱发腹膜炎。患者胰腺囊实性肿物，既往糖尿病史，血糖控制差，免疫力低下，胰腺囊实性肿物压迫胆管诱发胆管炎导致肝脓肿可能。患者肝脓肿破裂引起腹腔感染，且基础病较多①腹痛待查：肝脓肿破裂。②腹腔感染。③垂体瘤。④2型糖尿病。⑤a糖尿病酮症b糖尿病肾病。⑥低T_3综合征。⑦乙型病毒性肝炎。⑧肢端肥大症。⑨麻痹性肠梗阻。入院后立即予以超声引导下行经皮经肝脓肿穿刺引流术及盆腔穿刺引流术，留取引流液培养，药敏定性试验+药敏定等（肝脓肿引流液）：大肠埃希菌检出、厄他培南敏感　血培养：无细菌生长，无真菌生长，无厌氧菌生长）给予抗炎、营养、补液、严格控制血糖对症治疗。患者头颅MRI提示垂体瘤，经神经外科会诊，考虑患者慢性病史，垂体瘤长期存在，严格调整血糖，暂不处理。

穿刺引流后第3d，体温及腹部体征明显好转。于术后第14天复查腹部增强CT。

【穿刺引流术后复查影像】

见图35-4。

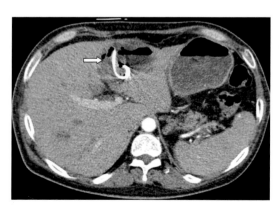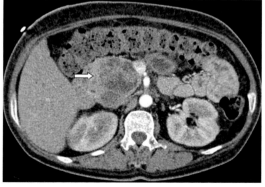

A.肝左叶肿胀，其内可见类圆形混杂低密度影，其内可见管状高密度经前腹壁与体外相通，病灶内见气液平面改变，增强后其内稍高密度影轻度强化　　　　B.胰头区结构紊乱，可见软组织密度影，其内密度不均匀，增强后呈不均匀强化，病变范围约为6.4cm×7.1cm，病变与周围结构分界不清

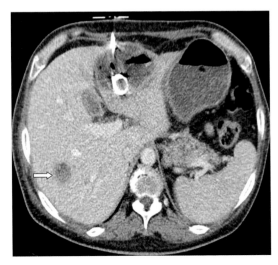 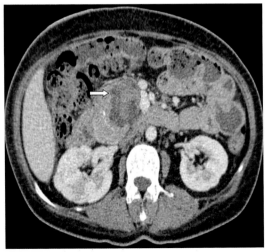

C.肝左右叶可见多发类圆形低密度影，边界清晰，增强后病变内稍高部分轻度强化，病灶直径1.0～3.7cm

D.CT增强：肝左叶含血供病灶并肝内积气，胰头区乏血供占位性病变，考虑恶性肿瘤，肝内多发含血供病灶，转移可能大

图35-4　穿刺术后CT影像学表现

【术前规划】

患者胰头区乏血供占位性病变，病灶病灶呈囊实混合性动脉期明显强，考虑胰腺恶性肿瘤可能。术前肝脓肿留取引大肠埃希菌检出，肝脓肿诊断明确，但肝内多发转含血供病灶，不除外肝内转移可能，手术方案拟定为剖腹探查、腹腔粘连松解、胰十二脂肠切除术（备联合左肝部分切除术）。

【术中照片】

见图35-5。

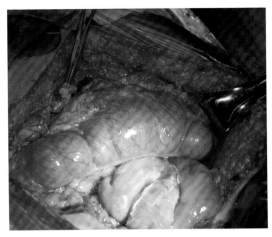 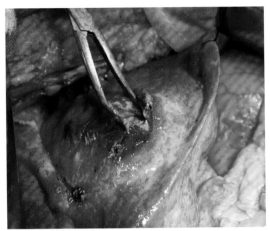

A.患者肝脓肿破裂后腹腔广泛肠粘连

B.肝左叶溃破的脓肿，术中有黏稠白色脓液

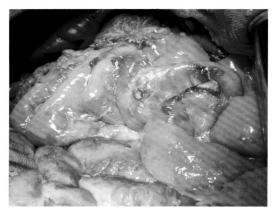
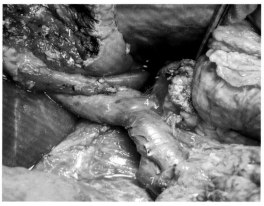

C.患者肝脓肿破裂后肠粘连

D.肝胰十二指肠切除术后（1.肝断面；2.胰腺断端；3.门静脉；4.脾静脉；5.结肠中静脉；6.肠系膜上静脉；7.胃结肠静脉干）

图35-5 术中照片

【术后病理】

见图35-6，图35-7。

病理：(肝脏、十二指肠、胰腺、部分胃壁、胆囊) 胰腺神经内分泌肿瘤，G2，瘤组织侵犯十二指肠系膜、肝；胰腺切缘、胃壁切缘、十二指肠切缘、肝脏切缘未见瘤组织，慢性胆囊炎淋巴结（2/7）第14组（2/4）可见瘤组织转移免疫组化：CK7（+），CK18（+），Ki-67（+1%），AFP（+），CD56（+），SYN（+），CGA（灶+），β-CATE（+），PR（+），AACT（+）。

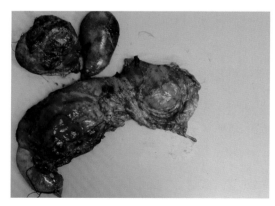
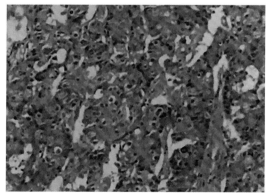

图35-6 切除术后标本

图35-7 病理切片（HE×100）

【术后情况】

术后无胰瘘、胆漏，术后18d出院。家属因经济条件原因，后续未行靶向药物索坦等综合治疗。术后80d复查CT示：肝左右叶可见数个类圆形稍低密度灶（考虑转移瘤），考虑肝胰十二指肠术后复发。术后1年22天死亡。

【术后点评】

患者因"高热，剧烈腹痛"入院，查体可见板状腹，且肝脓肿穿刺引流液培养：大肠埃希菌检出。给予超声引导下置管引流后患者症状穿刺引流后第3日，体温及腹部体征明显好转。术前从影像上看，考虑胰腺乏血供占位压迫胆管诱发胆管炎导致肝脓肿可能，肝脓肿破裂诱发腹膜炎，亦或胰腺肿瘤肝转移，转移灶坏死后引发肝脓肿。术前并未考虑到为胰腺神经内分泌肿瘤肝转移。术后病理提示胰腺神经内分泌肿瘤，瘤组织侵犯十二指肠系膜、肝脏。肝脏转移灶可能因为瘤体内部缺血坏死继发感染以肝脓肿的临床表现出来。

胰腺神经内分泌肿瘤（pancreatic neuroendocrine neoplasms，pNEN），原称为胰岛细胞瘤，约占原发性胰腺肿瘤的3%。由于大部分pNEN是散发和无功能性的，多因肿瘤局部压迫症状或体检时发现，部分因肝及其他部位的转移，进一步检查发现原发pNEN病灶。功能性pNEN常表现为激素相关的症状，如低血糖、多发性消化性溃疡、腹泻等，临床上通常较早发现。手术是pNEN的主要治疗手段，也是目前唯一可能治愈pNEN的方法，手术的目的是争取R_0切除。

关于局部进展期和转移性pNEN的手术治疗：局部不可切除pNEN的影像学评估和标准参照胰腺外科学组的《胰腺癌诊治指南（2014）》。目前认为，减瘤术或姑息性原发灶切除不能延长患者的生存，但在下列情况下可考虑。①局部晚期或转移性G1/G2级无功能pNEN患者，为预防或治疗出血、急性胰腺炎、黄疸、消化道梗阻等严重危及生命和生活质量的并发症，可行姑息性原发灶切除术。②功能性pNEN的减瘤术对功能性pNEN患者，减瘤手术（切除>90%的病灶，含转移灶）有助于控制激素的分泌，缓解激素过量分泌的相关症状。减瘤术时应尽可能保留正常的组织和脏器。③无功能性pNEN的减瘤术对无功能转移性pNEN，如仅存在不可切除的肝转移灶，原发灶切除可能有利于对肝转移灶的处理，可考虑原发灶切除。

对于晚期pNEN的综合治疗：肝脏是pNEN最容易出现远处转移的部位，如果手术能切除绝大部分转移灶（>90%），可考虑原发灶和肝转移灶同期或分期切除。如肿瘤位于胰头部，建议先做肝转移灶切除，然后二次手术切除胰十二指肠。拟行肝转移灶切除时，应满足以下条件：①分化好的G1/G2肿瘤；②无远处淋巴结转移和肝外转移、无弥漫性腹膜转移；③无右心功能不全。肝转移灶切除的患者5年生存率为47%～76%，高于未切除者的30%～40%，但切除后的复发率可达76%，且多数于2年内复发。该患切除术后13个月死亡。

对初始合并转移的pNEN患者，如转移灶和原发灶均获得R_0切除，因复发率高，建议给予辅助治疗预防复发。但采用何种治疗方法或药物，目前尚没有成熟的方案，建议开展前瞻性临床研究。

（谢　于　王　政）

参考文献

中华医学会外科学分会胰腺外科学组.胰腺神经内分泌肿瘤治疗指南(2014)临床肝胆病杂志,2014,30(12):1246-1248

CAPLIN ME,PAVEL M,CwlKLA JB,et al Lanreotide in metastatic enteropancreatic neu roendocrine tumors.NEngl J Med,2014,371(3):224-233

HASHIM YM,TRINKAUS KM,LINEHAN DC,et al.Regionallymphadenectomy is indicated in the surgical treatment of pancreatic neuroendocrine tumors(PNETs) Ann Surg,2014,259(2):197-203.

MAYO SC,de JONG MC,PULITANO C,et al.Surgical man—agement of hepatic neurOendOcrine tumor metastasis:results from an international multi—institutional analysis.Ann Surg Oncol.2010,17(12):3129-3136

STROSBERG J,GARDNER N,KVOLS L.Survival and prog-nostic factor analysis of 1 46 metastatic neuroendocrine tumors of the mid-gut Neu roend0crjno10gy,2009,89(41:471-476.)

——— 病例三十六 ———

胰十二指肠联合右半结肠切除术

临床上，胰十二指肠切除术中经常涉及联合脏器的切除。

【一般情况】

患者，男，55岁；因"上腹部胀痛不适伴呕吐3月余"入院。患者入院前3个月无明显诱因出现上腹部胀痛不适。入院前2周就诊于外院考虑：胰头十二指肠沟肿物。为进一步治疗入院。查体：皮肤、巩膜无黄染，左侧季肋区下可见弧形陈旧性手术瘢痕约15cm，腹部未见明显阳性体征。既往：因"脾结核"，于当地医院行脾切除术，术中有输血史，输入RBC400ml。

【实验室检查】

WBC：12.73×10^9/L、PLT336$\times 10^9$/L↑、MID 78.9%↑、CA19-9 179.9 U/ml，TBIL：36.22μmol/L、γ-GT：22.5U/L、ALT：31.1U/L、凝血无明显异常，传染病：（－），结核杆菌抗体（－）。

【术前影像】

见图36-1。

【术前规划】

从术前影像上看，考虑壶腹部占位，增强CT动脉期强化不明显，胰头与十二指肠间隙见不规则软组织肿块且向下生长，肿块与胰头相连紧密，与周围十二指肠及结肠分界不清，静脉期强化不明显，患者胰管不扩张肝内胆管不扩张，符合恶性肿瘤影像学特点，考虑壶腹恶性肿瘤。诊断明确，肿瘤侵犯。手术方案拟定为腹腔粘连松解、扩大胰十二指肠切除术。

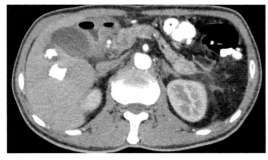 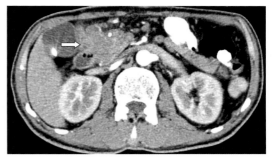

A.CT动脉期：动脉期强化不明显，胰头与十二指肠间隙见不规则软组织肿块且向下生长

B.CT动脉期：胰头肿块与胰头相连紧密，与周围十二指肠及结肠分界不清

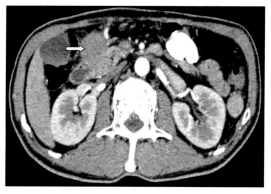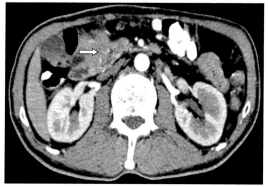

C.CT静脉期：瘤体静脉期强化不明显　　　　　D.CT静脉期：胰管不扩张肝内胆管不扩张，考
　　　　　　　　　　　　　　　　　　　　　　　　　　　　虑壶腹恶性肿瘤

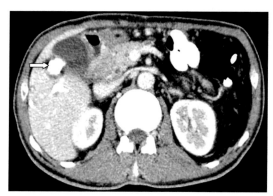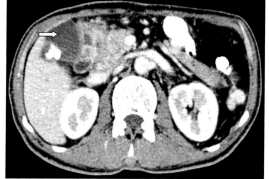

E.肝实质内可见多发大小不等类圆形斑片状无血供钙化灶

图36-1　术前影像学表现

【术中照片】

见图36-2。

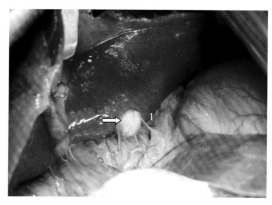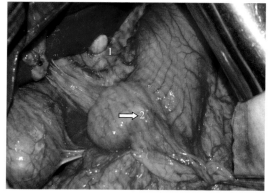

肝脏内无血供钙化灶（1.钙化灶）　　　　　　壶腹部占位侵及结肠（2.壶腹部占位）

252

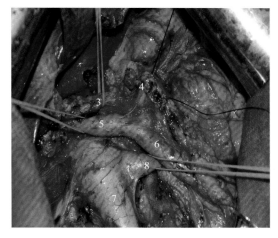 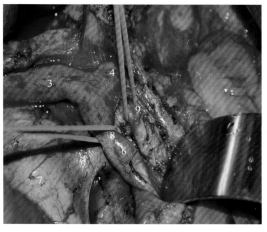

切除瘤体，血管骨骼化（3.肝动脉；4.脾静脉；5.门静脉；6.肠系膜上静脉；7.下腔静脉；8.右肾静脉）

血管骨骼化（4.脾静脉；5.门静脉；6.肠系膜上静脉；7.下腔静脉；8.右肾静脉；9.肠系膜上动脉）

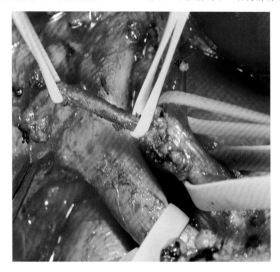

血管骨骼化（3.肝动脉；5.门静脉；10.门脉右支；11.肝右动脉；12.肝左动脉）

图36-2　术中照片

【术后病理】

病理：壶腹部中-低分化腺癌，肿瘤大小4cm×4cm×3cm，侵犯周围胰腺及十二指肠全层，侵犯结肠浆膜层及黏膜下层，脉管内见癌栓，可见神经侵犯，胃、十二指肠、胰腺、胆管、结肠切缘均未见癌组织，自取胃大弯旁、胰腺旁、结肠系膜淋巴结未见转移癌（分别0/1,0/3,0/4），送检16组淋巴结未见转移癌（0/11），胆囊慢性炎伴钙化。（肝结节）送检部分纤维结缔组织玻璃样变性伴钙化。免疫组化：CK（+），CK7（+），CK19（+），S-100（+），CYCLIND1（灶+），P16（灶+），CEA（灶+），Ki-67（+70%）。见图36-3，图36-4。

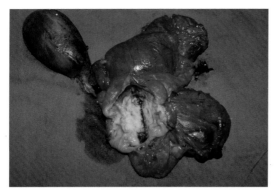

图 36-3　术后标本

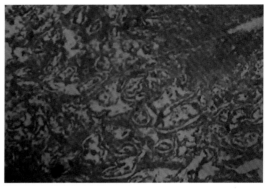

图 36-4　病理切片（HE×100）

【术后情况】

1. 术后无胰瘘、胆漏，术后 22d 出院。术后无腹泻情况发生。术后予以奥沙利铂 130mg/（m² · d）替吉奥 80mg/（m² · d）一日 2 次 4 周，每 5 周静脉化疗，共 4 次。

2. 术后 9 个月复查 CT 发现肝脏转移于 2015-12-15 行 CT 引导下肝转移瘤射频消融术，2015-12-29 行肝转移癌介入栓塞治疗术。术后恢复好。

3. 至今术后 1 年 10 个月患者仍存活。

【术后点评】

患者术中探查发现瘤体侵犯结肠，故行胰十二指肠联合右半结肠切除术。患者术中可触及多个肿大的淋巴结，予以扩大的淋巴结清扫术后病理提示未见转移癌。

对于胰十二指肠的清扫范围，美国的 Sloan Kettering Cancer Center 纪念医院胰腺中心曾详细描述了淋巴结的清扫范围。幽门上及下淋巴结（LN5，LN6），肝总动脉前方淋巴结（LN8a），肝十二指肠韧带淋巴结（肝总管、胆总管及胆囊管淋巴结，LN12b1，12b2，12c），胰十二指肠背侧上缘及下缘淋巴结（LN13a-b），肠系膜上动脉右侧淋巴结（LN14a-b），胰十二指肠腹侧上缘及下缘淋巴结（LN17a-b）。完整切除钩突，肠系膜上动脉右侧 180。做到骨骼化。上述淋巴结与标本整块切除。不建议常规清扫肝动脉后方（LN8p）及腹主动脉旁（LN16b1）淋巴结，不建议清扫腹腔动脉干（LN9）、胃左动脉（LN7）及脾动脉周围（LN11）淋巴结，不建议全周清扫肠系膜上动脉周围淋巴结（LN14d-C），一般以清扫右侧为主，清扫左侧会引起长期腹泻情况。且根据文献报道 Iqbal 等的荟萃分析发现扩大淋巴结清扫术虽然增加了清扫的淋巴结数量和降低了切缘阳性的比例，但胃排空延迟的发生率增高，患者的生存期无明显延长。此例患者术中发现肠系膜上动脉周围有融合淋巴结，且为避免术后顽固性腹泻的发生。故术中清扫了肠系膜上动脉右半周的淋巴脂肪组织。

胰十二指肠术中经常涉及到联合脏器的切除，由于结肠肝曲与胰头、十二指肠关系密切，因此经常出现结肠肝曲受累的情况。若术中发现结肠肝曲受累，手术时可先离断结肠，给后续的操作带来开阔的视野和空间，但此时必须评估好胰十二指肠的可切除性，术者需确保后续的胰十二指肠切除顺利进行。否则在断了结肠后若不能切除胰十二指肠则陷入被动的局面。术后管理至关重要。应注意以下几方面：①良好的监护，预防器官功能障碍的发生；②胰十二指肠术后常有胃肠功能恢复延迟，应加强营养支持；③严密观察引流情况，及时发现和处理出血和吻合口瘘的发生；④积极有效的抗感染治疗。局部复发和远处转移仍是患者面临的主要问题。围术期处理的加强，术后综合治疗的不断完善，对于局限于局部浸润，又能耐受手术切除的病例，应采取积极的联合脏器切除，不仅可提高手术切除率，还可以最大限度的延长患者的生存期。这是一种值得探索的方法，其真正的价值仍需病例的累及随访结果。总之，切除手术前应进行仔细综合评估，充分完善准备，以保证手术治疗的合理性、有效性和安全性。

（谢　于　杨鸿魁　王　政）

参考文献

Fuhrman GM,Leach SD,Staley CA,et al.Rationale for en bloc veinresection in the treatment of pan creatic adenocarcinoma adherent to the superior mesenteric portal vein confluence .Ann Surg,2006,223(2):154-162

furukawa T,Watanabe M,Ozawa S,et al.Development of en-doscopic surgery for the minimally invasive treatment of digestiveand other diseases.Keio J Med,2001,50:167-l71

IQBAL N,LOVEGROVE RE.TILNEY HS,et al.A compari。son of pancreaticoduodenectomy with emended pancreaticoduodenectomy:a meta-analysis of 1 909 patients.Eur J Surg Oncol,2009,35(1):79-86

Jeong HY.Yang HW,Seo SW.et al.Adenocarcinoma arisingfrom an ectopic pancreas in the stomach. Endoscopy.2002,34:1014-1019

Kama NA,Reis E,Dogany M,et al.Radical surgery of coloncancers directly invading the duod enum,psnclls and liver.Hepat-ogastroenterology.2001.48:114-117

Ohigashi H,lshikawa O,Sasaki Y,et al.K-ras point routation in thenerve plexuses around the superior mesenteric artery in resectableadenocarcinoma of the pancreatic head:distrihurion pattern and relatedfactors.Arch Surg,2010,(2):1450-1455

Prasd TR,Gupta SD,Batnagar V Ectopic pancreas associatedwith a choled0chalcyst and extrahepatobiliary atresia. PediatrSurg Int,2001,17:552-556

病例三十七

胰腺中低分化腺癌（胰十二指肠切除、门静脉楔形切除、肠系膜上静脉部分切除重建术）

胰十二指肠切除术中经常遇到血管切除重建的问题，对于血管切除重建术前一定要掌握好手术指征，做好术前的影像学评估和手术规划。

【一般情况】

男性，72岁，因"间断呕吐2周，后背部疼痛3d"于2015-08-17入院。既往"冠心病、心肌梗死，曾行2次冠脉支架置入术、糖尿病、高血压、白内障手术、短暂性脑缺血发作、多发脑血管多发狭窄、脑供血不足、脑外伤、前列腺增生症"等病史。入院查体：全身皮肤黏膜无黄染，腹软，右上腹部压痛，无反跳痛及肌紧张，未触及包块，肝脾肋下未触及，墨菲征可疑阳性，移动性浊音阴性，肝区及双肾区无叩击痛，肠鸣音3～5次/min。

【实验室检查】

入院后：患者糖基抗原199 278.7U/ml、糖类抗原50 96.4U/ml、糖类抗原242 49.20U/ml。凝血功能：正常。肝功能：谷丙转氨酶189.6U/L、谷草转氨酶222.4U/L、总胆红素159.99μmol/L、直接胆红素：142.56μmol/L，肾功能：尿素氮2.88mmol/L、肌酐56.37μmol/L。

【术前影像】

见图37-1。

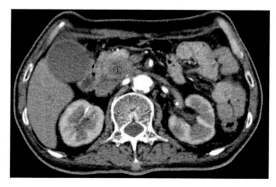

① CT增强动脉期肿瘤显示低密度

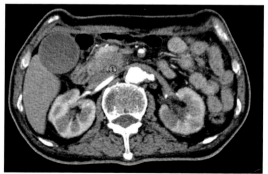

① CT增强动脉期肿瘤显示低密度

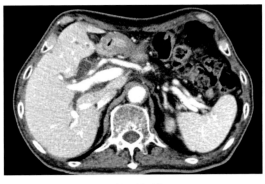

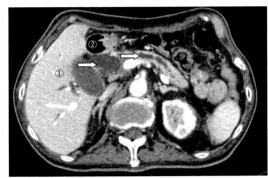

CT 增强静脉期

①总管、②胰管扩张

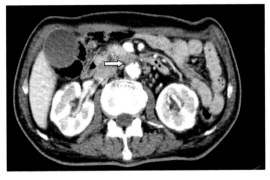

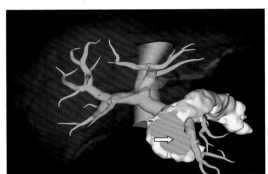

肿瘤可疑侵犯门静脉

侵犯肠系膜上静脉约1.5cm（3D重建）

图 37-1　术前影像

【术前规划】

根据影像评估患者胰腺癌诊断明确，引起梗阻性黄疸，肿瘤与门静脉有粘连或侵犯门静脉可能；同时肿瘤侵犯部分肠系膜上静脉，侵犯长度约1.5cm。我们在3D影像上得到了进一步的验证。鉴于受累血管的长度在计算机上测量为1.5cm左右，因此考虑行胰十二指肠联合门静脉楔形切除、肠系膜上静脉部分切除重建术，重建血管采取端端吻合。

【术中照片】

见图 37-2。

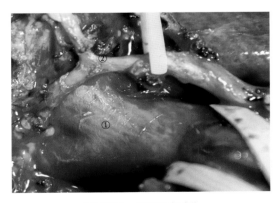

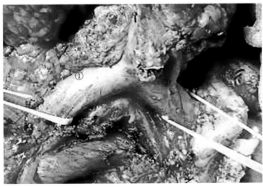

①门静脉；②肝固有动脉

①门静脉；②肠系膜上静脉

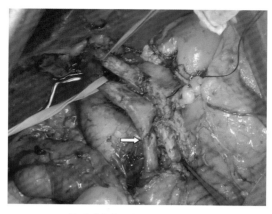
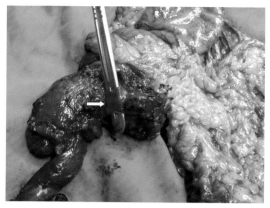

肠系膜上静脉部分切除吻合后　　　　　　　　　肠系膜上静脉

图37-2　术中照片

【术后病理】

胰腺中-低分化腺癌，大小约5cm×4cm×3cm，肿瘤位于胰腺，侵犯胆总管壁及胰腺与十二指肠交界处，可见神经侵犯。胰旁淋巴结（0/3）未见转移癌，送检门静脉与肠黏膜上静脉连接处未见癌。胆囊慢性炎。免疫组化：CK（＋），VIM（－），CK7（＋），CK18（＋），CK19（＋），S-100（－），P16（－），P53（－），Ki-67（＋60%），CEA（＋），DPC4（－），CYCLIND1（－），CA-19-9（＋）。见图37-3，图37-4。

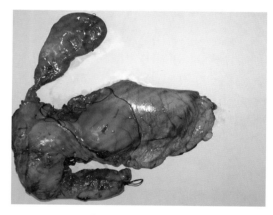
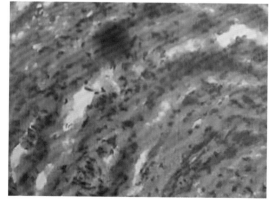

图37-3　术后标本　　　　　　　　　　图37-4　病理切片（HE100×）

【术后点评】

近年来，越来越多的证据显示胰头癌联合肠系膜上静脉或门静脉切除，未显著增加围术期并发症及病死率，预后和无静脉受累行标准术式患者近似，故一些学者提倡行联合门静脉切除的胰腺切除手术。

目前的二维影像上对于血管是否受累大多数临床经验丰富的外科医师大多都能够进行准确的判断，但基于二维影像的局限性，其提供的是个平面的情况，术者需将二维的影像在脑海里转化为立体的空间情况，在一些经验不是很丰富或者腹腔内管道结构比较复杂，各个脏器相互之间有折叠交错情况下，有时在术前不能做到很好的判断。而可视化3D影像的出现，在一定程度上很好的解决了这类问题。可视化3D影像可以多角度、多层次的分析各个管道结构的走行、相互关系且可在计算机上计算出长度、管径等数值，模拟手术方案等。给外科医师提供了一个立体空间的影像资料，避免了各管道之间的相互折叠遮掩等因素导致的盲区，能够更加丰富准确的提供各个管道之间的相互关系。此例患者术前在3D影像上即计算出受累血管的长度，术前即做出了联合血管切除重建，采取端端吻合的手术方式，使得术者术前即胸有成竹。

联合血管切除的Whipple术的理论与实践依据：①肿瘤与PV/SMV关系密切可能是其起源邻近血管，并非是恶性生物学行为的表现。②术前的影像学检查和术中探查均无法准确判断血管的侵犯是肿瘤浸润或炎性粘连。Nakao等报道89例联合PV/SMV切除的胰头癌，组织学检查发现仅55有肿瘤的血管浸润。Nakagohri等报道33例PV切除中17例有肿瘤浸润，占51.5 9/6。Aramaki等报道22例中37%无血管浸润。术前二维图像评估血管侵犯较差，我们引入3D重建可更准确的评估肿瘤跟门静脉及肠系膜上静脉之间的关系，以把握好术中的主动权。

以往认为肿瘤侵犯肠系膜上静脉（superior mesenteric vein，SMV）、门静脉（portal vein，PV）和肠系膜上动脉（superior mesenteric artery，SMA）均不能手术，但现在认为肿瘤侵犯肠系膜上静脉/门静脉（SMV/PV）并非肿瘤晚期，可行SMV/PV切除的PD，这使5年生存率由原来的8.0%提高到20.0%。根治性手术的关键是切除受侵段门静脉并重建之，使门静脉血流再通。越来越多的证据显示采取联合门静脉部分切除、血管重建的胰十二指肠切除术使患者的生存质量大为改善，存活时间延长。当肿瘤只侵犯PV的侧壁不超过其管径的1/3时，只须将肿瘤略向右侧牵拉，以阻断血流，将被侵犯的血管连同肿瘤一并切除，修复血管，修复后的血管不会影响血流通过。当受侵血管范围超过其管径的1/3。PV切除在3 cm以内行端端吻合术，吻合是安全的，吻合口一般没有张力，如张力高可游离PV/SMV或可切断结扎脾静脉。也有报道称缺损达7～8 cm者仍可直接吻合。不超过5 cm多可直接吻合，也有少量报道切除FV/SMV长度<5.0 cm时，可通过切断脾静脉，游离SMV外科干、游离小肠系膜根部及游离升结肠和回盲部，直接行门脉端端吻合。门静脉阻断的安全时限是人们普遍关注的问题。一般认为术中阻断时间在60 min以内是安全的，否则应行转流术。也有个别报道门静脉阻断达2 h而未行转流，仅见小肠轻度水肿，肠系膜散在出血点。可依据肠道淤血情况而决定阻断时间。此患者术前评估肿瘤侵犯肠系膜上静脉近端，门静脉可以侵犯，术中探查证实门静脉侧壁受侵给予楔形切除，术后无门静脉血栓形成。

【术后情况】

本病例中胰腺肿瘤侵犯门静脉侧壁、肠系膜上静脉。门静脉侧壁行楔形切除，肠系膜上静脉行部分切除后端端吻合。术后超声提示无门脉及肠系膜上静脉栓形成。术后恢复良好，术后14d出院。术后随访2个月时患者死于脑梗死。

（谢　于　郝法涛　王　政　郝利恒）

参考文献

中华医学会《胰腺癌诊治指南》(2014年)

Ararllaki M,Matsumoto T,Etoh T,et al.Clinical significance of combined pancreas and portal vein resection in surgery for pancreatic careinoma.Hepato-gastroenterology.2003,50:263 266

Lang H,Radtk A,Hindennach M,et al.Imapct of virtual tumor resection and computer-assisted risk ananlysis on operation planning and intraoperative strategy in major hepatic resection [J].World J Surg.2007,31(1):175-185

Leach SD,Lee JE,Charnsangavej C,et al.Survival following pancreatic-coduodenectomy with resection of the superior mesen-teric-portal vein confluence for adenocareinoma of the pancreatic head.Br J Surg,1998,85;611-617

Nakagohri T,Kinoshita T,Konishi M,et al.Survival benefits of portal vein resection for pancreatic cancer.Am J Surg.2003,186:149-153

Nakao A,Harada A,Nonami T,et al.Clinical significance of portal invasion hy pancreatic head carcinoma. Surgery,1995,117:50-55

Popescu I,Dumitrascu T Pancreatoduodenectomy-past,present and future.Chirurgia (Bucur),2011.106(3):287-296

病例三十八

全胰腺联合脾切除，门静脉切除重建术

胰腺癌是常见的恶性程度很高的消化道肿瘤，目前手术切除仍是能够提高此类疾病远期生存率的唯一有效方法。由于早期症状隐匿，仅有15%的患者在确诊时被评价为可能切除，剩余85%的患者发生局部进展或远处转移。对于这些病例，除手术切除，其他辅助治疗手段效果甚微，且不稳定。即使针对早期肿瘤，辅助治疗也无法保证患者长期存活。因此，目前的证据仍然支持尽最大努力为患者提供手术治疗的机会。根据肿瘤发生的部位，目前，标准的胰腺肿瘤学切除流行的术式包括胰头癌的标准胰十二指肠切除术（Whipple）、胰体尾癌的胰体尾切除术及全胰切除术。基于多年针对胆胰肿瘤切除的临床经验，我们在实践中建立一种全新的手术思路与术式，即"桥跨式人造血管转流下侵及门静脉的胆胰肿瘤整体切除术"，取得较为满意的近期效果。

【一般情况】

患者，窦某，男性，28岁，主因"餐后腹胀不适1个月"入院。1个月前无诱因出现进食后腹胀不适，伴皮肤黏膜黄染，2015年5月1日就诊于淄博市临淄区人民医院，检查提示为"胰头占位、梗阻性黄疸"；5月5日行胆道支架置入减黄，5月13日行CT引导下胰腺穿刺活检术，病理提示为"胰腺导管腺癌"。既往体健。

【实验室检查】

入院血液化验：

血常规：白细胞计数 3.3×10^9/L，血红蛋白 116g/L。

生化：谷丙转氨酶 45 U/L，总胆红素 29.50 μmol/L，直接胆红素 27.22 μmol/L。

凝血酶原时间（INR）：1.062s。

肿瘤标志物：糖基抗原19-9 11.4 U/ml，AFP 971.7ng/ml，CEA：1.02ng/ml。

【术前影像及分析】

影像学表现：2015年5月15日腹部增强CT扫描提示肝边缘锐利，肝左外侧叶可见直径约0.6cm的类圆形结节，平扫呈低密度，增强可见动脉期明显强化，静脉期及延迟期持续强化，强化程度减低。肝内外胆管扩张，胆总管内见高密度管状影，周围可见气体影。胆囊不大，壁较厚，呈相对低密度。肝门区及胰周可见纡曲增粗血管团，胰头区见大小约 3.3cm×5.2cm×6.3cm 的团块，边界欠清，平扫就增强CT值分别为42HU、63HU、76HU、77HU。胰管扩张。周围及腹膜后可见多发肿大淋巴结，大者约 2.4cm×3.0cm，呈中等强化。脾较大，下缘达肝下缘水平，其内未见确切异常密度。胃底食管静脉扩张，可见扩张静脉连接左肾静脉及胃底食管静脉丛，右侧肾静脉受压。肠系膜上静脉未见确切显示。

（图38-1）。

　　影像学意见：①胰头区含血供占位性病变伴增大淋巴结，考虑恶性肿瘤性病变，胰头癌？伴胆管梗阻；②门静脉海绵样变，肠系膜上静脉受累未见确切显示，侧支形成，胃肾分流；③脾大；④肝左外侧叶富血供结节，考虑良性病变，血管瘤。图38-2结合病史，胆管支架置入后改变，请与老片比较。

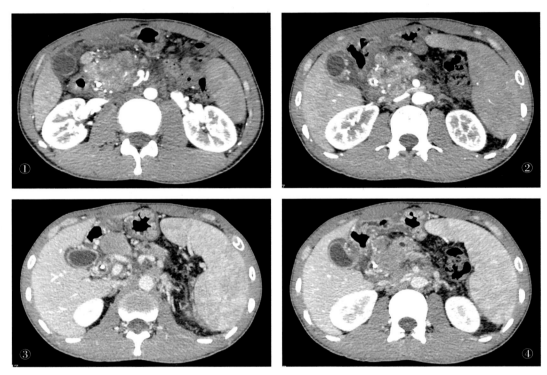

图38-1　术前影像学表现

【术前规划】

　　该患者影像学检查提示胰头区含血供占位性病变，曾于外院行胆道支架置入术减黄，胰头肿物病理诊断为"胰腺导管腺癌"，具有手术指征。该病例存在脾大、门静脉海绵样变伴侧支形成、肿瘤浸润包绕门静脉及部分肠系膜上静脉，难以剥离。经讨论决定，术中视情况切除该段受侵静脉，以人工血管重建门静脉与肠系膜上静脉血流，行全胰腺联合脾切除，实现 R_0 切除胰腺肿瘤的目标。

【术中照片及过程】

1. 切除病变组织

（1）腹腔探查，开腹后见腹腔内无转移结节。

（2）切断胃远端、胆总管、空肠：在十二指肠上缘、胆总管内侧切开小网膜，在胃十二指肠动脉分出胃右动脉并结扎，切断胃右动脉，游离胃远端约1/3，在系膜根部左侧确认屈氏韧带，并在其下方第二个血管弓约10cm处游离空肠，以L100直线切割闭合器离断胃远端，并自屈氏韧带下方10cm处切断空肠。向右侧牵拉胃远端，充分显露肝十二指肠韧带和胰腺。逆行切除胆囊，切开肝十二指肠韧带，分离出胆总管，将胆总管中下段连同周围结缔组织一并向下方游离至胰腺上缘，自胆总管中上段横断胆总管，其内见塑料胆道支架，有金黄色胆汁流出。

（3）切断胰腺：游离、显露胰腺颈部后方的肠系膜上静脉、门静脉，可见后方门静脉被肿瘤包绕。自胰腺颈部自前向后沿门静脉右侧切断胰腺，注意保护门静脉，可见胰腺切面质硬，呈灰白色（图38-3）。

（4）门静脉人工血管重建：因肿瘤浸润包绕门静脉及部分肠系膜上静脉，无法剥离。拟将该段浸润静脉切除，因切除段静脉较长，遂行人工血管重建。将直径12mm人工血管修剪后，两端分别与肠系膜上静脉侧壁、门静脉侧壁吻合，保证局部静脉回流，吻合完成后开放血流，未见吻合部位出血，见图38-4。

（5）切除门静脉及胰腺钩突：自人工血管吻合口内侧将门静脉及肠系膜上静脉夹闭，将该段门静脉及部分肠系膜上静脉切除，断端以prolene线缝合。自切除的肠系膜上静脉右侧及后壁分离胰腺，分别结扎小的属支，注意保护后方肠系膜上动脉（图38-4）。充分游离后将胃远端、十二指肠、空肠上段、胰头、胰腺钩突连同胆总管下端整块切除，移除标本。胰腺后腹膜未发现肿大淋巴结。

（6）切除脾、胰体尾：自胰腺上方找出脾动脉予以结扎。分离、切断脾结肠韧带，自左侧将脾翻起游离脾，向上游离脾胃韧带，注意缝扎胃短动脉，将脾后方游

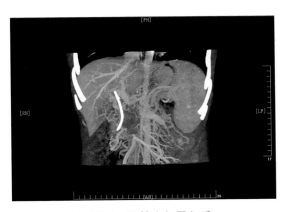

图38-2　胆管支架置入后

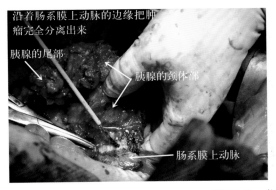

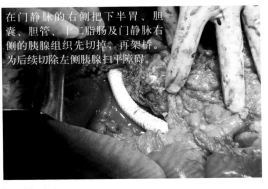

图38-3　术中照片（一）

离后分离脾蒂，以血管钳分离后分别结扎。自左向右自胰尾后方游离胰腺至胰腺断端，侵犯动脉处电刀锐性切除，将脾及剩余胰体尾组织一并切除，移走标本。

（7）骨骼化肝十二指肠韧带：游离肝十二指肠韧带，辨认并显露门静脉及肝固有动脉，将其周围淋巴脂肪组织切除。以大量温热生理盐水冲洗腹腔，彻底止血。

2.重建消化道

（1）胆总管-空肠吻合：在横结肠后方将远端空肠断端上提，距该断端5cm处系膜对侧做长轴向切口，以3-0胆道缝合线无张力下行胆管空肠后壁连续、前壁连续全层吻合。吻合完毕检查胆肠吻合口未见胆汁漏出。空肠襻断端直线切割闭合器闭合，1号丝线行浆肌层加强缝合，关闭横结肠系膜孔。

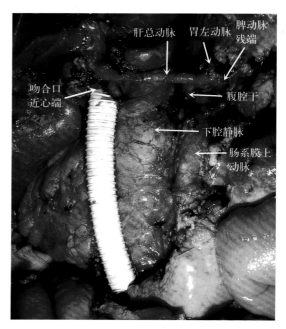

图38-4　术中照片（二）

（2）胃-空肠吻合：将空肠提至结肠前，距胆肠吻合口约40cm空肠处，以荷包钳夹闭空肠系膜对侧肠管，将肠壁切除后置入25.5mm管状吻合器底座并用荷包线固定；高频电刀切开远端胃前壁约2cm，置入25.5mm管状吻合器，自胃后壁无血管区戳出，与空肠吻合器底座连接牢靠后，行空肠-胃后壁侧侧吻合，将胃管、空肠喂养管分别送入空肠输入襻和胃肠吻合口下方空肠输出襻内。胃断端远侧切开处上方以直线切除闭合器再次切除部分远端胃及其所属大网膜，移走标本后丝线间断加强缝合胃断端，1号丝线缝合胃空肠吻合口浆肌层。

（3）止血、引流：大量温生理盐水冲洗腹腔，彻底止血，分别于胆肠吻合口、胃肠吻合口处放置止血纱布，并放置腹腔引流管各2根，经左中腹、右中腹自腹壁戳孔引出并固定。清点纱布、器械准确无误，逐层关腹。

【术后病理】

1.送检标本照片　见图38-5。

2.病理诊断　胰腺腺泡细胞癌。

免疫组化：AACT（+），AAT（+），EMA（−），CD56（−），CK（+），CK7（+），CK18（+），CK19（−），CK20（−），S-100（−），P53（−），CEA（+），Ki-67（+30%），CgA（−），Syn（−），B-cate（+），PR（−），CD10（−）。

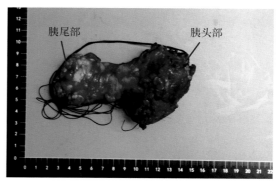

图38-5　术后大体标本

【术后恢复情况】

1. 一般情况　术后患者恢复顺利，未发生腹腔出血、胆瘘、肠瘘及肺部感染等并发症。术后第12天拆线，第15天拔除全部腹腔引流管，第17天出院。

2. 术后化验结果

血常规：白细胞计数 8.36×10^9/L，血红蛋白 106g/L。

生化：谷丙转氨酶 53.6 U/L，总胆红素 8.37 μmol/L，直接胆红素 4.38 μmol/L。

凝血酶原时间（INR）：0.95s。

肿瘤标志物：糖基抗原 19-9 8.1 U/ml，AFP 107.2ng/ml。

3. 术后影像

（1）影像学表现：全胰联合十二指肠切除、脾切除术后，肝门区、胰腺区见多个团块状低密度，边界不清，其内密度不均匀，CT值约10HU，其内及肝门胆管区见管状物影。脾缺如，胃腔不规则，胃壁见条状高密度。胆囊显示不清，腹腔内脂肪间隙密度弥漫性增高。肝左外叶似见片状稍低密度。双肾形态及密度未见确切异常。肝门区结构紊乱，腹膜后结构分界欠清。左侧胸腔内少许见弧形液体密度。

（2）影像学意见：①全胰联合十二指肠切除、脾切除术后改变；②肝左外叶可疑稍低密度灶；③左侧胸腔少量积液。

见图38-6。

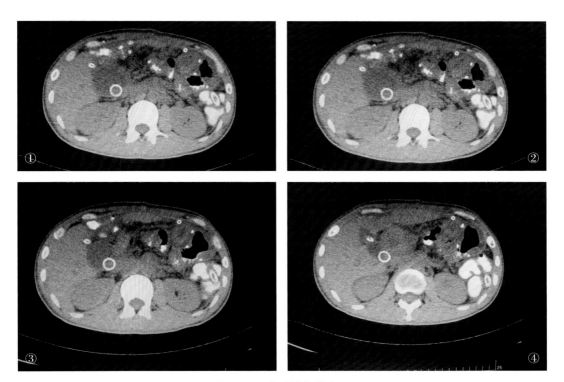

图38-6　术后影像学表现

265

【术后点评】

研究证实，阴性组织切缘，所谓R_0切除，是预测存活率的独立指标。约50%接受手术切除的胰腺癌患者最终不幸证实切缘阳性。无论是镜下阳性（R_1），还是大体阳性（R_2），都会显著降低手术切除相对于姑息性短路的优势，甚至可以忽略。即使成功取得R_0切除，患者仍然有很大可能死于局部复发或远处转移。在胚胎发育过程中，淋巴管道与神经丛相伴发生，并与胰腺的双胚芽发育紧密相关。这种胚胎学特点奠定了未来肿瘤转移的解剖学基础：神经侵袭占69%，淋巴结转移占70%。因此扩大切除，以最大限度去除受到潜在种植的胰周组织，就成为顺理成章的思路。胃、脾、横结肠、胰背筋膜结缔组织及所有神经淋巴结构全部被涵盖于扩大切除范围之内。

1972年Fortner提出了"胰腺区域性切除"概念，将门静脉（Type Ⅰ），甚至肠系膜上动脉（Type Ⅱ）纳入扩大切除及重建范围。该术式强调足够的软组织切缘及大血管骨骼化。Strasberg等于2003年提出模块化顺行根治性胰脾切除术（RAMPS），根据术前CT判断肿瘤在胰背的侵袭深度，RAMPS术式范围可达左肾上腺前方或后方，以确保R_0切除。Appleby式创立于1953年，包括全胃切除合并腹腔干整块切除。该术式起初是为胃癌根治设计，后来被改进用于胰腺癌合并动脉侵袭，并成为现在流行的胰尾切除术合并腹腔干整体切除术（DP-CAR）的鼻祖。DP-CAR可以控制以往"难治性疼痛"，并降低难治性腹泻的发病率，正在成为胰体尾癌的标准术式。

血管切除重建是扩大根治术达到R_0标准并延长生存期的不可分割的重要部分。据估计，50%的胰十二指肠切除（PD）涉及门静脉系统区段切除，而大部分（82%）此类重建可以通过一期端-端吻合实现。一期吻合可以避免使用血管搭桥，但是却导致手术时间延长，增加术中出血量，甚至诱发急性栓塞，造成不必要的损失和打击。血管搭桥虽然并不十全十美，但还是具有很高的应用价值。多种自体静脉移植物已被尝试应用于血管重建，如脾静脉、颈内静脉、髂外静脉、再通脐静脉等，具有并发症少的优点。尽管尚无确切数据支持静脉切除重建可以延长生存期，但是该操作极大地扩大了肿瘤根治的适应证，为患者带来生的希望。

基于我们的经验，降低胰腺癌根治术的手术难度，扩大可切除范围是该领域未来研究的一个重点。我们提出的"桥跨式人造血管转流下侵及门静脉的胆胰肿瘤整体切除术"就是针对上述背景和临床思路而设计的全新手术理念，我们将以往胰腺癌根治中的血管切除重建，从一个"不得不"的角度和环节，转变为一个"打基础"的环节。当探查发现血管受侵，肿瘤整块切除难度大时，直接以长段人造血管在门静脉主干及下方的肠系膜上静脉之间建立短路侧支，然后从容切除肿瘤。这一思路既避免了区域门静脉高压带来的出血问题，也显著减少切除过程中对肿瘤及受侵血管的挤压，降低医源性转移的风险。肿瘤整体切除后，再对相关血管进行骨骼化，清扫周围淋巴结和神经纤维，从而降低远期复发率。

扩大根治同时也意味着更大的手术规模，更严重的组织损伤，以及对患者状态更沉重的打击。尽管目前报道扩大根治术的术中死亡率与标准根治术接近，然而其广泛应用仍然受到术后并发症，包括胃排空障碍和胰瘘等的制约，尤其是腹腔镜手术。基于淋巴与神经在胰腺癌进展中的重要作用，日本的多个中心仍然坚持胰十二指肠扩大根治术（ERP）。尽管欧洲、美国、日本的完全随机对照研究并未证实该术式可以显著延长患者生存期，然而充分确切的淋巴结清扫仍然是胰腺癌根治术最重要的环节。

由于胰腺癌对放化疗和各种新辅助治疗敏感度差，长期反复治疗，相对费用很高。该术式能够一次性解决肿瘤切除及黄疸、疼痛、肠道梗阻等问题，因而在整体治疗方面能够显著降低成本。这一全新手术方式国际上尚无同类报道，我们已经在北京市和国内其他多家医院成功推广该项技术，近期疗效满意，远期资料仍在随访中。

（吕　伟　闫　涛　张　涛）

参考文献

Alexander Gluth,Jens Werner,Werner Hartwig.Surgical resection strategies for locally advanced pancreatic cancer. Langenbecks Arch Surg,2015,400(7):757-765

Alper Cesmebasi,Jason Malafant,Swetal D.Patel,et al.The surgical anatomy of the lymphatic system of the pancreas.Clin Anat,2015,28:527-537

Bin Li,Fu-Zhen Chen,Xiao-Hu Ge,et al. Pancreatoduodenectomy with vascular reconstruction in treating carcinoma of the pancreatic head.Hepatobiliary Pancreat Dis Int,2004,3:612-615

Cardenes HR,Chiorean EG,Dewitt J,et al.Locally advanced pancreatic cancer:current therapeutic approach. Oncologist,2006,11:612-623

Charles J,Yeo,John L,et al.Pancreaticoduodenectomy with or without distal gastrectomy and extended retroperitoneal lymphadenectomy for periampullary adenocarcinoma,part 2:randomized controlled trial evaluating survival,morbidity,and mortality.Ann Surg,2002,236:355-366; discussion 366-358

Christoph M.B,Matthias R,Dean B,Florian G, et al.Multivisceral resections in pancreatic cancer:identification of risk factors.World J Surg,2011,35:2756-2763

Frank W,MClinEpid,Ranjan A,et al.Grafts for mesenterico-portal vein resections can be avoided during pancreatoduodenectomy.J Am Coll Surg,2012,215:569-579

Hyemin Ham,Sang Geol Kim,Hyung Jun Kwon,et al.Distal pancreatectomy with celiac axis resection for pancreatic body and tail cancer invading celiac axis.Ann Surg Treat Res,2015,89:167-175

Joseph G; Fortner M.D .Regional pancreatectomy for cancer of the pancreas,ampulla,and other related sites.Tumor staging and results.Ann Surg,1984,199:418-425

Joseph G; Fortner M.D.Regional pancreatectomy for cancer of the pancreas,ampulla and other related sites.Jpn J Surg,1983,13:385-394

Lea Matsuoka,Rick Selby,Yuri Genyk.The surgical management of pancreatic cancer.Gastroenterol Clin North Am,2012,41:211-221

Nanashima A,Yamaguchi,HSumida,et al.Hepatectomy and pancreatectomy with combined vascular resection in patients with hepato-biliary and pancreas diseases at a single cancer institute.Hepatogastroenterolo-gy,2008,55:873-878

Rochon C,Sheiner PA,Sharma J,et al.The utility of recanalized umbilical vein graft to the hepato-pancreato-biliary surgeon. Surg Innov,2013,20:126-133

Samra JS,Gananadha S,Hugh TJ.Surgical management of carcinoma of the head of pancreas:extended lymphadenectomy or modified en bloc resection? ANZ J Surg,2008,78:228-236

Seiko H,Manabu K,Masaji T,et al.Indication for the use of an interposed graft during portal vein and/or superior mesenteric vein reconstruction in pancreatic resection based on perioperative outcomes.Langenbecks Arch Surg,2014,399:461-471

Sperti C,Berselli MPedrazzoli S.Distal pancreatectomy for body-tail pancreatic cancer:is there a role for celiac axis resection? Pancreatology,2010,10:491-498

Steven M.Strasberg,Jeffrey A.Drebin,David Linehan,St.Louis,Mo.Radical antegrade modular pancreatosplenectomy.

Surgery,2013,133:521-527

Sung HC,Ho KH,Chang MK,et al.Total pancreaticoduodenectomy and segmental resection of superior mesenteric vein-portal vein confluence with autologous splenic vein graft in mucinous cystadenocarcinoma of the pancreas. JOP,2010,11:638-641

T.de Rooij,R.Sitarz,O.R.Busch,et al.Technical Aspects of Laparoscopic Distal Pancreatectomy for Benign and Malignant Disease:Review of the Literature.Gastroenterol Res Pract,2015:472906

—— 病例三十九 ——

全胰腺联合多脏器及血管切除术

因胰腺癌（PC）发病的隐匿性及其生物学行为的特殊性，发现时多属中晚期，故预后很差，5年生存率＜5％。手术切除仍是治疗PC的主要手段，根治术后5年生存率在15％～25％，手术死亡率＜5％，但就诊时可手术切除的患者仅占10％～20％。由于胰腺与门静脉（PV）及肠系膜上静脉（SMV）的特殊解剖关系，PC极易侵犯PV和SMV。长期以来，多数外科医师认为PV-SMV受侵是PC手术切除的禁忌证。

【一般情况】

患者，女性，65岁，因"上腹部疼痛5个月余，加重3d"入院。查体：腹部稍膨隆，可见腹壁静脉；听诊肠鸣音弱；腹部叩诊呈鼓音；腹肌紧张，呈板状腹，压痛伴反跳痛，墨菲征（+），膀胱不胀，双肾未触及。与外院就诊腹部CT提示：①胰腺颈部占位，周围淋巴结增大，考虑恶性占位；②胰源性门静脉高压，胃壁、肠系膜静脉曲张，腹腔积液；③肝多发囊肿。

【实验室检查】

入院后：TBIL 19.68μmol/L，DBIL 16.12μmol/L，γ-GT 425U/L，ALP 572.5 U/L，ALT 58.6 U/L，AST 80U/L，CA19-9 72.6U/L。凝血功能正常。

【术前影像及分析】

1.影像学表现　胰头区见一类圆形巨大结构，大小约9.0cm×10.8cm，T_1WI像周边稍低信号，中心低信号。T_2WI像呈周边低信号，中心高信号。DWI像呈周边高信号，中心低信号。胆囊饱满，张力增大，腔内信号均匀，壁增厚。肝左外叶上段见一类圆形长T_1长T_2信号，直径约5.0mm。腹腔内见长T_1长T_2信号积聚。所示肝门区及腹膜后见多个淋巴结，较大者短径约0.9cm。

2.影像学意见　①胰头区占位并胆系梗阻；②肝左外叶异常信号，囊性病变可能性大；③腹水；④肝门及腹膜后多发淋巴结。

见图39-1，图39-2。

【术前规划】

本例患者胰头部一巨大占位，结合病史，占位恶性可能性大。患者出现胆道、肠道梗阻，患者及家属手术要求强烈。我科经术前讨论后考虑肿瘤侵犯门静脉，腹腔干，且瘤体巨大，压迫上腹部脏器，决定行全胰腺、全胃、十二指肠、部分门静脉切除。同时把腹膜后融合的淋巴结完整切除。

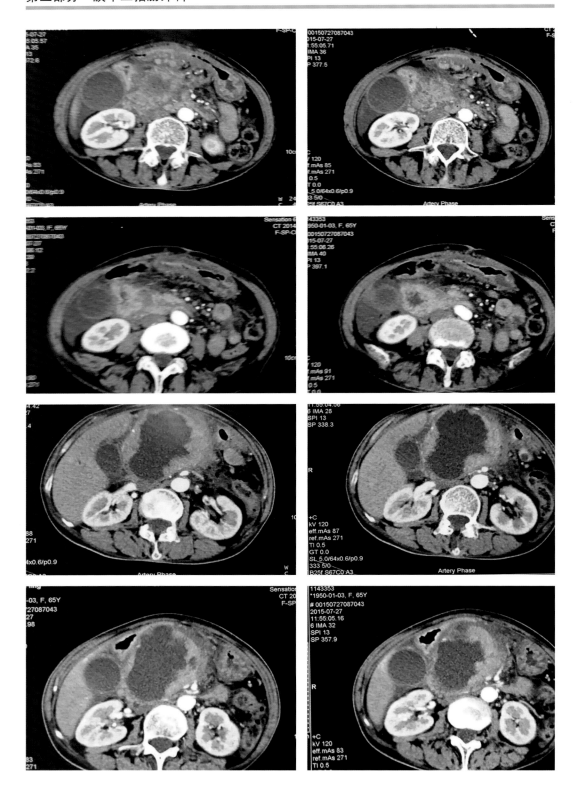

图39-1　术前影像学表现（腹部CT）

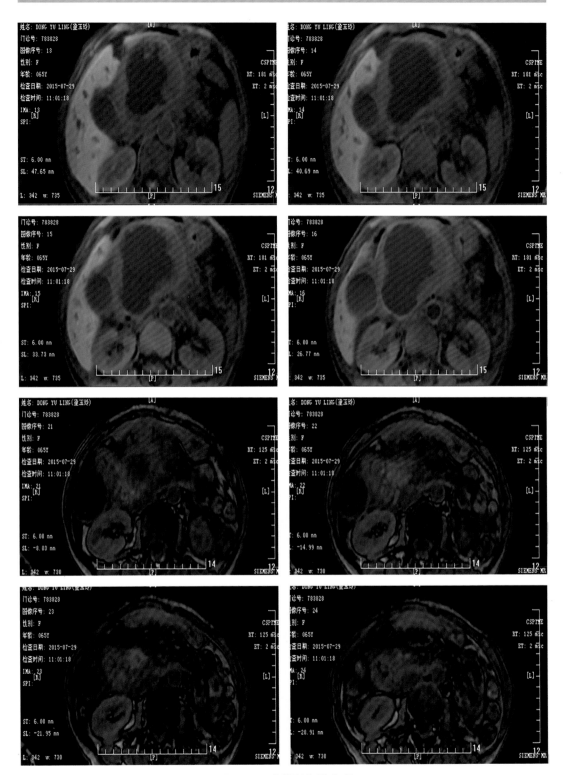

图39-2 术前影像学表现

【手术过程】

（1）探查腹腔内少量淡黄色腹水，盆腔未发现占位，肝色泽红润、质地良好，胆囊无明显水肿，胆总管不扩张。上腹部可见一大小约11cm×8cm肿物，位于胃床，打开胃结肠韧带，见胃后壁与肿物融合。

（2）自十二指肠左侧缘游离十二指肠，将十二指肠向左上方牵拉，显露胰腺钩突。分离自下腔静脉见瘤体部分包绕腔静脉及腹主动脉，钝性游离瘤体与下腔静脉、腹主动脉粘连。

（3）自横结肠系膜处显露并保护结肠中动脉，分离瘤体与结肠系膜粘连，将其向下方牵拉。游离贲门并切断，将胃体向下方牵拉，逐渐游离至瘤体上缘，此处可见肿瘤侵犯脾动脉。

（4）钝性分离小网膜囊，显露门静脉、肝动脉及胆总管，沿各管道系统向第一肝门方向分离，并于左右肝管汇合处离断胆管；下方沿肝固有动脉游离至腹腔干起始段，并可见该处门静脉完全被瘤体侵犯。

（5）于腹腔干脾动脉起始处结扎脾动脉，待脾缩小后，于脾门处再次结扎脾动、静脉，将脾及胰尾向右方牵拉，分离至瘤体左侧缘，显露此处门静脉。

（6）阻断瘤体两侧门静脉，使用人工血管分别于两侧门静脉行端侧吻合，吻合完成后结扎并切断两侧门静脉，开放门静脉。

（7）于空肠起始部切断空肠，游离标本并离体。依次完成胆肠、胃肠、肠肠吻合。

（8）各吻合完成后，再次阻断门静脉，切断过长人工血管，使之在体内成一直线，并行端端吻合。

【术后病理】

1. 大体标本　见图39-3。

2. 病理切片　见图39-4。

3. 病理诊断　（胰腺、十二指肠、胆囊、胃、脾）胰腺乳头状高分化鳞状细胞癌，癌组织侵及十二指肠乳头，双侧十二指肠肠切缘、胃、脾、胆囊未见癌组织，另见送检淋巴结（0/6）未见癌组织。慢性胆囊炎。

胃切缘免疫组化：CK（−），CD68（+），Vim（+），CD34（−），SMA（+），LCA（+）

肿瘤免疫组化：34βE12（+），CK14（−），P63（+），P16（−），CD56（+），CK（+），D2-40（+），P53（+），CEA（−），CYCLIND1（+），β-cate（+），CK7（−），CK18（+），CK19（+），CD34（−），S-100（−），Ki-67（45%），CK5/6（+）。

分子病理医嘱：HPV检查（阴性）。

分子病理医嘱：ERCC1表达监测（ERCC1高表达）。

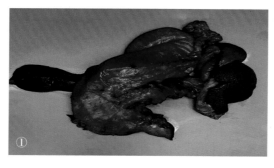
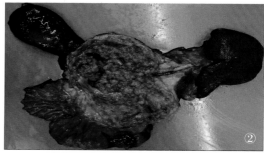

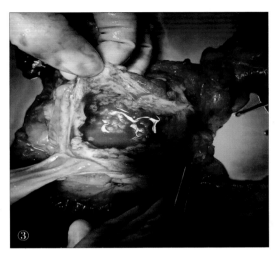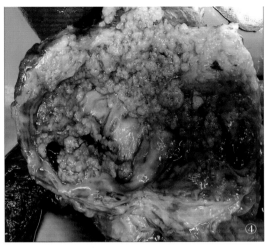

图39-3 术后大体标本

（图片来源：第二炮兵总医院肝胆胃肠病研究所）

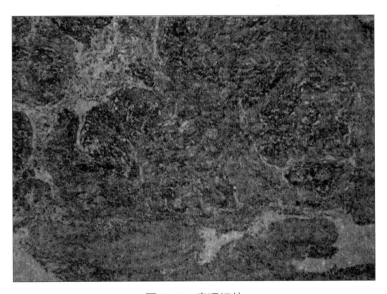

图39-4 病理切片

【术后恢复情况】

（1）术后恢复顺利，无肠瘘、胆瘘、胰瘘及异常出血，术后12d拔除引流管，术后15d拆线，31d出院。

（2）术后检验变化趋势图：见图39-5。

（3）术后复查CT：①术后12d：见图39-6A。②术后51d CT：见图39-6B。③术后179d CT：见图39-6C。

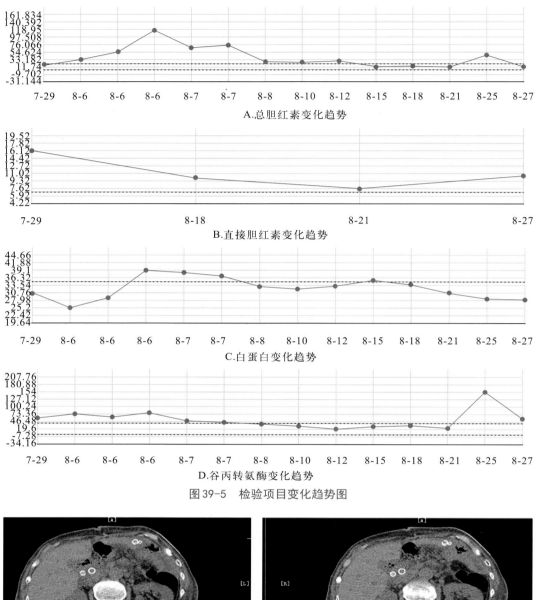

A.总胆红素变化趋势

B.直接胆红素变化趋势

C.白蛋白变化趋势

D.谷丙转氨酶变化趋势

图39-5 检验项目变化趋势图

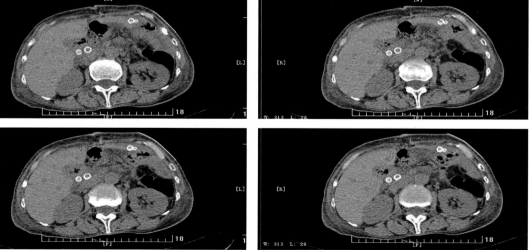

A.术后12d CT表现

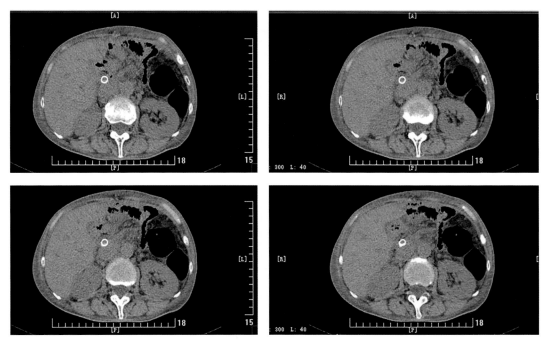

B. 术后51d CT表现

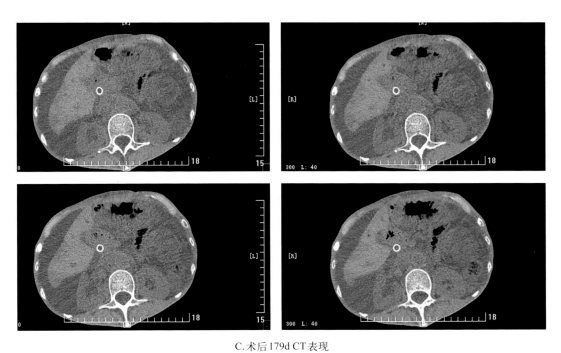

C. 术后179d CT表现

图39-6　术后复查CT变化

【术后点评】

胰腺癌一直被称为"癌中之王"，其外科诊治涉及精确的术前评估、手术方案的制订、化疗方案制订、围术期的处理、手术时机的把控等多个因素的考量。涉及胰腺外科技术、胆道外科技术及血管外科技术。此例患者术前主要涉及累及门静脉（PV）和肠系膜上静脉（SMV），围术期护理、化疗方案、血糖控制、区域性门静脉高压（RPH）、术后出血、瘘、疼痛和无法进食等问题。

（1）长期以来，多数外科医师认为PV-SMV受侵是PC手术切除的禁忌证。随着外科手术技术的提高与围术期治疗手段的丰富，PC联合PV、SMV切除的观念被越来越多的外科医师所接受和认同，临床应用报道和研究也逐渐增多。主要涉及PC联合PV、SMV切除的手术适应证、血管重建的方式、PV阻断。自Wihpple（1943年）行一期扩大PD术后，为了提高切除率和切除彻底性以延长存活时间，半个世纪以来许多外科医师做了不懈的努力，早在1950年，George等就报道了肠系膜上、门静脉（SMPV）和胰头癌整块切除。但针对如何重建门静脉问题Child（1949—1952年）等做了先驱性的工作。通过一期先结扎PV的方式，二期（7～10d）后再行肿瘤整体切除，且术后患者存活。Parsons在1950年采用急性结扎门静脉的方式，同样获得了手术的成功。Moore等（1951）报道SMPV端端吻合患者存活1年。Fortner等（1973年）提出区域性胰腺根治的分型：① 0型为全胰切除（包括半胃、胆囊胆管、脾及后腹膜淋巴结清除）；② Ⅰ型为胰部分或全部切除+SMPV节段切除重建+后腹膜淋巴结清除；③ Ⅱ型分为3型，Ⅱa为Ⅰ型+SMA重建，Ⅱb为Ⅰ型+CA和（或）HA重建，Ⅱc为Ⅰ型+CA和SMA重建。在此之后，大量的基于该分型的手术方式被大量报道，其中日本医师行此手术方式远多于欧美医师。我国钱允庆（1964年）、陈福真（1994年）、曾天定（1998年）等先后开展了此类手术。上述统计结果可能不尽如人意，但是美国的Beirut-Medical的Marangoni等的研究结果让我们又燃起了希望。他们发现伴有静脉切除重建的R_0PD与经典PD相比并没有增加死亡率和发病率，而动脉（HA/CA）切除的死亡路显著增加（$P<0.01$）。同样的巴西的Enio Campos AMICO医师通过临床对比研究认为不应将SMV侵犯的胰腺癌视为手术禁忌。胰腺的恶性肿瘤，可分为内分泌型和非内分泌型。非内分泌型胰腺恶性肿瘤组织学上分为四种亚型：①导管细胞起源；②腺泡细胞起源；③结缔组织起源；④不确定组织起源。针对本病例胰腺鳞癌（$T_4N_0M_0$），是非内分泌型一种罕见的变种导管细胞癌；发病率占非内分泌癌的0.5%～2%。胰腺原发性鳞癌恶性程度高、预后差、明确诊断较晚，生存期不超过1年。行根治切除患者中位生存期为7个月（6～16个月），治疗包括全身化疗和（或）放疗。无标准的化疗方案，文献报道多根据胃肠道肿瘤的特点选择化疗药物，或者选择治疗肺鳞状细胞癌疗效确切的药物，或同步放化疗。但遗憾的这些患者生存期范围1～7个月。

（2）胰腺癌手术患者由于手术创伤、术后早期禁食及术后应激反应等，可导致其营养状况显著下降.因此必须加强其围术期的营养支持，改善患者的营养状况，从而减少手术并发症的发生，延长患者的生存期，提高患者的生存质量。

（3）内科药物治疗作为胰腺癌治疗中的重要手段，贯穿术后辅助、晚期姑息治疗，并且进一步前移至术前新辅助及转化治疗，为更多的患者赢得手术机会，最大程度改善预后。胰腺癌术前化疗方案，可以采用联合化疗方案或单药进行术前治疗，通过缩小肿瘤以增加阴性切缘切除的可能性。胰腺癌术后辅助化疗方案推荐氟尿嘧啶类药物（包括S1及5FU/LV）或GEM单药治疗；对于体能状态良好的患者，可以考虑联合化疗。

（4）全胰切除患者胰岛素与胰高血糖素均缺乏，易发生低血糖，对患者生命构成威胁，指导患者或家属学习糖尿病的有关知识及常用食品的含糖量，监测血糖、尿糖，学习低血糖的紧急处理等。全胰切除后，由于胰腺外分泌功能丧失及上部消化道切除和自主神经的切断，可导致严重的腹泻和消化、吸收障碍，这种腹泻多为脂肪性腹泻。术后必须给予消化酶制剂，高蛋白、低脂肪饮食和充分的蛋白质补充也是非常必要的。

（5）区域性门静脉高压（RPH）的病因可分为3类：胰源性、脾源性和腹膜后源性。其主要病理特征：因炎症或肿瘤等引起脾静脉阻塞，脾血液经胃短静脉丛、胃左静脉流入门静脉，故胃镜检查仅见局限胃底或贲门区的孤立静脉曲张。特殊检查包括彩色多普勒超声、CT、MRI、逆行胆胰管造影（ERCP）、经皮脾穿刺门静脉造影术及EUS。在临床上对于年龄较大的患者，虽无持续性上腹痛、腰背痛及胰腺内、外分泌功能障碍，但有脾大、脾功能亢进而肝功能正常、无肝硬化等表现的患者要想到RPH的可能。若同时合并有胰腺疾病则本病的可能性更大，及时行剖腹探查术，争取为手术切除病灶赢得时机。

（6）降低胰腺癌根治性手术后胰瘘和出血的发生率，提高手术质量，除不断提高手术医师缝合技术水平，规范化操作外还应注意以下几点：①全身状况的改善和支持治疗；②充分的局部引流和适时的局部冲洗、给药；③术后禁食，有效减轻胰腺负担、降低胰液的分泌。

（7）晚期胰腺癌引起的疼痛甚为顽固，药物治疗效果不好，患者备受折磨，生活质量差，在处理上也很棘手。很据晚期胰腺癌引起疼痛的病因，我们认为，对于确诊为胰头癌且有条件行Whppple手术的患者应行Whipple手术。因为手术既能切除肿瘤，又能使扩张的胰管减压引流，不失为最佳方法。

（段伟宏　赵　玮　牛　强　李　欣）

参考文献

曾天定,郑樟栋,陈凯,等.区域性胰腺切除治疗胰头癌的临床实践和探讨.外科理论与实践,1998,3:88-91

陈福真,符伟国,徐欣,等.合并门静脉切除人造血管移植的胰头十二指肠切除2例报告.中国实用外科杂志,1995,15 (9):53

Child C G Ⅲ,Holswade G R,M cClure RD,et al.Pancreatic duodenectomy with resection of the portal vein in the Macaca Mulatta monkey and in man.Surg Gynec 8.Obstet,1952：94-31

Enio Campos AMICO.Outcomes from mesenteric-portal axis resection during pancreatectomy.Original Article,2014,27(4):268-271

Fortner JG.Regional resection of the pancreas:A new surgical approach.Surgery,1973,73(2):307

Fortner JG.Technique of regional subtotal and total pancreast ectomy.Am J Surg,1985,1 50:593-600

Gabriele Marangoni.Pancreatectomy with synchronous vascular resection e An argument in favour.The surgeon 10,2012：

102-106.

George,Sako Y.Radicalpancreatoduodectomy with tesection and reanastomosis of the superior mesenteric vein. Sregry,1951,30:550-553

Moore GE,Sako Y,Thomas LB,ct al.Radical pancreatic duodenectomy with resection and teanastomosis of the superior mesenteric vein.Surgery,1951,30:550-553

Parsons W B,Discussion of Child,C G Ⅲ ,et al.Ann Surg,1950,132:494-495

病例四十

胰腺神经内分泌肿瘤

神经内分泌肿瘤（neuroendocrine tumor，NET）是一种罕见的肿瘤，每年发病率为每百万分之2.5到5。内分泌肿瘤主要分布于胃肠系统，只有约1/10发生于胰腺。胰腺神经内分泌肿瘤（pancreatic neuroendocrine tumors，pNETs）是起源于胰管上皮多能干细胞的一种罕见肿瘤，5年生存率为5%～6%。对于伴有转移的胰腺神经内分泌肿瘤患者，预后更差，生存期仅为1～3年。

胰腺神经内分泌肿瘤根据患者的激素分泌水平和临床症状将其分为功能性和无功能性两种类型，其中以无功能性较常见。无功能性胰腺神经内分泌肿瘤因其合成多种肽，故临床表现多种多样。

【一般情况】

患者，袁某，男性，因"贫血症状待查"入院。患者入院1周前查腹部MR发现胰腺占位，入院后行腹部增强CT检查考虑恶性可能性大，伴有门静脉栓子。平素除腹痛、头晕乏力外，无恶心、呕吐，无寒战、发热，无黄疸。

【实验室检查】

入院后：血红蛋白63g/L，白细胞3.45×10^9/L，血小板90×10^9/L。转氨酶及胆红素正常。CA19-9（－），AFP（－），CEA（－）。凝血功能正常。

【术前影像及分析】

影像学表现（图40-1）：胰体尾区见软组织密度肿块影，病灶边界不清，大小约为96mm×76mm，与胃、脾等脏器间脂肪间隙消失，密度不均，增强扫描后不强化不均，病变周围可见多发肿大淋巴结影和门静脉栓子。

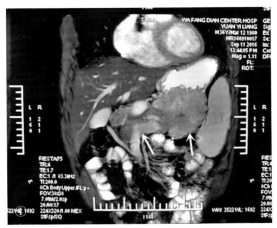

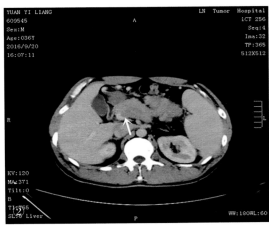

图40-1　术前影像学表现

影像学意见：腹腔肿物，考虑恶性，胰腺来源可能性大。

【术前规划】

纠正贫血，限期手术切除肿瘤。

【术中照片】

见图40-2（脾静脉癌栓）。

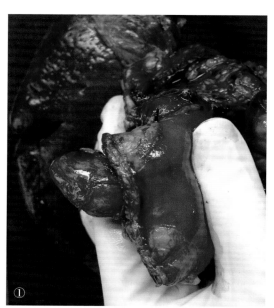
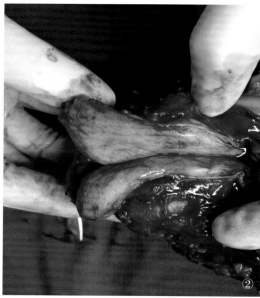
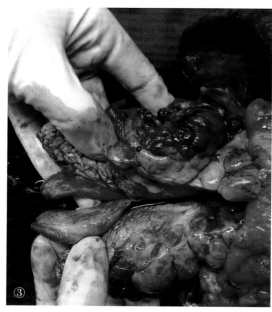

图40-2　术中照片

【术后病理】

（胰腺、胃壁、肾上腺边缘、结肠外膜、脾门）恶性，结合免疫组化：神经内分泌癌（G3）。"脾静脉栓子"见癌组织。瓶送8A组淋巴结未见转移癌0/2。大网膜未见癌组织。见图40-3。

病理诊断："胰体尾、脾，部分胃、左肾上腺、脾曲结肠"切除标本：脾18cm×10cm×8cm，被膜完整，表面光滑，胰腺5cm×4cm×4cm，脾门与胰体尾交界处见结节状肿物9cm×8cm×7cm，表面凹凸不平，剖开实性，切面黄白间灰黄质韧，局部细腻，与胰腺分界不清。肿物表面粘连肠管长9cm，黏膜光滑，与肿物分界清楚。局部见胃黏膜5cm×4cm，黏膜光滑，局部见肾上腺组织4cm×3cm×2cm，与肿物分界清楚，脾门处见缝线标记："脾静脉肿瘤栓子"，条形，长7cm，直径1.5cm，大网9cm×8cm×3cm，未见结节。见图40-3。

免疫组化：-2 CK（+），Vim（-），Ki-67约20%（+），Syn（+），CgA（+），CD56（+），LCA（-），EMA（-），CD99（+），PLAP（-），CD30（-），SALL4（-），Inhibin（-），CR（-），CK7（-），CD117（-）。

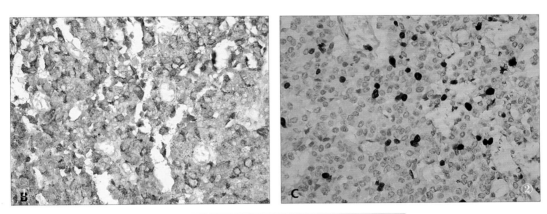

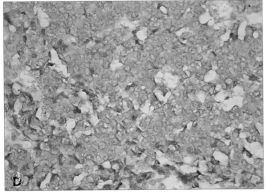

图40-3　病理切片
①免疫组化CogA；②免疫组化Ki-67；③免疫组化Syn

【术后恢复情况】

患者术后出现血小板升高（峰值达 $785 \times 10^9/L$），给予口服阿司匹林 100mg/d 药物治疗，于术后 1 个月稳定于 $320 \times 10^9/L$ 水平。血红蛋白浓度逐渐升高，于术后 1 周稳定于 88g/L 水平，贫血症状有所改善。术后 1 个月复查血常规，血红蛋白浓度有所升高（96g/L），贫血症状已完全改善。

【术后点评】

贫血症状在胰腺神经内分泌肿瘤中常见于功能性胰腺神经内分泌肿瘤，主要体现在患有胰高血糖素瘤及生长抑素瘤的患者身上。贫血、脾大、脾功能亢进、食管-胃底静脉曲张多在肝硬化患者中常见，而在胰腺神经内分泌肿瘤中暂未有人提及。本例患者，胰腺神经内分泌肿瘤侵及脾静脉形成巨大门脾静脉栓子，进而引发脾静脉回流受阻，从而形成脾大、脾功能亢进，可能是导致患者贫血的主要原因。食管-胃底静脉曲张的产生来源于左侧门静脉高压症。左侧门静脉高压症占全部门静脉高压症的 4%～5%，主要由孤立性脾静脉闭塞引起，导致脾胃血流区域侧支循环形成，以胃短静脉、胃网膜左静脉、胃底静脉、食管下端静脉曲张为临床表现，故形成了食管-胃底静脉曲张。

在临床工作中，无功能性胰腺神经内分泌肿瘤相对于胰腺癌和功能性胰腺神经内分泌肿瘤来说，其侵袭能力相对较强，常侵及血管及周围邻近脏器，造成相应的回流受阻等一系列临床症状。无功能性胰腺神经内分泌肿瘤的病情进展速度很快，发现时多已伴有多处转移。由于化疗及靶向药物敏感性较低，手术常作为胰腺神经内分泌肿瘤的首选治疗，手术术式一般都采用联合多脏器切除。

（林　杰　王福录　王　越）

参考文献

Brissova M,Fowler MJ,Nicholson WE,et al.Assessment of human pancreatic islet architecture and composition by laser scanning confocal microscopy.J Histochem Cytochem,2005,53(9):1087-1097

Byrne MM,McGregor GP,Barth P,et al.Intestinal proliferation and delayed intestinal transit in a patient with a GLP-1,GLP-2 and PYY-producing neuroendocrine carcinoma.Digestion,2001,63(1):61-68

Carinne W.Anderson,MD*,Joseph J.Bennett,MD.Clinical presentation and diagnosis of pancreatic neuroendocrine tumors.Surg Oncol Cli N Am,2016,25:363-374

Feig C,Gopinathan A,Neesse A,et al.The pancreas cancer microenvironment.Clin Cancer Res,2012,18(16):4266-4276

Florian Ehehalt,Hans D.Saeger,C.Max Schmidt,et al.Neuroendocrine tumors of the pancreas.Oncologist,2009,14(5):456-467

Hartley ML,Bade NA,Prins PA,et al.Pancreatic cancer,treatment options,and GI-4000.Hum Vaccin Immunother,2014,10(11):3347-3353

Hidalgo M.Pancreatic cancer.N Engl J Med,2010,362(17):1605-1617

J.C.Yao,M.P.Eisner,C.Leary,et al.Population-based study of islet cell carcinoma.Annals of Surgical Oncology,2007,14(12):3492-3500

Piaditis G,Angellou A,Kontogeorgos G,et al.Ectopic bioactive luteinizing hormone secretion by a pancreatic endocrine tumor,manifested as luteinized granulosa-thecal cell tumor of the ovaries.J Clin Endocrinol Metab,2005,90(4):2097-2103

Ruddy MC,Atlas SA,Salerno FG.Hypertension associated with a renin-secreting adenocarcinoma of the pancreas.N Engl J Med,1982,307(16):993-997

S.La Rosa,A.Marando,F.Sessa,and C.Capella.Mixed adenoneuroendocrine carcinomas (MANECs) of the gastrointestinal tract:an update.Cancers,2012,4(1):11-30

Samyn I,Fontaine C,Van Tussenbroek F,et al.Paraneoplastic syndromes in cancer:Case 1.Polycythemia as a result of ectopic erythropoietin production in metastatic pancreatic carcinoid tumor.J Clin Oncol,2004,22(11):2240-2242

Sofia Xenaki,Konstantinos Lasithiotakis,Alexandros Andreous,et al.A rare case of　mixed neuroendocrine tumor and adenocarcinoma of the pancreas.Case Reports in Surgery,2016

STELIAN ŞTEFĂNIĂ MOGOANTĂ,ADRIAN COSTACHE,GABRIELA MU IU,et al.A nonfunctional neuroendocrine tumor of the pancreas-a case report .Rom J Morphol Embryol,2015,56(2):511-519

Yukio Oshiro,Ryozo Gen,Shinji Hashimoto,et al.Neuroendocrine carcinoma of the extrahepatic bile duct:A case report. World Journal of Gastroenterology,2016,22(30):6960-6964

经空肠隧道式胰管外引流的胆胰分离术在胰头十二指肠切除术后胰瘘中的应用

根治性胰头十二指肠切除是治疗胰头癌的常规术式，术后并发症发生率高。胰瘘为其中最常见、最严重的并发症，是引起其他并发症发生的危险因素。一旦发生胰瘘常致腹腔感染甚至出血，病死率高达40%以上。预防胰十二指肠切除术后胰瘘发生至关重要；大量研究发现，胰管支撑内引流可以降低胰瘘发生率，但仍不能避免胰瘘合并出血的发生。下面汇报1例外院胆管下端癌实行胰头十二指肠切除术后胰漏并腹腔出血患者，急诊入我院，给予实施经空肠隧道式胰管外引流的胆胰分离术。

【一般情况】

患者，女性，68岁，因"胆总管下段癌术后间断发热1个月"入院。患者因梗阻性黄疸：胆总管下段癌，2015-08-31于唐山市人民医院行剖腹胰头联合十二指肠切除术，术后出现发热（38.5℃），腹腔引流见灰色浑浊脓性液体流出，未见明显寒战、恶心、呕吐等，诊断胰瘘，予以对症治疗。发热及腹腔脓性渗出未见明显好转；2015-09-17突发腹腔出血及黑粪，急诊行经股动脉介入栓塞术（具体血管不详），效果尚可；术后仍间断发热伴腹腔脓性渗出；2015-09-26再次突发腹腔出血及黑粪，急诊行经股动脉介入栓塞术（具体血管不详），效果欠佳，剖腹探查、腹腔冲洗引流术，术后发热、腹腔脓性渗出、黑粪未见明显好转，为求进一步治疗急诊入我院。

查体：腹部膨隆，腹壁静脉不明显，未见肠型及蠕动波，左侧见腹腔引流1根，见量约150ml灰色浑浊脓性液体，空肠造瘘管1根；右侧见T管1根，量约200ml，浅绿色胆汁，腹腔引流1根，见量约100ml浑浊脓性液体；腹部见长约25cm反L形化脓性切口，未拆线，减张缝合，表面见大量脓性渗出，全腹未触及包块，未见异常搏动。腹肌紧张，压痛、反跳痛，无液波震颤，肝脾肋下未触及，肝-颈静脉回流征阴性，胆囊未触及明显异常，墨菲征（－），膀胱不胀，双肾未触及。腹部叩诊呈鼓音。移动性浊音（－），肝区叩击痛（－）、双侧肾区叩击痛（－）。听诊肠鸣音弱，3次/min，未闻及振水音及血管杂音。

【实验室检查】

入院后：白细胞18.17/L↑，血红蛋白112/L↓，血小板124/L，中性粒细胞0.9↑；谷丙转氨酶206.2U/L↑，白蛋白28.7g/L↓，总胆红素34.54μmol/L↑，钾3.39mmol/L↓，钠

135.8mmol/L↓，凝血酶原时间13.0s↑。
甲胎蛋白1.65ng/ml，癌胚抗原2.21ng/ml，
糖基抗原19-9 13.1U/ml。

【术前影像及分析】

急诊腹部CT：胰腺前方广泛渗出，
腹腔内可见大量气体影，切口下方见大
量气体影，脾见片状脓肿形成（图41-
1）。

【术前规划】

术后胰瘘是胰头十二指肠切除术
(pancreaticoduodnectomy，PD) 的最严
重并发症，常引起严重的腹腔感染、腹

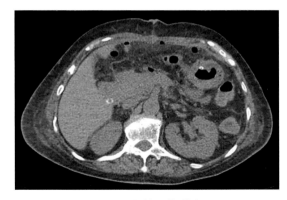

图41-1　术前影像学表现

腔出血等并发症，导致患者术后死亡。文献报道PD术后胰瘘的发生率为5%～25%，
致死率为20%～50%。按照2005年国际胰瘘研究小组（international study group of
pancreatic fistula，ISGPF）提出的术后胰瘘诊断标准和临床分级系统，绝大部分A和
B级术后胰瘘病例可通过非手术治疗措施治愈，如充分有效的腹腔冲洗引流、积极全
身营养支持、生长抑素类药物的应用等。但对于C级术后胰瘘，由于高流量的胰瘘、
严重的腹腔感染、继发的腹腔出血或消化道出血等致命性危险因素的存在，非手术治
疗难以奏效。近年来，对于不伴有术后胰瘘的PD术后晚期腹腔出血病例，血管介入
治疗是首选办法，但对于合并术后胰瘘、腹腔感染等无法完全去除的出血危险因素的
病例，以及胰腺残端出血的病例，血管介入治疗仍有局限性。针对术后手术区域的腹
腔感染，通过二次手术或腹腔穿刺重新留置腹腔冲洗引流管也可以改善腹腔的引流情
况。但以上各种干预均未对术后胰瘘-胰肠吻合口瘘进行针对性处理，仍存在腹腔感
染加重和再次腹腔出血的可能，威胁患者安全。胰管内支架管外引流和持续腹腔冲洗
负压引流是PD术后胰瘘外科治疗的有效方法。为更好地总结PD术后胰瘘的外科治疗
经验，我们将该外科处理方式称为经空肠隧道式胰管外引流的胆胰分离术，并总结技
术要点。本例手术，胰头十二指肠切除术后胰瘘、腹腔感染并腹腔出血，给予急诊行
剖腹探查术。

【术中照片及过程】

①沿原切口进入腹腔，快速清除腹腔积液并控制活动性出血，助手利用软头吸引
器快速清除腹腔积液和积血，并寻找出血点。动脉性出血呈喷射状，为鲜红色血液，
以无损伤镊轻夹后出血的动脉残端，术者以5-0 Prolene线行8字缝合；静脉性出血多为
术野涌出暗红色血液，以手指或小纱布球压迫止血，并以4/5-0 Prolene线行连续缝合。

②拆除胰肠吻合口，关闭原胰肠吻合空肠端。

用剪刀自瘘口处向上向下拆除原胰肠吻合，直至空肠与胰腺断端完全分离。分离
过程应注意寻找主胰管的位置，如原胰管支架管在位，应注意保留；如胰管支架管已
经脱落，则以干纱布拭干胰腺残端创面，轻轻挤压胰腺体尾部，可见主胰管内清亮的
胰液流出。分离空肠后壁时，可用剪刀轻轻推剥，将空肠从门静脉前壁分离下来，注
意不要损伤门静脉前壁。提起空肠端并继续向右侧分离，距离原胰肠吻合口1cm，紧

贴肠壁离断空肠系膜侧血管，注意观察保留侧（胆肠吻合侧）空肠血供，以直线切割闭合器离断空肠，空肠残端仔细包埋，彻底关闭空肠端。

③胰腺断端处理和经空肠隧道式胰管支撑外引流。

胰管内置入末端带侧孔的支撑管，侧孔长度2cm，留置长度3cm，以3-0可吸收线荷包缝合主胰管，并固定胰管支撑管。距离胰腺残端1cm，以3-0 Prolene U形交锁缝合胰腺3针，胰腺上、下缘和胰管各1针，进针方向为胰腺前—后—后—前，线结位于胰腺前方。利用胰管管支架远端的穿刺针，在胃空肠吻合口下方穿入空肠侧壁，并经空肠内隧道式潜行5cm，经空肠对侧壁穿出，空肠穿入和穿出处均以4-0可吸收缝线行双重荷包缝合固定。如胰腺出现出血坏死，在仔细评估患者状态的前提下，可考虑行残留胰腺切除术。见图41-2。

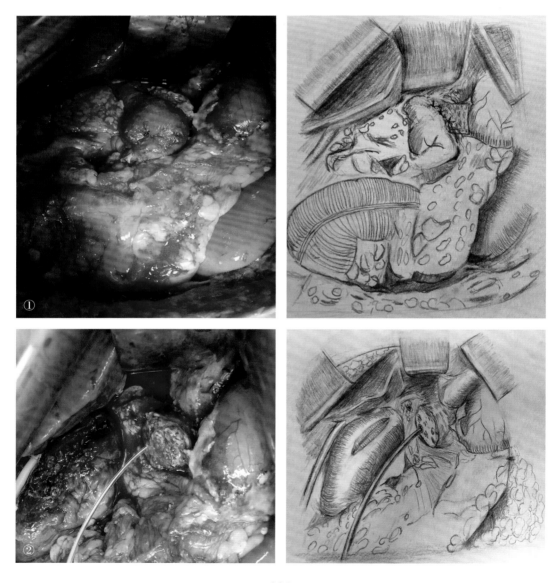

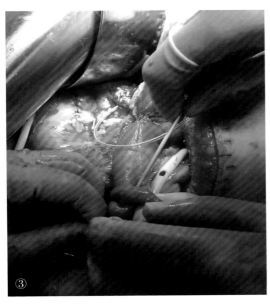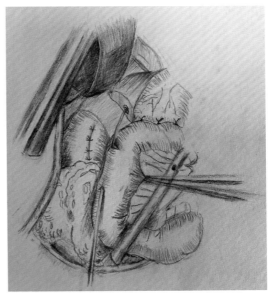

图 41-2　术中照片

【术后恢复情况】

术后常规处理，并给予胰腺断端持续腹腔冲洗低负压引流，冲洗量生理盐水 500ml/h，并常规记录各引流管的出入量，1 次 /h；1 周后冲洗液清亮后可逐渐停止冲洗，2 周后更换直径较细的单腔引流管，3 ～ 4 周逐渐拔除腹腔引流管。记录胰管支撑引流管的流量，1 次 /d，引流量 90 ～ 240ml/d，经空肠隧道式胰管外引流病例于 4 个月后拔除胰管支撑引流管。

【术后点评】

本术式的技术要点如下。

1. 腹腔出血控制　动脉性出血常见于胃十二指肠动脉残端、胰腺残端动脉；静脉性出血常见于门静脉/肠系膜上静脉的右后壁、吻合端空肠系膜静脉出血。不同部位的出血采取不同的对策。对于胰腺前上方的出血点，由于术野显露良好，可以快速缝合止血。静脉出血时，以手指轻微压迫出血点，并以 5-0 Prolene 线行连续缝合；对于动脉性出血，以无损伤组织镊轻轻夹闭，以 5-0 Prolene 线行 8 字缝合。腹腔探查时如发现胰肠吻合口后方大量血液涌出，即考虑门静脉或肠系膜上静脉出血，此时助手应轻压迫胰肠吻合口胰腺侧，术者以剪刀快速拆除原胰肠吻合口，显露后方的门静脉或肠系膜上静脉，助手以大小适中的自制纱布球适当压迫出血点，术者以 5-0 Prolene 线行连续缝合。如术中出血汹涌，术野显露困难，在助手可靠压迫止血的情况下，术者快速离断胆肠吻合，将空肠襻完全游离并向下推移，以扩大手术视野，显露门静脉全程，在直视状态下可靠止血。对于胰肠吻合口出血导致的消化道出血，应边拆除吻合，边寻找出血点。由于消化液的腐蚀，血管壁水肿易碎，所有出血点切勿试图通过钳夹止血，防止血管撕裂或离断，导致难以控制的大出血。

2. 空肠端的关闭　由于混合消化液的腐蚀和刺激，胰腺周围感染渗出物的集聚，原

287

胰肠吻合的空肠襻肠壁及系膜高度水肿。在拆除原胰肠吻合口后，离断和关闭空肠残端易导致肠壁撕裂、关闭不全、系膜出血等。同时原胰肠吻合口距离胆肠吻合口距离为7～10cm，过于靠近胆肠吻合口离断空肠时，可能会导致胆肠吻合损伤，术后出现胆肠吻合口漏或者狭窄。过多的离断空肠系膜，可能导致保留侧肠襻缺血。因此，如何可靠地关闭空肠残端是手术成功的关键一步。在本组病例中我们距离肠壁0.5cm分次离断空肠系膜，系膜断端缝合止血，并观察肠缺血线位置；距离原胰肠吻合口1cm以直线切割闭合器离断空肠，残端以可吸收线包埋。所有病例均无肠道关闭不全、撕裂，保留侧空肠血供良好，术后均未出现肠瘘、胆瘘等并发症。

3. 胰腺断端的处理与胰管支撑外引流　胰腺内胰管的解剖分布特点决定了胰腺断端除主胰管开口外，还有多支小的侧支胰管开口，U形交锁缝合胰腺断端可以减少术后胰腺断端的胰液漏出，同时可以预防术后胰腺断面再次出血。需要注意的是，在进行U形交锁缝合前，主胰管内需要提前插入管径适合的支撑管，防止损伤或缝扎主胰管。胰管支撑管的留置深度应超过3cm，其中最外侧侧孔距离胰腺断面至少1cm，防止术后侧孔外露。胰管支撑外引流的方式有两种：一是直接外引流；二是经消化道的外引流。本组病例中12例采用了经空肠隧道式胰管支撑外引流，术中选取距离胰腺断端最近的空肠襻，胃空肠吻合口远侧空肠段位于胰腺断端的左前方，适当分离后，将空肠贴于胰腺断端前方，尽可能缩短胰腺断面与空肠的距离，缩短胰管支撑管外露的长度，便于术后窦道形成。该术式在早期可以减少胰腺断端胰液的漏出，后期窦道形成，拔除胰管支撑引流管后，胰液通过窦道进入空肠，进而改善患者营养状态，提高生存质量。

4. 腹腔感染的清除　PD术后胰瘘时，腹腔内大量炎性渗出、陈旧性积血、混合消化液等感染因素导致腹腔的严重感染，部分病例出现腹腔脓肿及组织坏死，术中均应彻底清除，特别注意右侧肝下、双侧膈下、小网膜囊、脾窝、肠系膜根部后方、肠襻间等位置的清理。对于残留胰腺感染坏死明显，考虑术后无法充分引流或易形成胰腺周围脓肿的病例，可考虑切除残留胰腺。切除残留胰腺可以彻底防治胰瘘导致的各种术后并发症，但是在腹腔感染状态下，该术式可增加患者的创伤，且术后出现营养吸收障碍和糖代谢障碍，故应慎重选择。

5. 腹腔引流　接受经空肠隧道式胰管支撑外引流的胆胰分离术的PD术后胰瘘病例，腹腔清洗后胰腺周围仍存在严重的感染，胰腺断端处理后仍会有少量胰液漏出，因此术中必须留置有效的腹腔引流。其目的：一是通过腹腔冲洗引流，减少胰腺断端漏出胰液的集聚，减轻周围炎性反应；二是通过观察引流液的性状和引流量，判断有无再出血及胰瘘。由于术后胰瘘的组织渗出和坏死比较多，应选择可冲洗引流、组织相容性好、质地偏软、口径略大的引流管，引流管的位置应靠近胰腺残端，放置顺畅，固定可靠，避免压迫相邻脏器。术后以生理盐水进行持续冲洗，低负压吸引。在该组病例中，我们利用术中放置的腹腔三腔负压冲洗引流管，进行24h持续冲洗，可以有效稀释胰腺断端少量漏出的胰液，冲洗液速度可以控制在500ml/h。同时给予持续的低负压吸引，以有效排出冲洗液，防止腹腔残留。撤管前停止冲洗，更换细引流管，直至完全拔除。

（刘军桂　刘　翔　张　涛　金　奎）

参考文献

付强,沈世强.胰十二指肠切除术后胰瘘危险因素的Meta分析.肝胆外科杂志，2011,19(1):41-48

刘军桂,刘翔,段伟宏,等.胰头十二指肠切除术后胰瘘手术治疗七例分析.中华普外科手术学杂志(电子版),2015,9(6):85-87

Bassi C,Dervenis C,Butturini G,et al.Postoperative pancreatic fistula:an international study group (ISGPF) definition. Surgery,2005,138(1):8-13

Butturini G,Daskalaki D,Molinari E,et al.Pancreatic fistula:definition and current problems.Journal of hepato-biliary-pancreatic surgery,2008,15(3):247-251

Khalsa B S,Imagawa D W,Chen J J,et al.Evolution in the treatment of Delayed Postpancreatectomy Hemorrhage:Surgery to Interventional Radiology.Pancreas,2015,44(6):953-958

Malleo G,Pulvirenti A,Marchegiani G,et al.Diagnosis and management of postoperative pancreatic fistula.Langenbeck's Archives of Surgery,2014,399(7):801-810

病例四十二

胰腺全系膜切除在胰头癌行根治性胰头十二指肠中的应用及意义

胰腺癌早期诊断困难，手术切除率低，预后极差，5年生存率仅为6%，是否接受根治性的R_0切除决定胰头癌患者远期预后的重要因素，然而，即使对于接受根治性胰十二指肠切除术的患者，肿瘤的局部复发仍然是限制胰腺癌疗效的重要因素。对胰头癌根治性切除标本的临床病理学研究显示，至少有70%～80%的患者并未获得严格意义上的R_0切除，尤其是胰腺环周切缘的阳性，使得这部分患者的生存期明显缩短。近年来，胰腺全系膜切除（total mesopancreas excision，TMpE）这一概念的产生使人们对胰头癌的R_0切除产生了新的认识，下面汇报1例胰头癌实行胰腺全系膜的根治性胰头十二指肠切除术。

【一般情况】

患者，孙某某，男性，因"进行性皮肤、巩膜黄染1个月"入院。

1个月前患者无明显诱因出现皮肤、巩膜黄染，未见寒战、发热、腹痛等，黄疸呈进行性加重趋势，伴小便酱油色及大便陶土样，食欲缺乏，未见好转。2015-10-24就诊于太原市第三人民医院行腹部CT平扫+增强见肝内外胆管扩张，胰头富血供病变，实验室检查见：AST800U/L、TB60.8.1μmol/L，于2015-10-28就诊山西省肿瘤医院行MRCP检查见胆总管下段梗阻。未予特殊治疗，黄染呈进行性加重趋势。

【实验室检查】

入院后：谷丙转氨酶192.6U/L↑，白蛋白42.8g/L，总胆红素34.32μmol/L↑，直接胆红素26.37μmol/L↑，碱性磷酸酶265.3U/L↑，γ-谷氨酰转移酶1276.5U/L↑，谷草转氨酶69.2U/L↑。凝血功能正常。

【术前影像及分析】

见图42-1。

【术前规划】

结合患者症状、体征、实验室检查及影像学提示，诊断为胰头癌，拟行胰腺全系膜的根治性胰头十二指肠切除术。

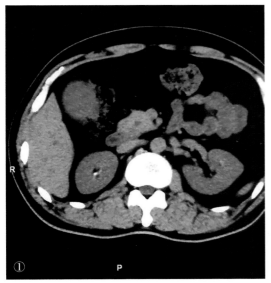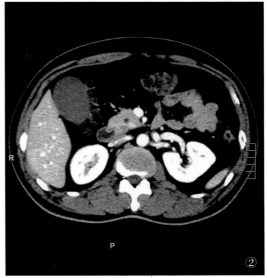

图42-1　术前影像学表现

【术中照片及过程】

图42-2①沿肝下缘，由外向内游离结肠肝区，转向下方Kocher切口至左侧腹主动脉左缘，下方至肠系膜上动脉。本步骤目的是充分显露术野，确定手术的后方界限。

图42-2②剥离横结肠系膜前叶（右侧），这一步很重要，虽说日本新版胃癌指南不再强调这一步，但是在胰头癌中，结肠中动脉旁和肠系膜静脉根部淋巴结可见转移，或者局部浸润，所以这一步很有意义。剥离至胰腺下缘，显露肠系膜静脉根部，离断胃结肠干，小心不要过度牵拉，防止出血。这样胰腺下方就可以显露较长的SM。本步骤的目的是确定手术的右下和右前的界限。

图42-2③骨骼化肝十二指肠韧带及腹腔干右侧，使用工具为电刀和剪刀均可，注意电损伤和小分支出血。从肝总动脉开始，向右侧顺序是肝总动脉—肝固有动脉—腹腔干根部，所有动脉悬吊。然后以门静脉为轴心，右侧距离肝门汇合部0.5cm离断胆管后，将远端胆管下拉，从门静脉右侧壁开始，将其后的淋巴神经廓清，上端至门静脉分叉处，下端与腹腔干周围淋巴结相连，不离断，整块廓清的组织拉至门静脉后方，腹腔干与肠系膜上动脉根部完全显露后，可以整块廓清动脉轴右侧的淋巴结核神经，达到全胰腺系膜切除的要求。

图42-2④离断胰腺。胰腺离断比较容易，困难的是寻找胰管，特别是胰管不扩张的病例，找胰管是一件头痛的事，找到后留置管径合适的支撑管又是一件麻烦事。为什么这么重视寻找胰管，因为和术后胰瘘有关，所以很重要。推荐方法：小圆刀片逐层切开胰腺实质，边用水冲洗，边电刀止血，不管胰管有无扩张，一定能找到；胰肠吻合的方法很多，各有优劣，自己最熟悉的吻合方法就是最好的吻合方法；本手术采用胰管空肠黏膜对端吻合的方法。

图42-2⑤整块标本位于SMA的右侧，离断胰腺钩突与门静脉之间的几支静脉之后，悬吊门静脉及SMA，向右侧适当牵拉标本，会发现胰腺钩突与肠系膜上动脉的腹

腔干右侧相连，这是最后，也是廓清的关键部分了，个人认为该部位廓清的关键是显露SMA右侧壁，看清它，沿着走下去，直至腹腔干上缘，期间会遇到1～2支动脉分支，要可靠处理（这个病例示变异的肝动脉起源于SMA）。

图42-2⑥标本，照片的顶端可见肝十二指肠韧带和腹腔干与SMA之间的系膜三角，连成一片。

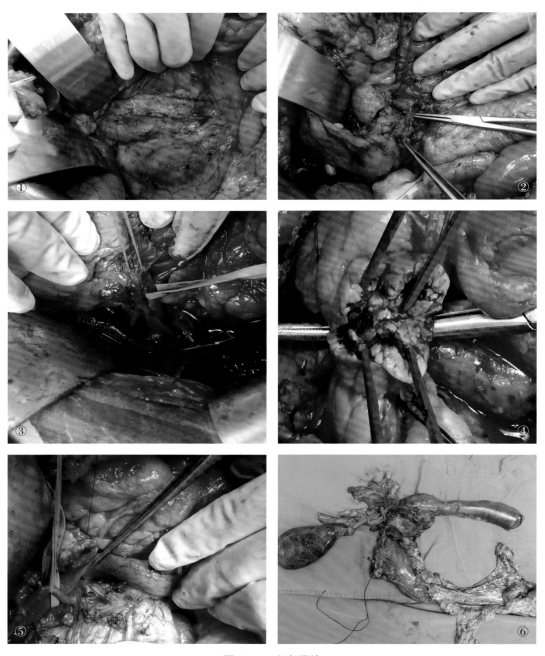

图42-2 术中照片

【术后病理】

病理诊断：(胰头、十二指肠、部分胃壁、胆囊)胰腺中分化腺癌，肿瘤大小 1.5cm×1cm×1cm，可见神经侵犯，未见明确脉管癌栓，癌组织侵犯十二指肠黏膜下层，十二指肠、胃壁、胰腺切缘、网膜组织内未见癌组织；慢性胆囊炎合并胆石症。见图42-3。

免疫组化：muc-5ac (+)，muc-2 (−)，CK (+)，CK7 (+)，CK18 (+)，CK19 (+)，CK20 (−)，CDX-2 (−)，survivin (+)，CYCLIND1 (+)，P16 (−)，P53 (+)，CEA (+)，Ki-67 (10%)，muc-1 (+)。

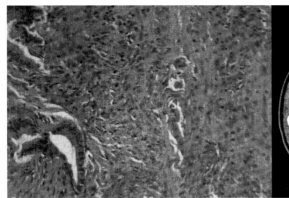 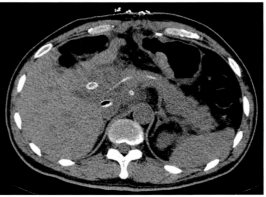

图42-3　术后病理切片　　　　　　　图42-4　术后影像学表现

【术后恢复情况】

(1) 术后恢复顺利，术后出现胰肠吻合口瘘 (A级)，予以间断腹腔冲洗，术后15d拆线出院。

(2) 术后影像

影像学表现：肝门区、原十二指肠-胰腺区结构紊乱，周围脂肪间隙密度增高，胆囊未见确切形态显示，食管胃壁区见条状高密度，腹腔内见多条管状物影，并延伸至体外。肝实质密度未见确切异常，肝内胆管增宽。所示腹膜后未见确切肿大淋巴结影。双侧胸腔内见液体密度。胃内及食管内见条形引流管。

影像学意见：①结合病史，胰十二指肠联合切除术后改变；②双侧胸腔积液。见图42-4。

【术后点评】

胰腺系膜 (mesopancreas) 最早是由德国学者在2007年提出的组织病理学概念，即位于胰腺背侧和肠系膜血管之间的神经淋巴组织。这一概念后来被更精确地定义为由胰腺头颈部及钩突延伸至主动脉-腔静脉沟的后腹膜疏松结缔组织。Adham等首先报道了标准化的TMpE，并提出了"胰腺系膜三角" (mesopancreas triangle) 的概念以界定TMpE的切除范围。"胰腺系膜三角"是以肠系膜上静脉 (SMV)、门静脉 (PV) 后方为底，顶边位于腹腔干 (CT)、肠系膜上动脉 (SMA) 起始处之间的腹主动脉前方的倒三角锥区域，同时包括CT和SMA右侧环周的神经丛。

作为一个全新的概念，TMpE 在胰头癌行胰头十二指肠切除中的应用提出了许多新的问题，也对一线外科医师提出了更高的要求。总的来说，TMpE 的实施为接受胰十二指肠切除术的胰头癌患者带来了潜在的生存期获益，并有望成为十分有价值的预后因子。然而 TMpE 在胰头癌行胰十二指肠切除术中的最终应用价值和意义仍待进一步临床研究。

（刘　翔　刘军桂）

参考文献

Adham,M.and J.Singhirnnnusorn,Surgical technique and resultsof total mesopancreas excision(TMpE)in pancreatic tumors. Eur J Surg Oncol,2012,38(4):340-345

Rau B M,K.Moritz S.Schuschan G.Alsfasser,F.Prall,and E.Klar,R1 resection in pancreatic cancer has significant impact on long— term outcome in standardized pathology modified for routine use.Suery,2012,152(3 Suppl 1):103-111

Siegel R D.Naishadham,and A.Jemal,Cancer statistics,2013.CA Cancer J Clin,2013,63(1):11-30

Wagner.M C,Redaelli.M,Lietz,C.A.Seiler,et al.Buchler,Curative resection is the single most impoaant factor de-termining ou～ome in patients with pancreatic adenocarcinoma.Br JSurg,2004,91(5):586-594

第四部分 移植、微创、介入、高强度超声聚焦消融外科

—— 病例四十三 ——

肝癌合并肝硬化行原位肝移植联合脾切除术

全世界范围内，原发性肝癌在男性癌症致死中排名第2位，在女性癌症致死中排名第6位，每年全世界新发肝癌的一半以上在我国，肝癌患者的预后差，手术切除被认为是根治肝癌最好的手段，但很多肝癌患者多伴有严重的肝炎、肝硬化而失去了切除机会。对于符合米兰标准的肝癌患者，肝移植的生存率已经与非恶性肝病实施肝移植生存率相当。原位肝移植已经成为治疗原发性肝癌合并肝硬化患者的最佳选择。

【一般情况】

患者，男性，57岁，因"乙肝病史20余年，发现肝占位1个月。"入院。查体：腹部正常，腹壁静脉不明显，未见肠型及蠕动波，无瘢痕，全腹未触及包块，未见异常搏动。腹肌不紧张，无压痛反跳痛，无液波震颤，肝肋下未触及，脾大及肋下4cm，肝-颈静脉回流征阴性，胆囊未触及明显异常，墨菲征（－），膀胱不胀，双肾未触及。腹部叩诊呈鼓音。移动性浊音（－）。

【实验室检查】

我院化验：谷丙转氨酶146.0U/L，白蛋白33.6g/L，总胆红素107.81μmol/L，肌酐97.39μmol/L，凝血酶原时间19.6s，甲胎蛋白68.09ng/ml，糖基抗原199 203.9U/ml。

【术前影像及分析】

动脉期、静脉期及血管重建（图43-1）。

影像学诊断：①肝右叶S8段异常强化结节，脾多发异常强化，转移可能？②肝硬化、脾大、门静脉高压、腹水，食管下段、贲门区小弯侧静脉曲张。

【术前规划】

该患者肝硬化、脾大、门静脉高压、腹水、肝占位，考虑原发性肝癌可能性大，肿瘤较小，符合米兰标准，患者脾多发异常强化，不排除转移，出现多个并发症。仅药物治疗不能达到根治的目的，患者生存期短且生命质量差，为明确肝移植手术适应证，无明确手术禁忌。术中根据探查结果，同时行脾切除术。手术后管理、药物调整的工作也很重要：术后患者的相对无菌隔离，饮食，体位，吸氧，胃管、尿管、中心

静脉插管、腹腔引流管及T管等各种管道的维护；术后补液、维持水电解质酸碱平衡、营养支持、抗感染治疗、免疫抑制治疗、监测血药浓度、凝血功能的调控、保肝利胆、胃肠道功能保护。

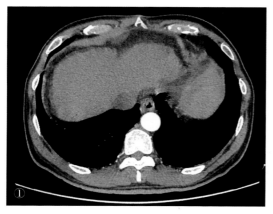 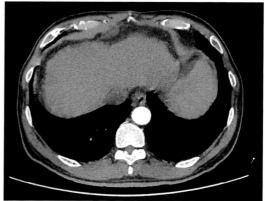

A.动脉期

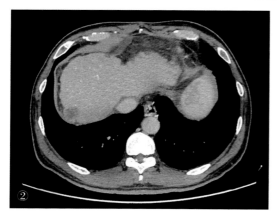 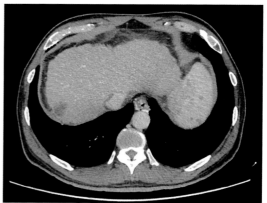

B.静脉期

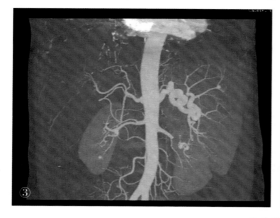 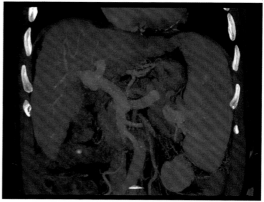

C.血管重建

图43-1　术前影像学表现

【术中照片及过程】

见图43-2。

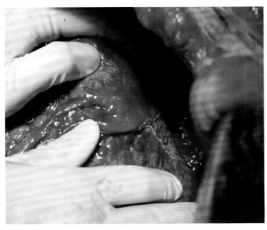

A.肝周围韧带的游离

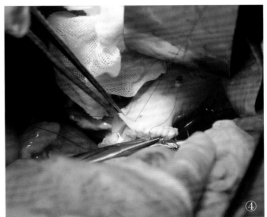

B.肝门的游离

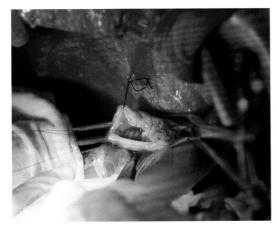

C.肝上下腔静脉的吻合

D.肝下下腔静脉的吻合

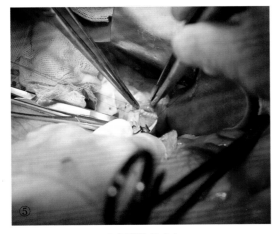

E.门静脉的吻合

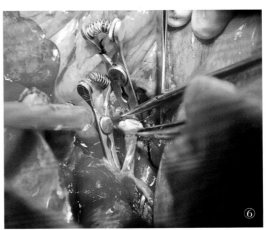

F.肝动脉的吻合

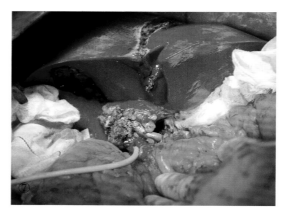

G.胆道吻合后（留置T管）

图43-2 术中照片

【手术步骤】

（1）取上腹部"⊥"形切口

（2）游离肝周韧带，离断肝圆韧带、左冠状韧带、左三角韧带、右三角韧带、右管状韧带、肝结肠韧带及肝肾韧带。

（3）游离第一肝门，先在肝门部离断胆总管，然后解剖结扎肝动脉留置丝线标记，充分显露门静脉主干。

（4）于肝上下腔静脉、肝下下腔静脉、门静脉分别上相应的阻断钳，然后剪断血管，取下病肝，拟行原位经典肝移植术；给予肝周各个创面止血。

（5）修剪血管吻合口至合适长度后，顺次3-0Prolene线连续外翻缝合肝上下腔静脉，4-0Prolene线连续外翻缝合肝下下腔静脉；5-0Prolene线连续缝合门静脉，吻合完毕后开放下腔静脉和门静脉血流，观察吻合口有无出血，进行彻底止血。

（6）供肝胃十二指肠动脉襻与受者胃十二指肠动脉襻以7-0Prolene线行端端连续吻合。

（7）供肝胆管与受者胆管以6-0Prolene线行端端吻合，后壁连续，前壁间断缝合，10F的T管在距吻合口1cm受者侧穿出。

（8）行脾切除术。

【术后病理】

1.肉眼所见 送检肝组织1块，体积23cm×20cm×15cm，肝被膜下及肝实质区可见灰白色大小不等灰白色结节多枚，最小者小米大，最大者直径约4cm，灰白色质硬，未见明确较正常肝。巨脾1枚，体积22cm×15cm×13cm，切面灰红灰褐色质硬，被膜完整。胆囊1枚，体积6cm×2.5cm×2cm，壁厚0.2～0.5cm，腔内充满胆汁（见图43-3）。

2.病理诊断 （肝＋胆囊＋脾）结合形态、免疫组化及临床病史，考虑肝肉瘤样癌，伴大片坏死，周围肝组织呈慢性肝炎肝硬化改变，肝细胞结节状增生，伴假小叶形成；慢性胆囊炎，未见明确癌组织侵及；脾淤血，可见红髓及白髓，白髓萎缩，脾索增宽、变短，未见明确癌组织侵及（见图43-4）。

免疫组化：AFP（－），HBcAg（－），HBsAg（+），HCV（－），CK（+），CK7（－），CK18（+），CK19（－），CK20（－），CDX-2（－），CD34（+），S-100（－），D2-40（－），CYCLIND1（－），P16（－），β-cate（+），E-cadherin（－），P53（－），CEA（+），Ki-67（+30%），CK5/6（－），Hep（－），GPC3（+）。

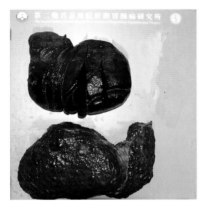

图43-3　大体标本

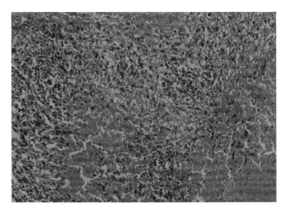

图43-4　病理切片：肝肉瘤样癌（×100）

【术后恢复情况】

（1）免疫抑制方案：术中应用巴利昔单抗1支和甲泼尼龙琥珀酸钠进行免疫诱导，术后给予他克莫司+吗替麦考酚酯胶囊+甲泼尼龙联合抗排斥。

（2）术后早期第2天内，脾窝引出约1000ml暗红色血性液体，给予平卧、抗凝、输血治疗，2d后出血停止，依次拔除腹腔引流管，余恢复顺利，无胆瘘，无排斥反应，术后3周出院。

【术后点评】

符合米兰标准的肝癌肝移植受者，多数可获得长期生存，应重视肝移植术后早期免疫抑制方案的制订，预防感染及排斥反应，及时发现原发病复发等问题。

（1）本例患者病理报告为肝肉瘤样癌（sarcomatoid hepatocellular carcinoma），是一种罕见的肝原发恶性肿瘤。Nishi等报道肝肉瘤样癌的生存率较肝细胞肝癌明显更差。肝肉瘤样癌对TACE不敏感，手术后容易复发。

（2）肝癌肝移植的标准很多，欧美的统一观点是原发性肝癌做肝移植仅限于早期癌块＜3个，直径＜5cm，无肝硬化，无血管与淋巴浸润；无远处转移，统称为Milan标准。后来又发展到UCSF标准，即单个肿瘤直径小于6.5cm或最多3个病灶最大直径4.5cm，直径总和小于8cm。我国大陆多主张适应证放宽，只要无远处转移，进展期肝癌仍可作为肝移植的适应证。

（3）肝移植术后乙型肝炎复发是影响乙型肝炎肝硬化患者预后的重要因素。目前公认的方法是高效价乙型肝炎人免疫球蛋白（HBIg）联合抗乙肝病毒药物（如拉米夫定或恩替卡韦等）。二者联合应用使肝移植术后乙型肝炎复发率下降为0～10%。但是长期大剂量HBIg会造成编码HBsAg的a决定簇发生基因突变，而且费用昂贵、来源紧张的问题，仍需探索新的、更经济的方法。

　　（4）肝癌肝移植术后的免疫抑制方案：选择合适的术后免疫抑制方案，可降低肝移植术后肝癌复发率。目前普遍认为，激素可促进术后肿瘤复发，术后缩短激素使用时间并减少其剂量有助于降低肝癌肝移植的术后复发率。无激素方案改善肝移植受者长期预后，早期撤离激素甚至完全不用激素正成为越来越多移植中心考虑的方案。

　　我中心近年来对超米兰标准的肝癌肝移植患者，在联合应用抗CD25单抗的免疫诱导剂基础上，术中使用减量激素，术后则尽量避免使用激素。雷帕霉素商品名为西罗莫司，与CNI不同，体外实验显示雷帕霉素通过抑制细胞增殖及侵袭性表型的转化来抑制肿瘤细胞运动转移，临床结果也显示了雷帕霉素预防肝癌复发的作用，尽早转换为西罗莫司有助于预防肝癌的复发。

（李朝阳　赵　玮　王　进　于德磊）

参考文献

Angus PW1,McCaughan GW,Gane EJ,Crawford DH,Harley H.Combination low-dose hepatitis B immune globulin and lamivudine therapy provides effective prophylaxis against posttransplantation hepatitis B.Liver Transpl,2000,6(4):429-433

Ishii MAM,Abe M,Hirai K,et al.The clinical study of hepatocellular carcinoma with sarcoma-like features.Acta Hepatol Jpn.1988,29:734-741

Mazzaferro V,Regalia E,Doci R,et al.Liver transplantation for the treatment of small hepatocellular carcinomas in patients with cirrhosis.The New England journal of medicine，1996,334(11):693-699

Nishi H,Taguchi K,Asayama Y,et al.Sarcomatous hepatocellular carcinoma: a special reference to ordinary hepatocellular carcinoma.Journal of gastroenterology and hepatology，2003,18(4):415-423

Segev DL1,Sozio SM,Shin EJ,et al.Steroid avoidance in liver transplantation: meta-analysis and meta-regression of randomized trials.Liver Transpl,2008,14(4):512-525

Sgourakis G1,Radtke A,Fouzas I,et al.Corticosteroid-free immunosuppression in liver transplantation: a meta-analysis and meta-regression of outcomes.Transpl Int,2009,22(9):892-905

Torre LA,Bray F,Siegel RL,et al.Global cancer statistics,2012,CA: a cancer journal for clinicians.2015,65(2):87-108

Yao FY,Ferrell L,Bass NM,et al.Liver transplantation for hepatocellular carcinoma: comparison of the proposed UCSF criteria with the Milan criteria and the Pittsburgh modified TNM criteria.Liver transplantation : official publication of the American Association for the Study of Liver Diseases and the International Liver Transplantation Society,2002,8(9):765-774

Zheng SS,Xu X,Wu J,et al.Liver transplantation for hepatocellular carcinoma: Hangzhou experiences.Transplantation.2008,85(12):1726-1732

病例四十四

活体肝移植及术后胆道狭窄的处理

肝移植是一种典型的"事倍功半"的技术：价格昂贵、资源紧张、病源有限、长期维持，但目前仍被认为是治疗其他方法无法治愈的不可逆的急性或慢性肝病的唯一有效方法。

对于成人患者，尸肝的同种原位肝移植（orthotopic liver transplantation，OLT）是最早推广并最常采用的成熟的方法，成为近40年来终末期肝病的有效治疗手段，而供肝短缺是其面临的最大问题。近10年，以右半肝为移植物的成人间活体肝移植（adult-to-adult living donor liver transplantation，A-A LDLT）成为有效的替代方法，由于前期成功经验及技术的改进，在世界范围内得到广泛应用。

肝移植术后外科并发症主要是血管性和胆管并发症。胆道狭窄多于移植后1～4个月出现，多发生在吻合口，往往继发胆道炎症和胆泥形成，可用内镜下球囊扩张、放置支架治愈，如狭窄段局限，可手术切除后重新吻合或改行胆肠Roux-Y吻合。

一、受者入院情况

【一般情况】

患者，尹某某，男性，54岁，因"上腹间歇性胀痛1个月，定向力障碍3h"入院。

患者于2008年4月出现间歇性上腹胀痛，无放射，可自行缓解，就诊于外院行CT示肝内多发结节，肝硬化、腹水，经保肝、穿刺抽腹水，症状缓解。3h前出现定向力障碍，胡言乱语，急入我科。发病以来，患者一般情况稳定，精神好，食欲、睡眠差，尿色深黄，利尿后1000～1500ml/d，大便正常。

慢性乙型肝炎病史7年，曾行抗病毒治疗（拉米夫定100mg口服1/d肌内注射干扰素），无上消化道出血史。饮酒史20年，300ml/d。其父因肝硬化去世，哥哥因肝癌去世。

【入院查体】

T 36.3℃，P 90/min，R 18/min，BP 135/80 mmHg。发育正常，营养中等，神志尚清，定向力障碍，全身皮肤黏膜中度黄染。未见蜘蛛痣，心肺未见异常。双手呈肝掌改变。专科检查：腹部平坦，无腹壁静脉曲张，未见胃型及蠕动波，腹围96cm，腹软，全腹未触及包块，无压痛、反跳痛及肌紧张，肝脾肋下未触及，墨菲征（－），肝区叩击痛（－），移动性浊音阴性，肠鸣音3次/min。

【实验室检查】

实验室检查：AFP正常；肝功能：ALB 30g/L，ALT 148 U/L，TB 39.8μmol/L，DB

20.4 μmol/L；血型 O 型。

心电图及胸片：未见异常。

胃镜：食管中下段有静脉曲张趋势，胃多发溃疡伴活动性出血，幽门螺杆菌尿素酶（++）。

MELD 评分 13 分。

【术前影像及分析】

影像学意见　①腹部 CT：肝硬化、脾大、门静脉高压、少量腹水。②肝总体积：1000.90cm³。见图 44-1。

【术前诊断与准备】

术前诊断：①肝硬化失代偿期：肝炎后肝硬化；酒精性肝硬化；②门静脉高压症；③慢性乙型肝炎；④上消化道出血；⑤胃溃疡。

术前治疗：入院 10d 后出现上消化道出血至休克 1 次，经止血、三腔二囊管压迫等对症治疗后稳定，累计呕血、便血量约 3000ml。入院 22d 行移植手术。

术前准备：术前改善肝功能、凝血功能，行肠道准备、备血。

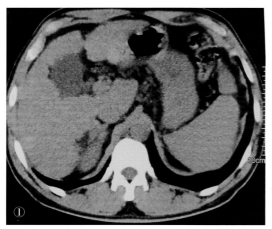
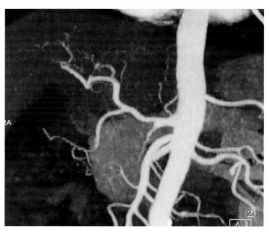
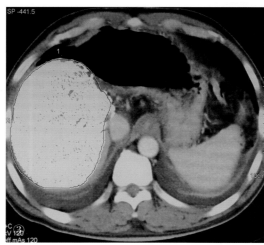
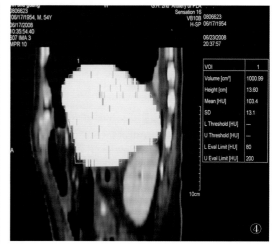

图 44-1　受者术前影像学表现

【术中照片及过程】

（1）取右上腹 L 形切口，长约40cm（见图44-2A）。

（2）术中探查：见大量清亮腹水，吸出约4200ml，悬浮拉钩暴露。见横结肠、小肠系膜、大网膜与肝门、右肝下缘、肝圆韧带、腹膜广泛粘连，分离后见肝呈暗红色，质硬，表面不满大小不一结节，呈硬化改变。胆囊壁轻度增厚，约6.0cm×4.6cm。盆腔、腹腔未见异常（见图44-2B）。

（3）切除病肝：分离肝门，从右侧镰状韧带开始向右充分游离第二肝门，分离肝十二指肠韧带以尽量多保留肝动脉及门静脉分支，游离出肝上、肝下下腔静脉，离断肝周韧带，与肝后结扎切断肝短静脉，将肝左、肝中、肝右静脉分别与下腔静脉分离并结扎、切断。阻断肝上、肝下下腔静脉，完整保留肝后下腔静脉，摘除病肝，创面止血，开始无肝期（见图44-2C）。

（4）修肝及灌注：切除病肝同时切除供体右半肝并于修肝台以 HTK 液1000ml灌注肝静脉及门静脉，将移植肝肝右静脉和肝中静脉开口整形融合成宽大三角形开口，测量边长约2.4cm（见图44-2D）。

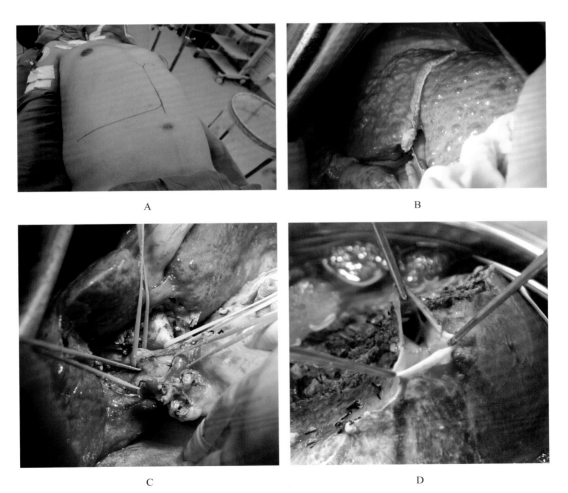

A

B

C

D

图44-2　术中照片

（5）肝静脉、门静脉重建：阻断下腔静脉后，与腔静脉前壁肝静脉开口位置剪出与移植肝相应口径三角形开口，测量边长2.4cm。术者、助手佩戴2.5倍手术放大镜，双针4-0 Prolene缝合固定肝静脉左、右侧各一针，观察供、受体肝静脉在同一轴线，无成角及扭转，前后壁均连续外翻缝合完成肝静脉重建。将供肝门静脉注满肝素盐水后血管夹阻断，开放下腔静脉血流，同法将供肝门静脉右支与受体门静脉残端行端-端吻合，开放门脉血流，无肝期结束。可见肝断面上肝中静脉搏动，多普勒超声检查门脉、肝静脉血流流速正常，吻合口通畅（见图44-3）。

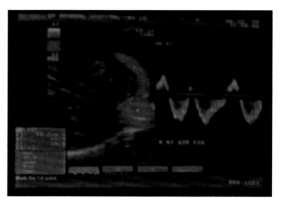

图44-3 术中多普勒超声确认肝中静脉通畅引流

（6）肝动脉吻合、胆道重建、关腹：由血管外科于显微镜下用9-0尼龙单纤丝线将供肝肝右动脉与受体肝右动脉吻合，结束后开放血流行多普勒超声检查，吻合口通畅。用6-0 PDS缝线采用后壁连续、前壁间断将供肝右肝管与受体胆总管行端端吻合，未放置T管，

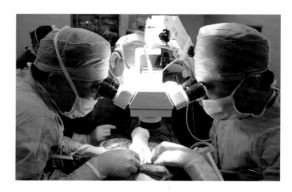

图44-4 显微镜下吻合动脉

经胆囊管插管行胆道造影见吻合口通畅，未见胆漏。查无活动性出血，放置左膈下、右肝下双腔引流管各1根后，关腹（见图44-4）。

手术顺利，历时7h，术中出血约1500 ml，输入红细胞1400ml，血浆3000ml，应用舒莱1支、甲泼尼龙1000mg，悦康力欣3.0g，2次，奥美拉唑40mg，2次。术中患者生命体征平稳，CVP控制于3 ～ 5cmH$_2$O，术后带气管插管返回移植ICU病房。骶尾部见皮肤压红，无破溃。

【受者：术后病理】

术后病理回报：慢性乙型肝炎，弥漫性肝硬化Ⅲ期（图44-5）。

二、供者

【一般情况】

男性，尹某某，21岁。因其父（受者）发现"肝内多发占位，肝硬化失代偿期"，病情进行性加重，经非手术治疗效果差，病情进行性加重。要求捐献肝入院。患者一般情况好，精神饮食如常，大小便正常。过去史、个人史无特殊。

【入院查体】

T 36.3 ℃，P 78次/min，R 18次/min，BP 118/78 mmHg，身高174cm，体重70kg。发育正常，营养良好，全身皮肤黏膜无黄染。心肺未见异常，系统回顾正常。专科检

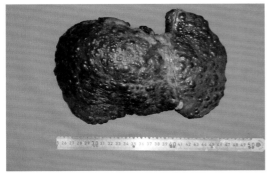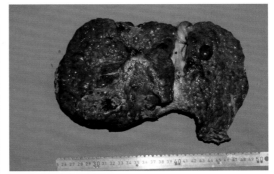
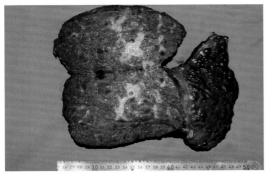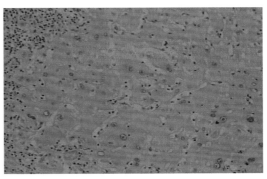

图44-5　受者术后病理

查：腹部平坦，无腹壁静脉曲张，未见胃型及蠕动波，腹软，未触及肿物，无压痛、反跳痛及肌紧张，肝脾肋下未触及，移动性浊音阴性，肠鸣音正常。

【辅助检查】

实验室检查：血常规、血生化、凝血、乙肝六项、丙肝抗体均正常。心电图、胸部X线片未见异常、肺功能良好，与受体血样行ABO相容检测。

影像评估：B超未见脂肪肝、肝硬化改变；肝CT增强行肝动脉、肝静脉、门静脉血管重建，未见显著变异；MRCP未见胆道变异。

【术前诊断及术前处理】

术前诊断：活体肝移植供体。

伦理委员会讨论：表决同意手术方案。

术前准备：同右半肝切除，术前改善肝功能，凝血功能，行肠道准备、备血。

【术中照片及过程】

受者行探查明确可进行肝移植术后开始供者手术。术前30min给予抑酸药物及抗生素。取右上腹L形切口。

术中探查：腹腔未见渗液，肝色泽红润、质地柔软，未触及结节及囊性包块，切除镰状韧带，安装腹腔拉钩，术中B超进一步了解肝动静脉、门静脉及肝内胆管情况，与术前评估相符，决定切除含肝中静脉的右半肝作为移植物（图44-6A、B）。

切除手术：

①解剖第一肝门。切除胆囊，解剖游离右肝管，胆囊管插管，右肝管汇合处以无损夹夹住肝门板组织做定位标记，行胆道造影，见左右肝管显示良好，右前后肝管共

干后与左肝管汇合，确定右肝管汇合部，夹毕右肝动脉和门静脉右支，肝表面出现右半肝缺血界限，沿该界限切除。游离右肝管、右肝动脉及门静脉右支，以彩带标记（图44-6C、D）。

②游离肝周韧带，解剖第三肝门：离断镰状韧带至肝静脉汇入肝上下腔静脉处，解剖肝右静脉与肝左静脉之间纤维组织，离断右侧冠状、三角韧带，将肝右叶向左上方抬起，自下而上解剖下腔静脉与肝右叶之间的韧带及肝短静脉，直至肝右静脉，充分游离肝右静脉。

③离断肝实质：阻断右肝动脉及门静脉右支确定拟切除线，下1/3切线沿缺血线，向上通过肝顶部，直至肝右静脉根部左侧壁。以电刀沿预切除线切开肝包膜及部分肝组织，不阻断入肝血流，以CUSA按切除线切断肝，边切割、边吸引，使肝内结构"骨骼化"，同时以双极电凝凝固肝创面出血点，切面直径1mm以下管道电凝切断，1～3mm管道以连续钛夹钳施钛夹夹闭，3～5mm管道结扎后切断，5mm以上管道留置以备重建。遇肝中静脉后，沿其左侧仔细剥离，剥离肝中静脉与右半肝。钳夹切断右肝管，依次无创血管钳钳夹并切断右肝动脉、门静脉右支、肝右及肝中静脉，切除右半肝，移除移植物（图44-6E、F、G、H）。

④处理肝断面：再次行胆道造影（图44-7）见左肝管通畅无狭窄，肝静脉、门静脉、右肝管断端用5-0 Prolene连续缝合，肝动脉用3-0丝线双重结扎。查无活动性出血、胆汁渗漏，断面喷散纤维蛋白胶2支，将两镰状韧带重新间断缝合。未放置腹腔引流管，关腹。

手术顺利，术中出血约150 ml，未输血，术后拔除气管内插管，返回ICU。

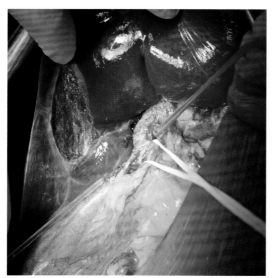

A.供体切除胆囊后

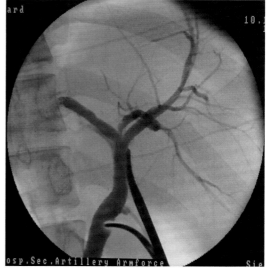

B.胆道造影

左右肝管显示良好，右前后肝管共干后与左肝管汇合

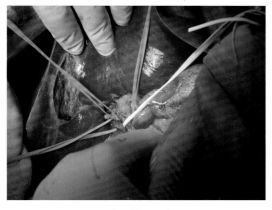

C.解剖第一肝门

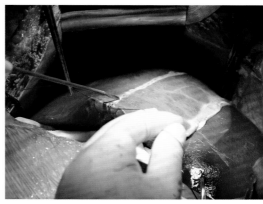

D.确定拟切除线

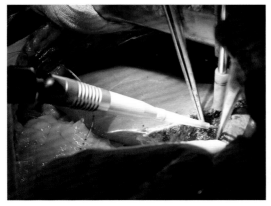

E.CUSA与吸引器配合，使肝内结构"骨骼化"

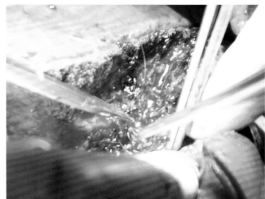

F.3～5mm管道结扎后切断

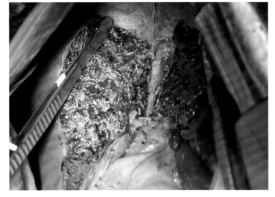

G.沿肝中静脉断肝

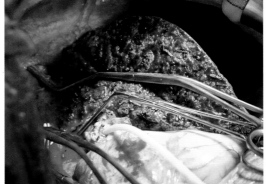

H.移除移植物后肝断面

图44-6　术中照片

【术后恢复】

　　患者术后第1天复查床旁彩超，见胆道、血管通畅，第2天返回普通病房，第3天开始进流质饮食，复查彩超，未见异常。第7天复查肝CT见肝体积达900cm^3（图44-8），切口愈合良好，术后10d出院。

三、受者二次入院

【一般情况】

"活体肝移植术后6个月，皮肤瘙痒伴巩膜发黄5d"再次入院。

【入院查体】

T 36.5 ℃，P 70次/min，R 18次/min，BP 125/80 mmHg。发育正常，营养良好，全身皮肤黏膜无黄染，巩膜轻度黄染。未见蜘蛛痣，心肺未见异常。专科检查：腹部平坦，无腹壁静脉曲张，未见胃型及蠕动波，可见右上腹L形手术切口瘢痕。腹围87cm，腹软，全腹未触及包块，无压痛、反跳痛及肌紧张，肝脾肋下未触及，墨菲征（－），肝区叩击痛（－），移动性浊音阴性，肠鸣音3/min。

【辅助检查】

实验室检查：AFP 正常；肝功能：ALB 41g/L，ALT 148 U/L，TB 88.6 μmol/L，DB 64.4 μmol/L，心电图及胸部X线片：未见异常。

【影像与分析】

腹部CT：活体肝移植术后改变，肝内胆管扩张（图44-9）。

MRCP：肝总管与胆总管间间连续

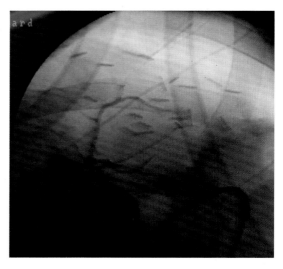

图44-7　再次行胆道造影

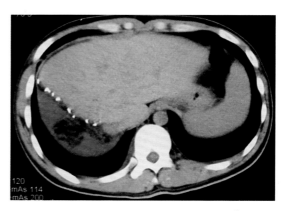

图44-8　术后1周复查肝体积900cm³

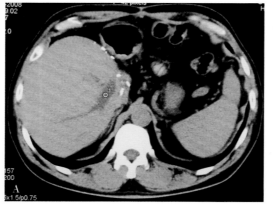

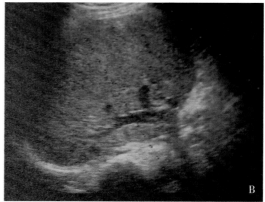

CT、B超示移植肝肝内胆管扩张（①CT；②B超）

图44-9　影像学表现

性欠规整，见横行低信号且边界清楚。胆总管走行通畅，直径宽约0.8cm。胰管不扩张，直径约0.3cm（图44-10）。

【术前诊断及处理】

术前诊断：①梗阻性黄疸；②活体肝移植术后胆道狭窄。

住院治疗经过：

（1）入院后行保肝等对症支持治疗，4d后行ERCP，拟行胆道支架置入术。操作过程：平卧位，十二指肠镜插入见乳头开口呈颗粒状，可旋转切开刀＋黄斑马导丝插胆管成功，抽取胆汁呈黑褐色，注射1:1泛影葡胺后，见胆总管上段吻合口呈横断形狭窄，采用各种导丝（黄斑马导丝、超细黄斑马导丝、黑泥鳅导丝）反复抽插未通过狭窄段，术毕。

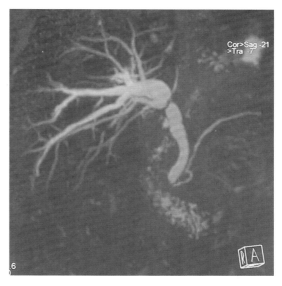

图44-10　活体移植术后胆道狭窄梗阻性黄疸

（2）入院7d后行PTBD，拟同时行ERCP对接置入胆道支架（图44-11）操作过程：平卧位，超声检查右肋间择点定位，消毒铺巾、局部麻醉后，18G PTC直穿入有肝内扩张胆管，见白色浑浊胆汁流出，放入导丝置入4F多侧孔引流管，造影肝门部中断，肝外未显影，反复超选导丝无法通过狭窄段，置入8.5F 6侧孔外引流管，造影位置良好，术毕（图44-12）。

（3）PTBD引流后第3天恢复金黄色胆汁，每日350～500ml，患者黄疸症状缓解，引流后1周复查肝功能：ALB 40g/L，ALT 65 U/L，TB 28.6 μmol/L，DB 24.1μmol/L。

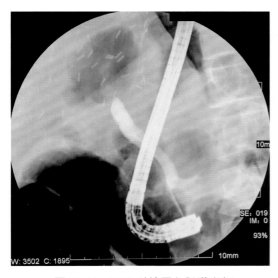

图44-11　ERCP对接置入胆道支架

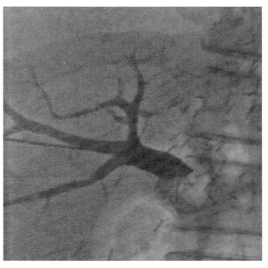

图44-12　数字减影表现

（4）入院后1个月再次行PTBD，拟同时行ERCP置入胆道支架，术中PTBD脱出。操作过程：经PTBD管造影见移植肝肝内胆管恢复正常，肝外胆管不显影，胆道引流管在肝表面和肋弓间呈襻，交换导丝时胆道引流管脱出，再次导丝超选插管，未能进入窦道和胆管，10min后患者出现背痛，呈进行性加重，无法继续插管，镇痛处理后返回病房（图44-13）。

（5）PTBD管脱出第2天行急诊剖腹探查术，拟行胆道重建术，备胆肠吻合术。术前诊断：①梗阻性黄疸；②活体肝移植术后胆道狭窄；③PTBD引流管脱出；④胆汁性腹膜炎；⑤右侧胸腔积液。

术前准备：头孢三代抗感染、镇痛、解痉，肠道准备。

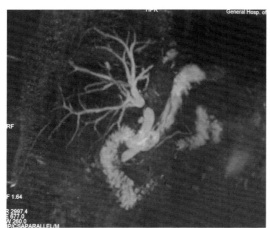
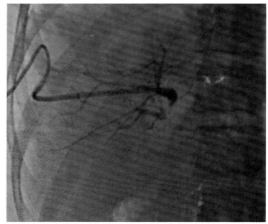

图44-13 术后造影表现

【手术过程】

取右上腹原L形切口，长约40cm。

术中探查：见大网膜、移植肝无明显粘连，移植肝表面脏侧可见肝中静脉走行，左侧见残余钛夹，右侧、膈面与腹膜、膈肌粘连，内见少量包裹性胆汁。分离显露胆管吻合部，细针穿刺入受体胆总管抽出白色透亮胆汁，距吻合口远端约1.0cm处纵行切开胆管，胆道镜探查近端见吻合口完全梗阻，淡黄色絮状物充填，无法通过，远端胆道通畅。

胆道成形：向上分离并纵行切开胆道至肝管分支处，完全显露吻合口内壁，见吻合口挛缩至环形狭窄，狭窄环长约0.5cm，取尽絮状物，狭窄段胆管壁取极少量组织活检（图44-14）。胆道镜探查肝内胆道通畅。吻合口狭窄环上下端四角以6-0 PDS缝线行对角缝合，8号胆道

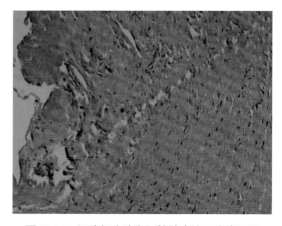

图44-14 切除部分狭窄胆管壁病检示瘢痕组织

冲洗管置入成形胆管予支撑，间断缝合胆管前壁。

腹腔冲洗、关腹：分离移植肝与腹膜、膈肌粘连带，清理包裹性胆汁，腹腔冲洗，放置引流，关腹。

手术顺利，历时2h，术中出血约100 ml。

【术后恢复】

术后处理：抗感染、保肝、抗排斥等对症治疗，右侧胸腔积液予对症处理。24h引流约200ml深黄色胆汁，术后1周间断夹毕胆道引流管，术后1个月行胆道造影见吻合口通畅。术后3个月行MRCP示胆道通畅，未拔除胆道支撑管，术后8个月拔除支撑管，无黄疸（图44-15）。

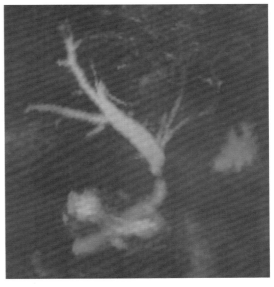

图44-15　术后胆道造影

【术后点评】

1.活体肝移植术后应保证供者和受者肝的血液供应和引流及代谢功能。肝体积大小、肝动脉起源及其分支、门静脉分支、肝静脉及副肝静脉、胆道系统解剖特征等是决定能否作为供者、供肝切取方式并保证术后供者、受者肝功能满足各自需求的关键因素，也是避免或减少术后并发症的关键。

肝血管系统评价如下。

肝静脉系统变化较多，对手术影响较大，术前需重点详细评估，包括肝静脉汇入下腔静脉方式，肝右、肝中静脉有无变异及其引流区域，副右肝静脉部位、数量等。应排除作为供者的情况包括多支副右肝静脉且较粗大、肝右静脉和肝中静脉共干后汇入下腔静脉、肝静脉以较多小分支汇入下腔静脉。CT或MR增强门静脉期扫描并行MIP、VR三维重建或MR TrueFISP序列扫描可获得良好显示效果。DSA检查常不必要，且对健康供者行有创检查不作为推荐。

门静脉系统评估主要包括门静脉分叉的解剖特征、有无变异、管径大小，对肝叶切除方式和供肝与受体血管的吻合方式起决定作用。如供体门静脉管径小于受体，术后影像学评价时需与吻合口狭窄鉴别。通过CT、MR增强门脉期重建可获得良好的显示效果。

肝动脉起源及其分支情况，也是决定肝叶切取的关键因素之一。评估内容包括供者肝动脉起源、有无变异及供血范围。如肝动脉包括数支细小的副肝动脉、动脉硬化致腹腔干狭窄则不适合作为供者。如存在肝动脉起源于肠系膜上动脉、左肝动脉起源于胃左动脉、副右肝动脉及左肝动脉的发生等肝动脉变异情况增加了肝叶切取的困难。如肝尾叶动脉起源于右叶动脉，则手术时保存该动脉，以保证肝尾叶的血供和肝功能。CT或MR增强动脉期血管重建可良好显示，CTA效果优于MRA，同样不必行DSA检查。

311

2.活体肝移植关于供者肝肝中静脉归属的争论：肝中静脉主干位于肝正中裂内（Cantlie线），尾端起源于Ⅳ、Ⅴ段肝之间的胆囊窝旁（63%），有些情况下主干起源于Ⅴ段肝（29%）或起源于Ⅳ段（2%），双支肝中静脉极少见。多数情况下，引流Ⅴ段的"右支"和引流Ⅳa段的"左支"在靠近有肝门处汇合成一条主干。

右半肝供肝不包括肝中静脉突出优势是对供者肝功能有很好的保护作用。主张此类做法的观点认为：肝中静脉与肝右静脉之间存在交通支，因此供肝充血现象发生的概率极低。但多普勒超声、CT三维重建图像下可观察到。但存在交通支的发生率约为24%，而且血管口径细小，在肝中静脉阻塞后短时间内难以形成主干，而且在移植肝再灌注后有引起门静脉压力升高的潜在因素。目前公认的观点是下列情况可考虑采用不包含肝中静脉的右半肝肝移植：①肝功能Child-Pugh A级的受体；②供肝体积相对较大，超过估计标准肝重量（ESLW）的60%；③肝静脉引流系统属于肝右静脉优势型；④术前已明确右半肝前叶与后叶之间的静脉交通支存在；⑤Ⅵ、Ⅶ段肝体积大于Ⅴ、Ⅷ段；⑥预测出现充血现象的肝体积较小。

包含肝中静脉的右半肝肝移植对受者提供更好的移植肝肝静脉引流，对MELD评分很高的危重肝硬化受者能提供尸肝移植一样的预后效果，到达增宽了肝移植的适用范围，适用于几乎所有的解剖结构，ESLV下限可降至35%。其缺点是供体Ⅳ段肝再生减少，但并未完全丧失。而保留Ⅳb段肝静脉可改善剩余肝回流通路。

根据目前的研究资料，包含肝中静脉的右半肝肝移植相对安全有效，在术前精确评估剩余肝体积、肝脂肪变性程度及运用精确的术中技术的前提下，是目前成人间活体肝移植首选的应用最广泛的方法。

3.移植术后的并发症及处理：肝移植外科并发症主要有术后出血、肝动脉血栓形成、门静脉血栓形成、流出道阻塞和胆道并发症。术后出血多于术后6h内发生，移植技术的成熟和对凝血功能的精确调节可大大降低术后出血发生率。肝动脉血栓形成是术后早期引起移植肝衰竭的第二位重要原因。成人受体发生率为2%～8%，幼儿受体（小于2岁）为10%～25%，由于显微技术在活体肝移植中的应用及术后抗凝治疗的认识，活体肝移植的肝动脉血栓发生率低于尸肝移植。门脉血栓的发生率远低于动脉血栓，为1%～3%。最初的经典肝移植术切除肝后下腔静脉，并将供体下腔静脉（IVC）与受体IVC端端吻合，"背驮式"肝移植技术将供体肝静脉与受体肝静脉端端吻合，保留了IVC血流，明显改善了流出道通畅程度，省去了静脉转流。该技术改良后应用斑片状移植肝，应用端侧吻合IVC及侧侧吻合供肝与受体的IVC。这两种方式为大多数中心采用。血管并发症可通过术中开放血流后和术后第1、3、5、7天多普勒超声监测管径和血液流速提高早期诊断率。

肝移植的胆道并发症发生率为10%～20%，活体肝移植明显高于尸肝移植，主要是胆瘘和胆道狭窄。胆瘘发生较早，多由于外科吻合口破裂引起，也可由肝动脉血栓形成或拔除T管引起。MRCP可发现较大胆瘘，胆道造影是诊断金标准。胆瘘需再次手术外科修复，但开始时可尝试创伤较小的方法。如ERCP或经T管窦道放置支撑管。胆道狭窄可分为吻合口型和缺血型。吻合口型狭窄一般在移植1个月后出现，临床表现为黄疸、胆管炎或无症状性肝功能异常。缺血型狭窄主要局限在胆道吻合口的供肝一侧。其他原因引发的胆管狭窄发生较晚，多于移植1年后出现。MRCP、ERCP、PTC等胆道显像技术是诊断和判断治疗效果的金标准。治疗方法首选通过ERCP或PTC进行胆道扩张或支撑治疗。外科修复作为后备的治疗措施。与治疗吻合口型狭窄的疗效相比，局部缺血型胆道狭窄长期开放率较低，对肝动脉血栓引起的弥漫型胆管狭窄，应考虑再次肝移植。

肝移植术后内科并发症主要为各种细菌性、病毒性感染，肺部、肾功能、心血管及神经系统并发症（图44-16，图44-17）。

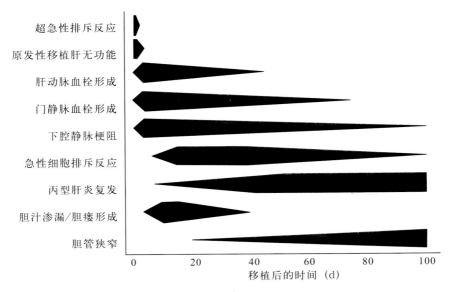

图44-16 移植术后不同并发症的发病时间（摘自《希夫肝脏病学》）

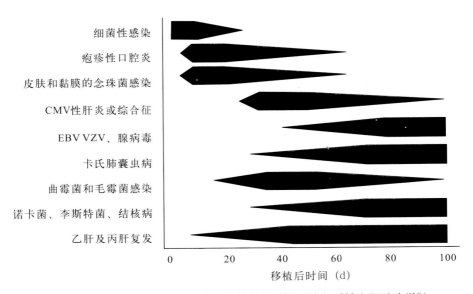

图44-17 移植术后各种感染并发症的发生时间（摘自《希夫肝脏病学》）

（王国经）

313

参考文献

范上达.活体肝脏移植.香港:大公报出版有限公司,2008

文天夫,严律南,李波,等.活体右半肝供体的安全性.中华外科杂志,2006,44:139

文天夫,严律南.影像学检查在活体供肝评估中的应用.中国普外基础与临床杂志,2006,13:97

严律南.活体肝移植.北京:人民卫生出版社,2007

Asakuma M,Fujimoto Y,et al.Graft selection algorithm based on congestion volume for adult living donor liver transplantation.Am J Transplant,2007,7:1788

Couinaud C.Surgical anatomy of the liver revisited.1989

Fan ST,Lo CM,Liu CL,et al.Safty and necc=essity of inclyding the middle hepatic vein in the right lobe graft in adult-to-adule live donor liver transplantation.Ann Surg,2003,238:137

Hashimoto T,Sugawara Y,et al.Reconstruction of the middle hepatic vein tributary in a right lateral sector graft.Liver Transpl,2005,11:309

Ikegami T,Hashikura Y,Nakazawa Y,et al.Risk factors contributing to hepatic artery thrombosis following living-donor liver transplantation.J Hepatobiliary Pancreat Surg,2006,13(2):105

Kim DG,Moon IS.et al.Effect of middle hepatic vein reconstruction in living donor liver transplantation using right lobe.Transplant Proc,2006,38:2099

Koichi,Tanaka,et al.Living-donor Liver transplantation.Prous Sicence,2003,6:224

Lo CM.Complications and long-term outcome of living liver dinors:a survey of 1508 cases in five Asian centers.Transplantation,2003,75(S3):S12

Nishizaki T ,Ikegami T,Hiroshige S,et al.Small graft for living donor liver transplantation.Annsurg,2001,233(4):575

Radtke A,Nadalin S,Sotiropoulos GC,et al.Computer-assisted operative planning in adult living donor liver transplantation:a new way to resolve the dilemma of the middle hepatic vein.World J Surg,2007,31:175

Raia S,Nery JR,Meis S.Liver trabsplantation from liver donor.Lancet,1989,333:497

Rudow DL,Brown Jr RS,Emond JC,et al.One-Year Morbidity After Donor Right Hepatectomy.Liver Transplantation,2004,10(11):1428

Sano K,Makuuchi M.Patency of reconstructed MHV orits tributaries in living-donor liver transplantation using right liver graft(Abstract).J Japan Surg Soc,2006,107(Suppl 2):97

Surman OS.The ethics of partial-liver donation.N Engl J Mde,2002,346(4):1038

病例四十五

腹腔镜胰十二指肠切除术

胰十二指肠切除术（pancreaticoduodenectomy）是许多肝胆外科疾病，包括胰头癌、法特壶腹癌、胆管下段癌、壶腹周围的十二指肠癌的标准术式，其内容包括胰头钩突、远端胃、胆总管、胆囊、十二指肠、上段空肠的切除及胃肠、胆肠及胰肠吻合，此类开腹手术往往创伤较大、出血量大、术后恢复时间长、住院时间长等。微创手术在保证 R_0 切除、术后并发症少的同时，在上述问题上显现出较大的优势。

【一般情况】

患者，男性，38岁，因"发现十二指肠占位1周"入院。查体：上腹部轻压痛。与外院胃镜检查，诊断"十二指肠溃疡？（癌不除外）"，并取活检2枚，病理提示：（十二指肠）腺癌。

【实验室检查】

入院后血红蛋白71g/L。余未见异常。

【术前影像】

动脉期、静脉期及血管重建：见图45-1。

【术前规划】

（1）患者术前行十二指肠镜检查并取病理活检，明确为十二指肠腺癌，手术指征明确，胰十二指肠切除术是最佳的手术方式。

（2）术前影像检查未见明确远处转移病灶，局部血管亦未见受侵，适合做腹腔镜手术。

（3）由于肿瘤位于十二指肠，胰头、胆道及壶腹部均为受累，胆管及胰管均不扩张，对这两个部位的重建会加大难度。断胰腺过程中注意寻找胰管，吻合时酌情加内支撑管。

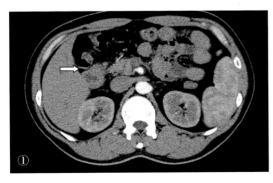 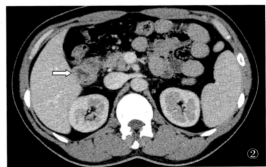

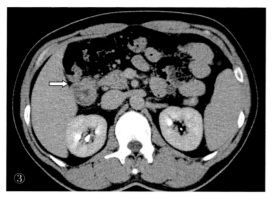
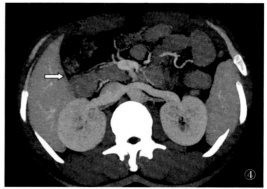

图45-1　术前影像学表现（图①-④提示十二指肠占位）

【术中照片及过程】

　　体位及腹壁戳卡布置　平卧位、两腿分开，倾斜角度术中调节，患者头部两侧各放置一显示器。戳卡位置见图45-2。

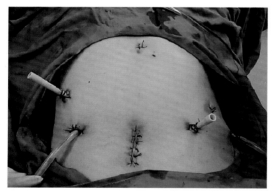

A.腹壁切口：脐下10mm戳卡为镜头孔后期作为去标本切口

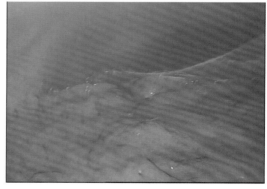

B.初步探查：未见明确转移灶

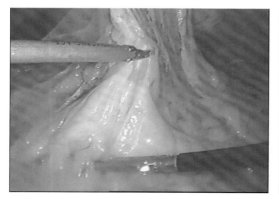

C.沿结肠上缘离断胃结肠韧带

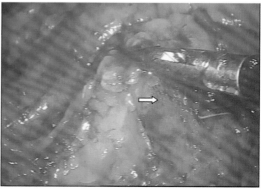

D.初探肠系膜上静脉未受侵犯
白箭头：胰腺下缘与肠系膜上静脉

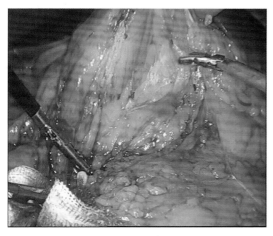

E.处理胃后壁剥离胰腺被膜

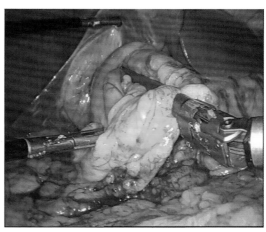

F.腔镜闭合器切断胃

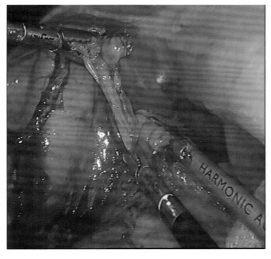

G.远端胃相左上方翻起，离断肝胃韧带

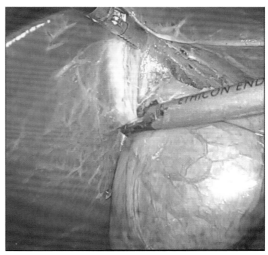

H.切除胆囊

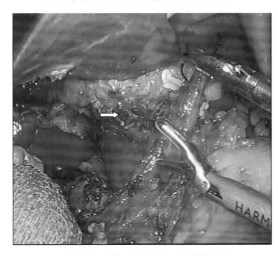

I.横断胆总管。白箭头：肝总管残端

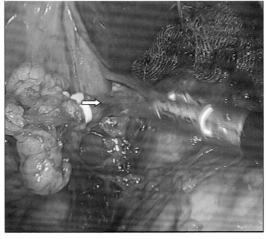

J.切断胃右肠动脉

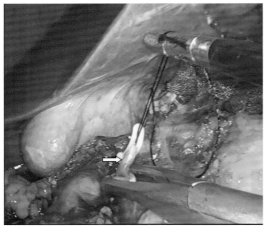

K.切断胃十二指肠动脉

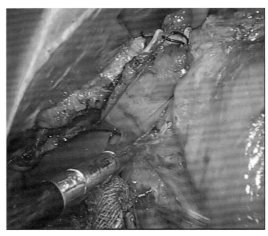

L.Kocher 切口游离十二指肠及胰头后方

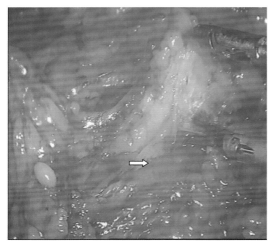

M.沿中结肠静脉向上解剖肠系膜上静脉

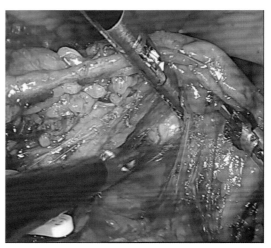

N.打通胰腺后方与肠系膜上静脉之间隧道

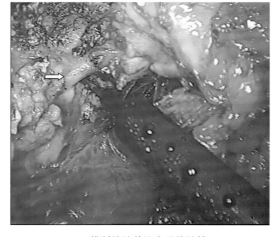

O.横断胰腺并注意寻找胰管
白箭头指示胰管

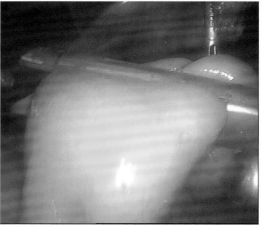

P.Treitz 韧带下 10 ～ 15cm 处切断空肠

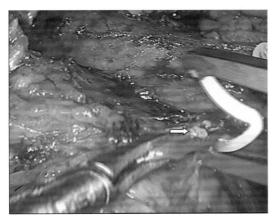

Q.处理回流肠系膜上静脉的小分支

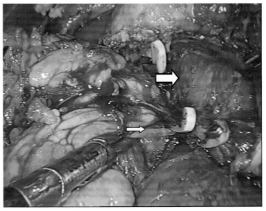

R.处理自肠系膜上动脉发出的胰十二指肠下动脉。粗箭头指示肠系膜上动脉,细箭头指示胰十二指肠下动脉

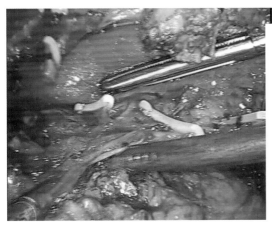

S.处理回流肠系膜上静脉的小分支

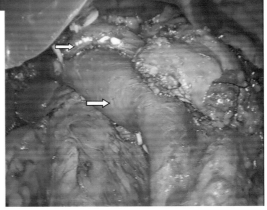

T.标本整块切除。粗箭头指示肠系膜上静脉,细箭头指示肝总动脉

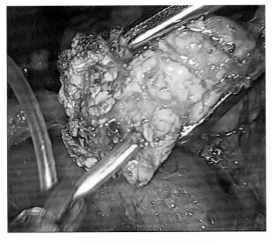

U.找到胰管并放置支撑引流管

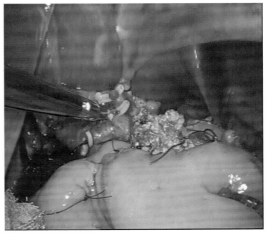

V.胰肠吻合完毕

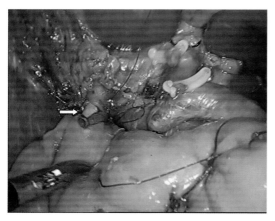

W.胆肠吻合后壁连续缝合，留置内支撑管
箭头指示胆肠吻合口

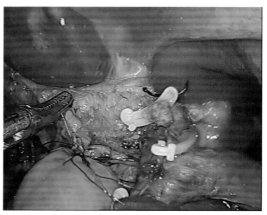

X.胆肠吻合完毕

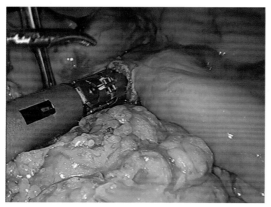

Y.闭合器胃空肠侧侧吻合
图45-2　术中照片

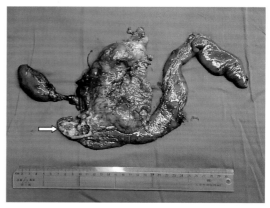

图45-3　大体标本。箭头指示切开十二指肠，
内见溃疡型肿瘤

【术后病理】

大体标本见图45-3。病理切片见图45-4。

（胰腺、十二指肠、胃、胆囊、淋巴结）十二指肠中分化腺癌，大小4cm×3.8cm×1.2cm，癌组织侵及肠壁全层，胰腺及胆囊未见癌，胃切缘、肠切缘、胰腺切缘未见癌，送检第8组淋巴结（0/3）未见癌。

免疫组化：P53（+），HER2（2+，5%），EGFR（+），ERCC1（-），MGMT（+），Ki-67（90%），muc-1（+），muc-2（灶+），

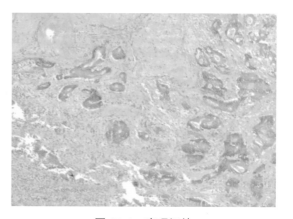

图45-4　病理切片

muc-5ac（灶+），CK7（-），CK18（+），CK19（+），CK20（+），CEA（+），P16（灶+）。

【术后影像学检查】

见图45-5。

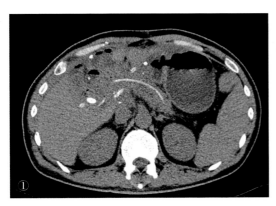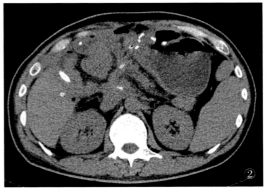

图45-5　术后影像学表现

【术后情况】

（1）术后24h内即下床活动。

（2）术后1周出现胆瘘，估计胆肠吻合口内支撑管对吻合口造成一定的张力所致，经单纯腹腔引流自愈。

（3）截稿时已术后10个月，患者身体状况良好，饮食、二便正常，血糖正常。

【术后点评】

（1）这是笔者本人也是笔者院进行的首例全腹腔镜胰十二指肠切除手术。之前有近30例全机器人胰十二指肠切除手术及大量肝胆胰甚至胃肠手术的经验，所以整个手术过程比较顺利。

（2）配合默契的手术团队、熟练运用的腔镜技术及坚韧自信的强大意志是手术成功的关键因素。决定手术成败的关键点主要是以下方面：胰腺钩突的离断、胰肠吻合、细胆管的胆肠吻合。

（3）手术涉及胃、胆、胰腺及十二指肠空肠的切除和重建，以及相关部位的淋巴结清扫，一方面需要上述部位丰富的开腹及腹腔镜手术经验才能完成，另一方面此种手术的开展对团队整体手术经验的提高会有极大的促进作用。

（4）腹腔镜胰十二指肠切除具有出血少、腹壁创口小、卧床及住院时间短等优势，在R_0切除率、淋巴结清扫个数、术后并发症率、死亡率及远期生存率等方面与开腹手术已无明显差别。

（陈军周　叶进冬　郝法涛　许小亚）

参考文献

Asbun HJ,Stauffer JA.Laparoscopic vs.Open Pancreaticoduodenectomy: Overall Outcomes and Severity of Complications Using the Accordion Severity Grading System.J Am Coll Surg,2012,215:810-819

Kendrick ML,Cusati D.Total laparoscopic pancreaticoduodenectomy: feasibility and outcome in an early experience.Arch

Surg,2010,145:19-23

Palanivelu C,Jani K,Senthilnathan P,et al.Laparoscopic pancreaticoduodenectomy: technique and outcomes.J Am Coll
　　Surg,2007,205:222-230

Zureikat AH,Breaux JA,Steel JL,et al.Can laparoscopic pancreaticoduodenectomy be safely implemented?.J Gastrointest
　　Surg,2011,15:1151-1157

腹腔镜胰十二指肠切除术肝右动脉切除重建

随着腹腔镜技术的发展，腹腔镜胰十二指肠切除术（LPD）已是治疗胰头癌首选考虑的手术方式。经过十余年的临床实践，国内外胰腺外科界对胰头癌局部侵犯 PV 和 SMV 的外科治疗取得共识：对预期联合 SMV、PV 切除能达到 R_0 切除的患者，积极联合相应静脉切除的 LPD，能显著提高 R_0 切除率。特别是随着达芬奇手术系统与 3D 腹腔镜的应用，联合血管切除、重建的腹腔镜胰十二指肠切除术（LPD）已越来越得到临床医师的认可。

【一般情况】

患者，胡某某，男性，因皮肤、巩膜黄染 15d 入院。

患者 15d 前无诱因出现皮肤、巩膜黄染，伴全身瘙痒，腹泻每天 3 次，消化不良，小便浓茶色，无腹痛，恶心、呕吐、发热、寒战，无陶土样大便。体重下降 5kg，既往十二指肠球部溃疡病史 34 年。院外 MRI 示：①胰腺钩突部胰腺癌，伴以上水平肝内外胆管扩张；②慢性胆囊炎；③腹腔内多发小淋巴结。

【实验室检查】

入院后：ALT 215.7U/L，AST102.6U/L，总胆红素 174.6μmol/L，直接胆红素 132.12μmol/L，白蛋白 39.8g/L，血淀粉酶 49U/L，血红蛋白 127g/L，AFP 2.02ng/ml，CEA 1.78ng/ml，CA125 9.14U/ml，CA19-9 0.6U/ml。凝血功能正常。

【术前影像及分析】

1. 影像学表现　上腹部 CT 平扫 + 强化：肝外形规则，边缘光滑，各叶比例适宜，肝裂不宽。肝实质密度均匀如常，未见异常强化密度影。肝门不大，结构清晰。胆囊形态增大，轮廓尚清晰，周壁增厚，囊内稍高密度影，分界不清，其三期增强扫描 CT 值分别为 39HU、39HU、40HU。肝内、外胆管扩张，胆总管最宽约 1.7cm，胆总管下段局部中断，胰腺外形如常，边界较清晰，头、体、尾比例适宜，胰腺实质密度均匀，增强后未见明显异常强化，胰周脂肪间隙尚存在，胰管无扩张。脾不大，轮廓清晰，边缘光整，脾实质密度均匀。所括左肾实质内可见两小片状低密度无强化区，较大者大小约 0.93cm × 0.40cm。

2. 影像学意见　①胆囊内泥沙样结石、胆囊炎；②肝内外胆管扩张，建议进一步检查除外胆总管远端病变；③左肾小囊肿。见图 46-1。

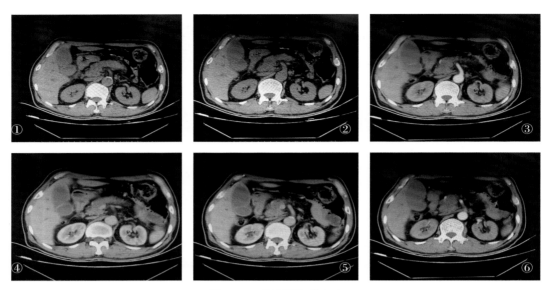

图46-1 术前影像学表现

【术前规划】

患者临床表现为无痛性黄疸特征，外院CT表现为胰腺钩突部病变，远端胆管狭窄，近端胆管扩张，肿瘤指标正常，无慢性胰腺炎病史，考虑为胰腺癌，不能除外肿块型胰腺炎可能。由于钩突部肿瘤往往较早侵犯肠系膜上动脉和门静脉，导致无法行根治性切除，为此，我们术前讨论时认为患者无远处转移和淋巴结侵犯，总胆红素低于200 μmol/L，无须术前减黄，可以进行腹腔镜胰十二指肠切除术。国内外已就腹腔镜下血管吻合进行了成功的尝试，为此，手术方案设计为腹腔镜胰十二指肠切除术，同时做好术中血管切除重建的准备。

【术中照片及过程】

（1）建立气腹，12mmHg，常规5孔法操作，探查腹腔未发现转移灶，打开胃结肠韧带，胰腺颈部下缘找到门静脉，探查发现门静脉右前壁小面积可疑受侵，可以行胰十二指肠切除术。

（2）Kocher手法掀起十二指肠环和胰腺头部，显露下腔静脉、腹主动脉、左肾静脉、肠系膜上动脉和腹腔干，后入路方式清扫胰腺后方、16组、14组、8组淋巴结。从右侧游离屈氏韧带，将近端空肠从肠系膜上血管后方拖至右侧切断。沿着肠系膜上动脉右侧行胰腺系膜切除。门静脉右前壁受侵处可以完整分离，但是发现肝右动脉起源于肠系膜上动脉，经胰腺头部到达肝十二指肠韧带，但是已被胰腺肿块包裹，En-block方法分离出受侵血管的上下端。见图46-2A至图46-2E。

（3）沿着门静脉前方切断胰腺颈部，打开肝胃韧带，切断远端胃。前入路方式清扫7组、8组、11组淋巴结，发现肝总动脉缺如，胃左动脉发出肝左动脉，肝左动脉再分出胃十二指肠动脉和胃右动脉。游离肝十二指肠韧带，切断胃十二指肠动脉和胃右动脉，清扫12组淋巴结，与肝总管水平切断胆管，切断胆囊动脉，切除胆囊。见图

46-2F 至图 46-2J。

（4）于肝右动脉受侵的上下缘处切断动脉，将肿块完整切除，通过上腹剑突下小切口去除标本，重新建立气腹。

（5）由于肝右动脉直径小于3mm，对拢后无张力，遂镜下行间断端端肝右动脉吻合，共6针，放开近端阻断夹后吻合口充盈良好。见图46-2K～图46-2L。

（6）将远端空肠上提至肝下，行胰腺空肠端侧胰管对黏膜吻合，胰管内放置支撑管。见图46-2M。

（7）距胰腺空肠吻合口5cm行胆管空肠端侧连续吻合，不放置T形管。见图46-2N。

（8）距胆管空肠吻合口40cm行胃空肠侧侧吻合，直线切割闭合器加手工吻合共同开口法。关闭系膜裂孔。见图46-2O。

（9）冲洗腹腔，于肝下胰腺空肠吻合、胆肠吻合附近放置2根引流管，术后早期拔除。见图46-2P。

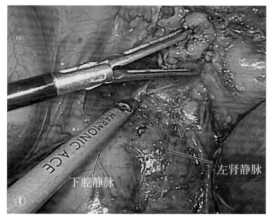

A.后入路掀起胰腺头部和十二指肠，显露下腔静脉、左肾静脉

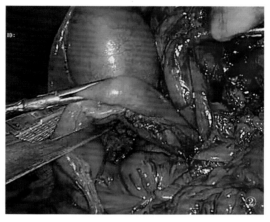

B.从右侧切断十二指肠

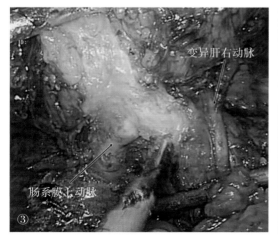

C.后入路沿着肠系膜上动脉游离，可见变异肝右动脉

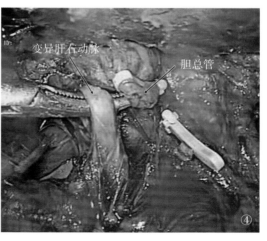

D.肿瘤上缘变异肝右动脉，可见切断之胆总管

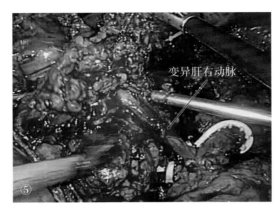

E.肿瘤下缘变异肝右动脉

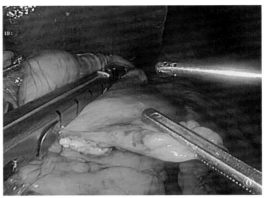

F.切断远端胃

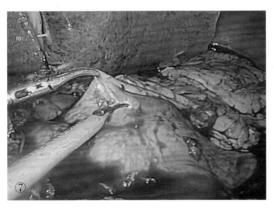

G.清扫胰腺上缘淋巴软组织，显露腹腔干

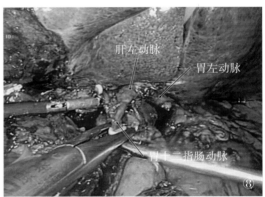

H.切断胃十二指肠动脉，可见胃左动脉及变异肝左动脉

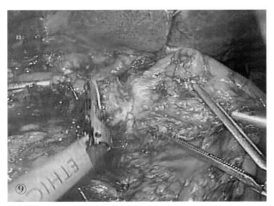

I.超声刀切断胰腺

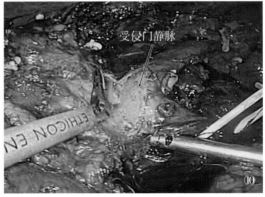

J.切除胰腺钩突，可见受侵之门静脉

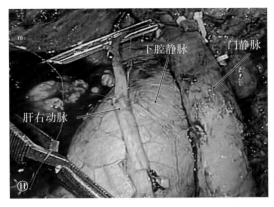

K.变异肝右动脉吻合重建

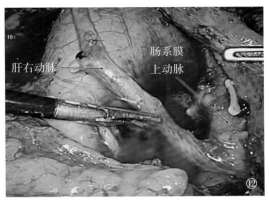

L.肝右动脉自肠系膜上动脉发出

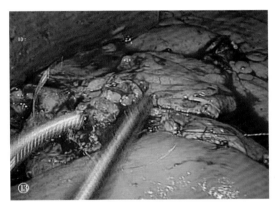

M.胰腺空肠吻合

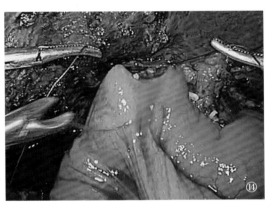

N.胆管空肠吻合

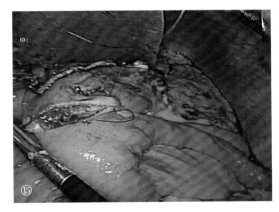

O.胃空肠吻合

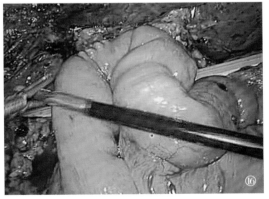

P.放置引流管

图46-2　术中照片

【术后病理】

1.大体标本　见图46-3。

2.病理切片　见图46-4。

病理诊断：胰腺质硬区腺泡萎缩，纤维组织增生，多灶淋巴细胞、浆细胞浸润，淋巴滤泡形成，临床指认"门静脉沟切面、胰腺断端周围组织"均表现为多灶慢性炎细胞浸润，纤维组织增生，胆总管残端、十二指肠乳头、胃残端及十二指肠残端均未见特殊，胃周围淋巴结2枚及胰腺周围淋巴结4枚均未见特殊，慢性胆囊炎。

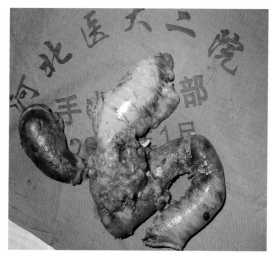

图46-3　术后大体标本

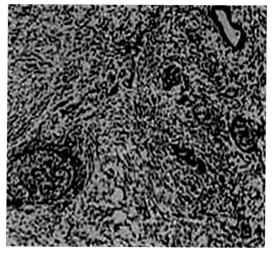

图46-4　病理切片

【术后恢复情况】

1.术后检验变化趋势　图46-5。

2.术后肝功能趋势　见图46-6。

3.术后引流情况　见图46-7。

4.术后影像　图46-8。

影像学表现：上腹部CT平扫＋增强＋三维重组：胃肠吻合处见缝合线影。所见肝外形规则，边缘光滑，各叶比例适宜，肝裂不宽。肝左叶及肝右叶前段多个斑片样无强化低密度影，最大者横截面大小约5.8cm×2cm。肝门不大，结构清晰。肝内外胆管无扩张，肝门静脉周围见鞘样低密度影，未见正常胆囊结构。残余胰腺边缘稍毛糙，实质密度均匀，胰周脂肪间隙及肠系膜内少许渗出，所见胰管无扩张，胰管内可见细管状高密度影。所见脾不大，轮廓清晰，边缘光整，脾实质密度均匀，适时强化。

影像学意见：①胃、十二指肠、胰腺呈术后改变，残余胰腺周围及肠系膜间隙少许渗出；②肝多发片状低密度病变，考虑梗死；③肝门静脉周围多发渗出；④未见正常胆囊结构；⑤胰管内细管状高密度影，结合临床及手术室。

5.术后3个月影像　见图46-9。

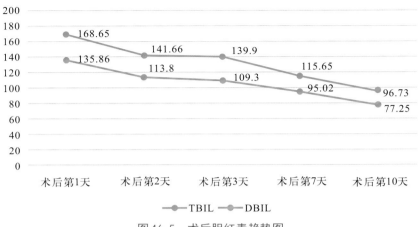

图46-5　术后胆红素趋势图

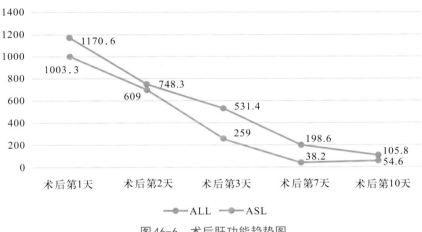

图46-6　术后肝功能趋势图

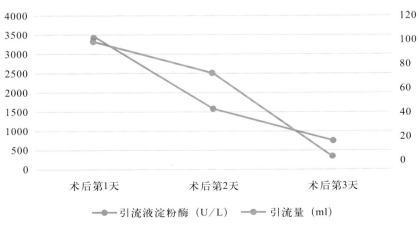

图46-7　术后引流液情况

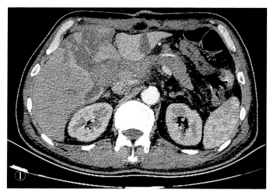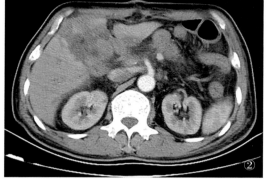

图46-8 术后影像学表现

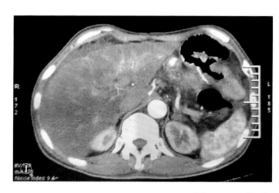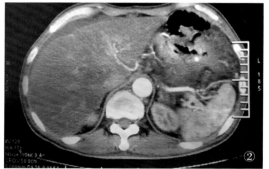

图46-9 术后3个月影像学表现

【术后点评】

胰腺癌是一种恶性程度极高的消化道肿瘤，其早期诊断困难，极易早期侵袭转移，并多药耐药，预后极差。中国胰腺癌的发生率逐年提高，其病死率在所有肿瘤中排名第四。近20年来，外科手术治疗已成为胰腺癌的主要治疗手段。但仅15%左右的胰腺癌患者能够早期接受手术治疗，40%左右的患者处于晚期而丧失手术机会，剩余的45%的胰腺癌患者被划分为交界可切除的类型（borderline resection），这部分患者仅在一些大中心能得到根治性切除。面对这样的治疗现状，如何提高手术切除率、规范手术切除方式、降低手术切除风险是所有胰腺外科医师努力的方向。秦仁义教授根据肿瘤和血管的关系将胰腺癌分成八型，本病例术前诊断属于Ⅳ型即胰头肿瘤合并有肠系膜上静脉，门静脉（SMV/PV）和肠系膜上动脉压迫或侵犯（SMA < 180°），建议采用"胰头全动脉优先离断"的方法进行切除。

腹腔镜胰十二指肠切除术切除程序和方式随操作者习惯存在不同，通常为离断胃（十二指肠）、胆管、空肠、胰颈、钩突的程序。我们则是利用腹腔镜的视角优势，即后入路与下入路方式，在判断肿物可切除性之后，采用Kocher手法首先游离胰腺头部和十二指肠，以动脉入路优先沿肠系膜上动脉解剖分离，发现变异肝右动脉，并沿之从足侧向头侧进行胰腺钩突切除和淋巴结清扫。然后，再切断远端胃并牵向右侧，清楚显露胰腺上下缘，用超声刀切断胰腺颈部，胰管处用剪刀剪断，清楚显露胰管开口，以备吻合。前入路方式清扫淋巴结，发现变异肝左动脉并保留。前后入路会师完成胰腺系膜切除。最后清扫肝十二指肠韧带，切断肝总管，切除胆囊，完整切除肿物，移除标本。

术中出血的预防和处理是腹腔镜手术的难点和要点之一。分离过程中小的出血点，使用电凝或超声刀即可。知名的血管如胃十二指肠动脉、胃右动脉、胰十二指肠下动脉，最好采用丝线结扎、血管线缝扎或使用生物夹钳夹止血。当分离围绕肝动脉，肠系膜上动脉、上静脉和门静脉，不慎损伤可导致大出血时，必须镇静，先压迫出血点，以免视野消失。随后助手操作吸引器显露出血点，通过钛夹或缝合止血。当预计可能大血管损伤时，应当预置血管阻断带，或用血管 bulldog 阻断血管后缝合止血。

肿瘤血管侵犯最常见是肿瘤侵犯肠系膜上静脉、门静脉或者肠系膜上动脉，属于交界可切除范畴，应遵循 en block and no touch 原则，如不能保证与开放相同的肿瘤学标准，则应当选择开放手术。目前报道最多的联合静脉切除的 LPD 为单中心 31 例，证实其安全可行性，预后与开放手术相当，切记腹腔镜下血管切除重建需要高超的手术技巧和相应的器械。为此，我们在开展了 100 余例 LPD 的基础上才开始探索镜下血管切除重建技术，并成功开展了 3 例肠系膜上静脉 / 门静脉切除重建，1 例腹腔干切除重建。本例患者肝右动脉直径不足 3mm，使用间断缝合，共 6 ~ 8 针。吻合过程中应看清每一针的间距和边距，不断用肝素盐水冲洗断端，以防血栓及剥脱内膜碎片残留，最后一针打结后放开动脉近端，见血管充盈，吻合口喷血无张力。术后患者恢复良好，无胰瘘，复查强化 CT 显示右肝动脉有血供，静脉期肝密度均匀。

本例患者诊治不足之处：①慢性硬化性胰腺炎伴肿块形成与胰腺癌的鉴别诊断有时非常困难，尤其在那些没有明显病史，肿瘤学、血清学指标不高的患者。术前应详细询问病史，并除外 Igg4 型免疫性胰腺炎，影像学应进一步检查强化 MRI 和 DWI 相观察肿块性质，MRCP 观察胆道狭窄情况；再进一步可检查 PET，观察肿块的代谢情况。或者进行超声内镜检查并穿刺活检，从病理学角度确定诊断更为稳妥。②缺乏术前三维重建技术。三维重建技术能够提供血管走行、变异、受侵程度和范围等信息，围术期的安全进行保驾护航。③缺乏术中 B 超。腹腔镜手术缺乏触觉，术中超声有助于探查和定位定性，进一步明确诊断和判断肿物的可切除性。

腹腔镜血管切除重建的动态　Gagner 和 Pomp 于 1994 年完成了全世界第 1 例腹腔镜胰十二指肠切除术。随着腹腔镜技术和相关手术器械的发展，以及腹腔镜在胃肠道等较复杂手术中经验的积累，于 2011 年，联合血管切除的 LPD 由 Kendrick、Sclabas 首次报道。报道中 129 例 LPD，其中 11 例联合血管切除重建。重建方式为楔形切除修补 10 例，只有 1 例行左肾静脉间置端端吻合。

受困于腹腔镜视野下"筷子"式的操作，淋巴结清扫、精准游离、吻合重建等操作均比较困难。而达芬奇机器人手术系统的应用提高了腹腔镜手术的操控性、精确性和稳定性，使得腹腔镜下血管重建又有了新的发展。由于其所拥有的消除颤抖功能和动作缩放比例技术等优势，保证可以完成诸如血管吻合等这类精密的手术操作。随着 2003 年 Giulianotti 等首次报道达芬奇机器人胰十二指肠切除术（robotic pancreaticoduodenectomy，RPD）以来，目前达芬奇机器人手术系统辅助腹腔镜胰十二指肠切除术在国内外大的医疗中心已普遍开展，而腹腔镜下的血管切除、重建一直处于尝试状态。终于在 2011 年由 Giulianotti 等首先报道了 2 例联合门静脉切除、重建的达芬奇机器人胰十二指肠切除术。国内也于2016年由洪德飞和郑树国分别报道了联合血管切除、重建的达芬奇机器人胰十二指肠切除术。其中一例为PV-SMV节段切除端端吻合，另一例为门静脉切除及人工血管架桥重建。

虽然在现有的腹腔镜设备下，我们已经可以熟练地进行LPD，但是胰头所具有的特殊复杂解剖结构，再加上当血管重建时的缝合、结扎等复杂操作，使我们受困于这种二维平面的视野。所以当3D腹腔镜到来时，呈现在我们视野中的手术景象成为我们熟悉的立体感时，大大地提高了手术效率。河北医大附二院现已完成3D下LPD170余例，其中5例联合血管切除重建。重建方式为肝右动脉端端吻合1例，门静脉端端吻合3例，腹腔干端端吻合1例。

笔者认为，在熟练掌握LPD和联合血管切除重建的OPD技术后，借助腹腔镜独特视角和放大作用，开展联合血管切除重建LPD是安全、有效的，邻近血管受累不是LPD的绝对禁忌证。

（刘建华　王文斌　吕海涛　闫长青）

参考文献

陈小鹏.腹腔镜胰十二指肠切除术的现状与进展.中国普通外科杂志,2015,24,(9):1299-1303

洪德飞,张宇华,沈国樑,等.联合血管切除重建的腹腔镜和达芬奇机器人根治性胰十二指肠切除术五例.中华肝胆外科杂志,2016,22,(7): 473-477

彭承宏,邓侠兴,张天.肝门胆管癌手术中的关键技术.肝胆外科杂志,2014,22(5):321-323

秦仁义.胰腺癌分型在规范胰腺外科手术治疗中的重要意义.医学与哲学,2015,36(517):12-14

郑树国,李建伟,肖乐,等.达芬奇机器人手术系统辅助腹腔镜胰十二指肠切除术联合门静脉切除及人工血管架桥重建.中华消化外科杂志,2016,15,(4)390-394

Ballantyne GH.Moll F.The da Vinci telerobotic surgical system: the virtualoperative field and telepresence surgery.Surg Clin North Am,2003,83(6):1293-1304.DOI:10.1016/S0039-6109(03)00164-6

Boggi U,Amorese G,Vistoli F,et al.Laparoscopic pancreaticoduodenectomy: a systematic literature review.Surg Endosc,2015,29(1):9-23.DOI:10.1007/s00464-014-3670-z

Cho A,Yamamoto H,Kainuma O.Tips of laparoscopic pancreaticoduodenectomy: superior mesenteric artery first approach (with video).J Hepatobiliary Pancreat Sci,2014,21(3):19-21

Croome KP,Farnell MB,Que FG,et al.Pancreaticoduodenectomy with major vascular resection: a comparison of laparoscopic versus open approaches.J Gastrointest Surg,2015,19 (1):189-194; discussion 194

Gagner M,Pomp A.Laparoscopic pylorus-preserving pancreatoduodenectomy.Surg Endosc,1994,8(5):408-410

Giulianotti PC,Addeo P,Buchs NC,et al.Robotic extended pancreatectomy with vascular resection for locally advanced pancreatic tumors.Pancreas,2011,40(8):1264-1270.DOI10.1097/MPA.0bol3e318220e3a4

Giulianotti PC,Coratti A,Angelini M,et al.Robotics in general surgery:personal experience in a large community hospital. Arch Surg,2003,138(7):777-784

Honda G,Kurata M,Okuda Y.et al.Laparoscopic pancreaticoduodenectomy: taking advantage of the unique view from the caudal side.J Am Coll Surg,2013,217(6):45-49

Kendrick ML,Sclabas GM.Major venous resection during total laparoscopic pancreaticoduodenectomy. HPB,2011,13(7):454-458.DOI:10.1111/j.1477-2574.2011.00323.x

Ogiso S,Conrad C,Araki K,et al.Posterior approach for laparoscopic pancreaticoduodenectomy to prevent replaced hepatic artery injury.Ann Surg Oncol,2013,20(9):3120

病例四十七

腹腔镜肝右后叶切除术

自从腹腔镜手术问世以来，已广泛应用于外科领域，并取得了成熟的经验，多种术式已成为该领域的金标准。腹腔镜肝手术的发展受到了诸如出血的风险、肿瘤的切缘是否干净等问题的困扰而发展缓慢。近10年来，随着器械及操作技术的成熟，肝手术可以安全有效地应用于肝病的治疗，并逐渐成为金标准。

【一般情况】

患者，男性，52岁，因"体检发现肝占位1周"入院。查体：腹软，无压痛及反跳痛。外院腹部B超诊断"肝占位，恶性可能性大"，为进一步诊治入院。

【实验室检查】

AFP 41.25 ng/ml，"乙肝小三阳"。余未见异常。肝功能储备：15min滞留率3.4%。

【术前影像】

动脉期、静脉期（图47-1）。

【术前规划】

（1）术前影像学检查提示：右肝后叶占位，高度怀疑为原发性肝细胞肝癌，手术指征明确；术前全身状况评估，包括肝功能储备检查，均未见明确手术禁忌证；右肝后叶切除术是最佳的手术方式。

（2）术前影像检查未见明确远处转移病灶，局部血管亦未见受侵，适合做腹腔镜手术。

（3）由于肿瘤位于右肝后叶，与肝尾状叶毗邻，术中根据情况决定是否需要联合尾状叶切除。

（4）肿瘤凸出于肝表面，术中操作轻柔，保持肿瘤包膜的完整性，防止肿瘤细胞腹腔内种植。

【术后情况】

（1）术后24h内即拔除胃管、尿管，下床活动，并开始饮水，48h内开始进流质饮食。

（2）术后无出血及胆瘘，1周后复查腹部CT，术区无包裹性积液，拔出腹腔引流管，术后9d拆线出院。

（3）截稿时已术后5个月，身体状况良好，饮食、二便正常，各项化验指标未见异常，影像学检查未见局部复发及肝内新发病灶。

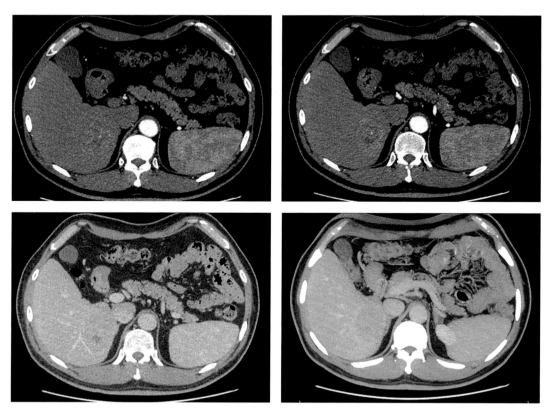

图47-1 术前影像学表现

【术中照片及过程】

体位及腹壁戳卡布置 平卧位，倾斜角度术中调节，患者头部两侧各放置一显示器。戳卡位置图47-2A。

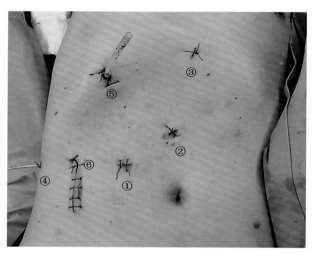

A.腹壁切口

① 10mm戳卡主镜头孔；②③④⑤ 5mm或10mm戳卡，主刀、助手操作孔；⑥操作孔，后期作为取标本切口

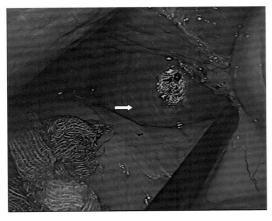

B.初步探查：肿瘤位于右后叶。白箭头：肿瘤
突出肝表面

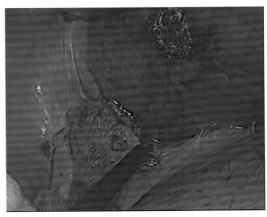

C.离断右侧三角韧带

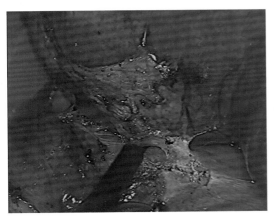

D.离断肝肾韧带

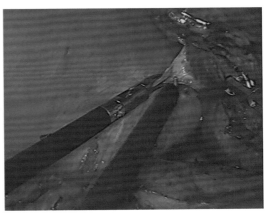

E.离断右冠状韧带

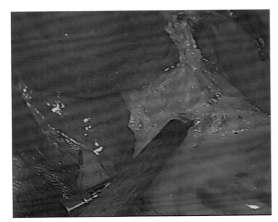

F.将胆囊自肝游离，向左下方牵拉，显露肝门部

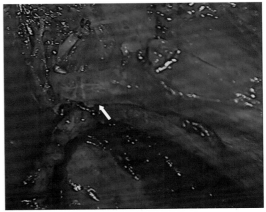

G.打开右侧格林森鞘，解剖离断右后肝动脉
（白箭头所示）

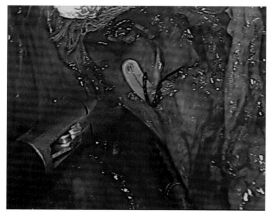

H.解剖门静脉右后支

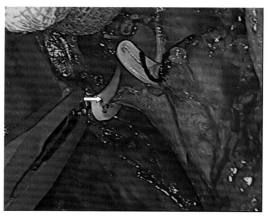

I.夹闭门静脉右后支。白箭头所示

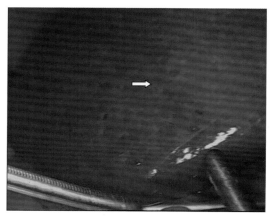

J.肝缺血线,白箭头所示

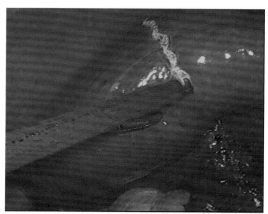

K.沿肝缺血线标记切肝路径

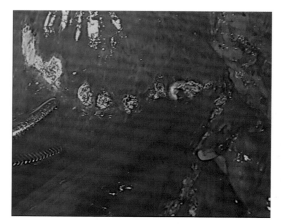

L.标记切肝范围

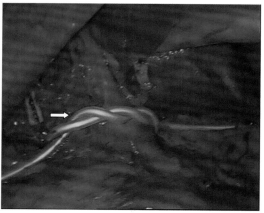

M.第一肝门预置阻断带,白箭头所示

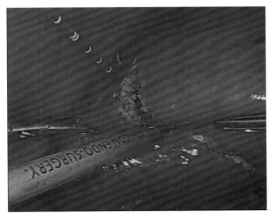

N.超声刀切断表层肝组织

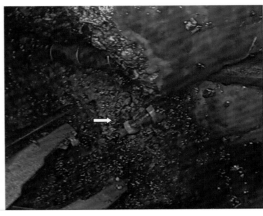

O.处理切面上的管道，白箭头所示

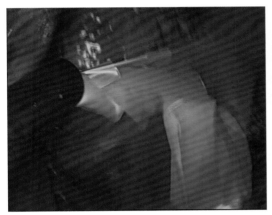

P.取物袋取出标本

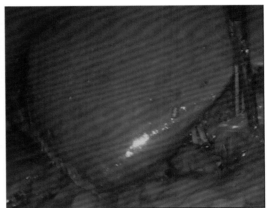

Q.肝断面

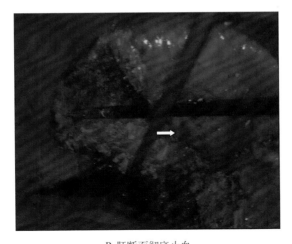

R.肝断面彻底止血

图47-2　术中照片

【术后病理及CT】

肝，胆囊：中分化肝细胞肝癌，大小4cm×4cm×3.5cm，局部侵犯肝被膜，切缘阴性，周围肝组织肝窦扩张伴淤血。慢性胆囊炎，多发胆固醇息肉，胆囊颈部淋巴结阴性（图47-3，图47-4）。

免疫组化：CK（−），CK7（−），CK18（−），CK20（−），CD34（−），PMS2（+），MSH6（+），MLH1（+），CYCLIND1（−），P16（+），P53（−），KI-67（+25%），AFP（−），Hep（−），GPC3（+）。

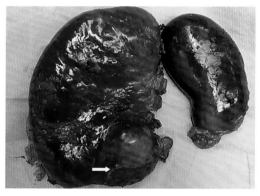

图47-3 术后标本。白箭头指示肿瘤，右侧胆囊　　　　图47-4 术后常规病理切片

【术后CT】

见图47-5。

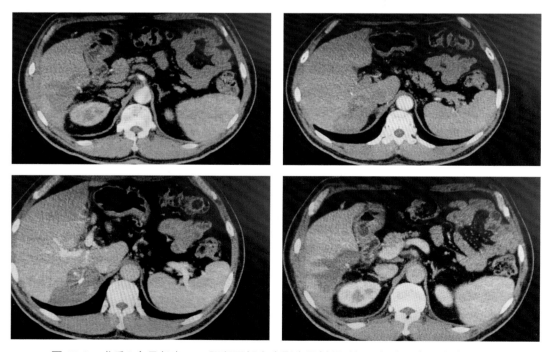

图47-5 术后3个月复查CT，肝断面低密度影为肝射频后坏死部分。未见转移及复发

【术后点评】

（1）腹腔镜肝切除术经历20余年的发展，手术的适应证不断扩大，2014年第二届国际腹腔镜肝切除的共识会议在日本举行，将腹腔镜肝切除术作为小范围肝切除的标准术式，小范围肝切除主要指肿瘤体积≤5cm、边缘肝段的手术；同时明确肯定了大范围肝切除的可行性和安全性值得探索。2013年中华医学会肝脏外科学组制订了我国的腹腔镜肝切除专家共识，基本适应证包括：①良性肿瘤：有症状或直径＞10cm的肝海绵状血管瘤，有症状的局灶性结节增生，有症状或直径＞10cm的肝囊肿及肝内胆管结石；②恶性疾病包括原发性肝癌、继发性肝癌及其他少见肝恶性肿瘤。

（2）腹腔镜肝切除术具有创伤小、术中出血量少、术后并发症发生率低、住院时间短等优势。对于成熟开展此项技术的团队，肝恶性肿瘤的术后总体生存率及无瘤生存率与开腹手术相比，无明显差异。

（3）团队配合是关键，好的团队在手术显露、控制出血等方面会给术者提供更好的帮助，从而大大缩短手术时间、减少创伤、降低中转开腹的概率。

（4）本例主要经验总结：①胆囊自肝床游离后暂不切除，用以牵拉，是肝门部显露更加充分。②处理第一肝门时将Glison鞘打开，在鞘内分别结扎进入肝右后叶的动脉及门静脉分支，既准确又减少了出血。③断肝过程中，先用微波针消融固化，再用超声刀边钳夹边热离断，减少了创面出血，同时在原切除线保留侧又增加了5～10mm的消融区，避免了术后创面渗血及小胆管瘘的发生，又减少了残留切缘癌细胞残留的概率。

（5）相比传统开腹手术，腹腔镜肝癌切除术的主要优势在于其创伤轻微，既灭除胖瘤又最大限度保存机体。而其劣势主要在于因腹腔未打开而导致手术视野及操作受限。传统观点认为，腹腔镜手术的局限性主要体现在上叶后段的精确切除具有难度，如Ⅶ段和Ⅷ段的肿瘤。但近年来，随着专科医师技术的熟练和设备的进步，研究者们已证实单纯腹腔镜肝切除术也可以安全地应用于所有肝段，只是切除右肝后叶的肿瘤需要稍长的手术时间。

2012年Rao等对现有的针对开腹肝肿瘤切除术和腹腔镜肝脾瘤切除术（不区分良、恶性）的对比研究结果进行了Meta分析，包括了单个病例报道、小型系列研究和观察性研究。他们共收集了2466个病例，其中包括1161例腹腔镜手术和1305例开腹手术。统计结果表明，腹腔镜手术组相比于开腹手术组具有更低的手术并发症率（OR＝0.35，$P < 0.001$），更少的切缘阳性率（OR＝0.38，$P = 0.52$），并且患者腹腔镜手术后需要输血的情况较少（OIM OR＝0.36，$P = 0.30$），而生存率无明显差异。随后，Rao等将研究对象缩小到肝恶性肿瘤患者，比较开腹手术和腹腔镜手术的疗效。针对HCC患者，腹腔镜切除术比开腹手术同样具有出血量少、切缘阳性率低、住院时间缩短的优势，但多个医学中心的具体数据差异较大。Cheung等对肝硬化的HCC患者进行了5年的长期随访，发现选择LH的患者术中出血少、住院时间短、术后出现的并发症少、长期生存状况与选择OH的患者无明显统计差异。国内的学者Meta分析的结果也与上述一致。因此，可以认为在严格掌握腹腔镜肝切术治疗HCC适应证的前提下，采用腔镜手术是安全可行的，并在某种程度上能减少患者的痛苦、保持体表的美观度。

（陈军周　梁　宇）

参考文献

姚刚，等,腹腔镜与开腹肝切除术比较治疗肝癌的Meta分析.中国循证医学杂志,2013,13(5):588-595

Champault,A.,I.Dagher,and C.Vons,Laparoscopic hepatic resection forhepatocellular carcinoma: Retrospective study of 12 patients.GastroenterologieClinique et Biologique,2005,29(10);969-973

Cheung,T.,et al.,Long-term survival analysis of pure laparoscopic versus openhepatectomy for hepatocellular carcinoma in patients with cirrhosis.Annals of Surgery,2013.257:506-511

Cho,J.,H.Han,and Y.Yoon,Experience of laparoscopic liver resectionincluding lesions in the posterosuperior segments of liver Surgical Endoscopy,2008,22:2344-2349

Cho,J.,H.Han,and Y.Yoon,Outcomes of laparoscopic liver resection forlesions located in the right side of the liver Archives of Surgery? 2009,144:25-29

Kaneko,H.,Laparoscopic hepatectomy: indications and outcomes.Hepatobiliary Pancreat Surgery,2005,12(6):438-443

National Hepatic Surgery Group Society of Surgery,Chinese Medical Association.Expert consensus on laparoscopic hepatectomy(2013 version).J Hhuazhong Univ Sci,2013,33(6):791-797

Rao,A,G.Rao,and I.Ahmed,Laparoscopic or open liver resection? Letsystematic review decide it.The American Journal of Surgery,2012,204:222-231

Rao,A,G.Rao,and I.Ahmed,Laparoscopic vs.open liver resection formalignant liver disease.A systematic review.The Surgeon,2012,10:194-201

Takahara T,Wakabayashi G,Beppu T,et al.Long-term and perioperative outcomes of laparoscopic versus open liver resction for hepatocellular carcinoma with propensity score matching: a multi-institutional Japanese study.J Hepatobiliary Pancreat Sci,2015,22

Wakabayashi G,Cherqui D,Geller DA,et al.Recommendations for laparoscopic liver resection: a report from the second international consensus conference held in Morika.Ann Surg,2015,261(4):619-629

Yoon,Y.,H.Han,and J.Cho,Total laparoscopic right hepatectomy: achallenging,but feasible,safe and efficient procedure. Surgical Endoscopy,2010.24:1630-1637

病例四十八

达芬奇机器人下胆道损伤后狭窄的胆道重建术

胆道损伤是肝胆外科常见的手术并发症，近年来围绕损伤后狭窄治疗问题，肝胆外科内部展开了较为激烈的讨论，尽管取得了明显的效果，但是治疗的效果并不像理想中那样令人满意。达芬奇机器人作为微创外科的代表，对胆道损伤有着自己的见解。

【一般情况】

患者，女性，48岁，因"间断寒战高热、皮肤巩膜黄染1个月"入院。查体：上腹部见手术瘢痕，皮肤巩膜中度黄染。外院磁共振诊断"肝门部胆管狭肝内胆管结石"，为进一步诊治入院。12年前行腹腔镜胆囊切除术，术后出现胆瘘，开腹探查见胆总管横断，予以重建。

【实验室检查】

消化系肿瘤标志物未见异常。总胆红素158mmol/L，直接胆红素：总胆红素：126mmol/L。

【术前影像】

MRCP见图48-1。

【术前规划】

（1）患者有明确的胆道损伤后重建手术史，此次影像学提示左右肝管汇合处狭窄、肝内胆管结石，并伴有梗阻性黄疸及化脓性胆管炎症状，需要手术取出结石、解除梗阻，手术适应证明确，无禁忌证。

（2）术前影像检查见左右肝管及胆总管互相之间均不通畅，术中需仔细寻找左右肝管，以免遗漏病灶。胆总管下段形态良好，估算狭窄长度在1cm左右，可以切除狭窄、胆道重建。

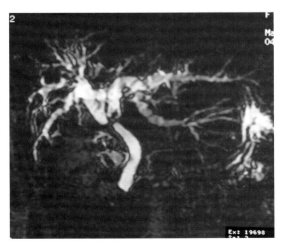

图48-1　MRCP见肝门部胆管狭肝内胆管结石

　　（3）患者有胆道损伤、胆瘘及多次肝门区手术病史，估计粘连非常严重。本次手术的难点在于：①创造达芬奇机器人手术的操作空间，包括建立人工气腹、腹壁戳卡排列、腹腔粘连松解等步骤；②肝门区的解剖，保护胃十二指肠、肝等相邻脏器，避免再损伤；③找到并打开左右肝管及胆总管，肝门区经过多次手术及长时间的反复感染炎症，粘连会非常严重，解剖关系已变化，这一步会非常困难，需要仔细寻找、反复确认。

　　【术后情况】

　　（1）术后24h内即下床活动。

　　（2）24h后即开始进流质饮食，并逐渐恢复正常饮食。

　　（3）术后无胆瘘、肠瘘、出血的并发症。

　　（4）术后6个月行胆道造影，肝内胆管显影良好、吻合口通畅、造影剂顺利进入十二指肠，胆管无结石残留，拔除T管。至截稿已6年零8个月，无异常。

　　【术中照片及过程】

　　（1）体位及腹壁戳卡布置：平卧位，倾斜角度术中调节。戳卡位置见图48-2。

　　（2）手术过程：见图48-3。

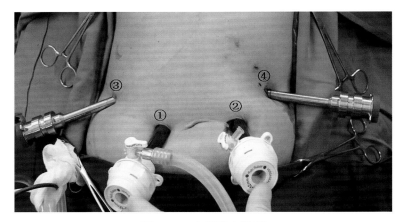

图48-2　腹壁戳卡排列

① 12mm 戳卡 镜头孔；② 12mm 戳卡 助手操作孔；③ Ⅱ 臂戳卡；④ Ⅰ 臂戳卡

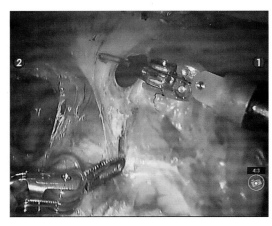

A.分离腹腔粘连

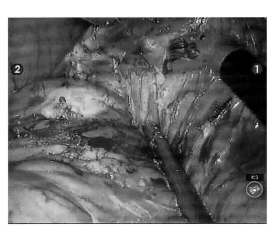

B.分离脏面肝粘连

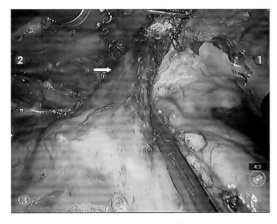

C.分离十二指肠与肝的粘连

（白箭头所示为十二指肠）

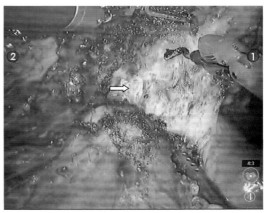

D.显露肝门及肝十二指肠韧带

（白箭头所示为肝十二指肠韧带）

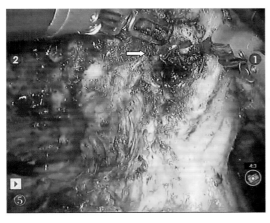

E.找到并打开左肝管，内见结石（白箭头所示）

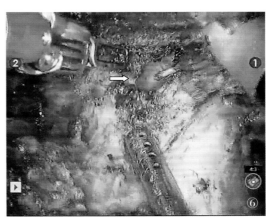

F.取出结石后的左肝管（白箭头所示）

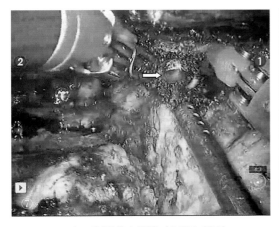

G.打开闭锁的右肝管（白箭头所示）

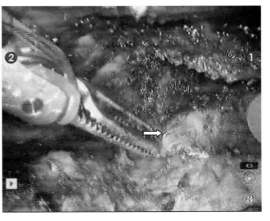

H.找到下段胆总管（白箭头所示）

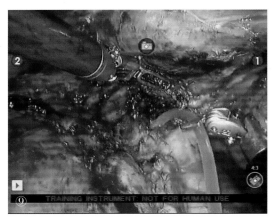

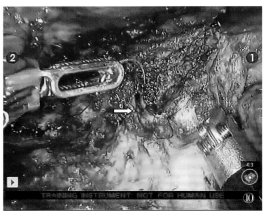

I.探查胆总管下端通畅，括约肌功能良好

J.左右肝管及胆总管后壁缝合成形（白箭头所示）

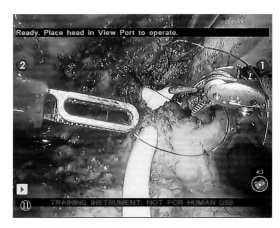

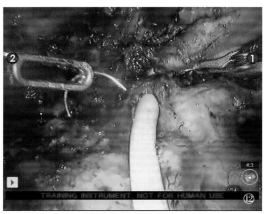

K.T管2短臂分别置入左右肝管，长臂自胆总管前壁戳孔引出

L.前壁缺损以肝圆韧带剖开脐静脉后覆盖

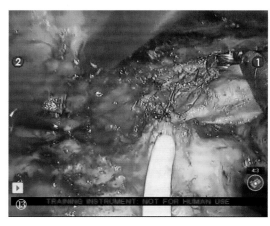

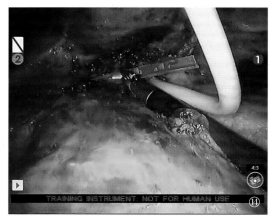

M.重建完毕

N.检查无胆漏，放置腹腔引流管

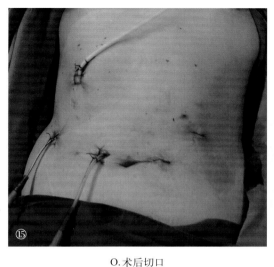

⑮

O.术后切口

图48-3　术中照片

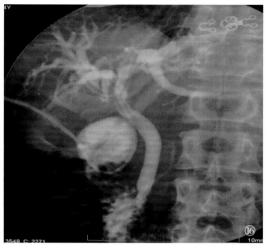

⑯

6个月后经T造影胆道通畅、无结石。拔除T管

图48-4　术后造影表现

【思考及经验教训总结】

（1）胆道横断损伤是一种处理起来非常棘手的手术并发症，早期的处理方法主要有两种：胆管壁缺损小的对端吻合，胆管壁缺损大的胆肠吻合。两种方法都有再狭窄的概率，狭窄原因可能是瘢痕也可能是反复感染结石，甚至吻合口癌变。

（2）两种修复方法中，对端吻合由于保留了正常的胆道解剖及生理，术后没有胆道反流，胆道感染、结石、狭窄发生的概率低，是最理想的修复方法。胆肠吻合是在胆管缺损较大、失去对端吻合的情况下不得已采取的方法，由于反流及胆管与肠管组织不匹配等原因，容易导致胆道感染、结石、狭窄等情况，所以不能作为胆道损伤的首选方法。

（3）即便是对端吻合也有很大概率出现狭窄，原因主要有以下几种：①意外损伤的多为正常胆管，壁薄、不扩张；②第一时间未发现，术后出现胆漏，再手术发现，此时由于胆汁腐蚀局部炎性反应重，吻合条件差，仓促吻合；③术者经验欠缺、吻合线粗糙；④未选择正确的缝线，目前最合适的缝线是4-0胆道缝合线（单股可吸收线），无创、可吸收、张力也足够；⑤缺损太多，吻合口张力过大。对于这种情况在吻合前应在保证胆道血供的前提下尽量充分游离上下端。对于缺损太大的也不能强行对端吻合宁可选择胆肠吻合。

（4）本例患者在胆道损伤对端吻合后10年出现吻合口狭窄、近端胆管结石，在类似的病例中已属于较好的情况了。

（5）术前MRCP显示左右肝管及胆总管三管不相通，但狭窄长度在1cm左右，可以进行胆道重建，术中探查证实术前判断，且未发现癌变迹象，所以我们选择切除瘢痕后胆道重建。重建过程中，后壁采用直接缝合，由于前壁缺损较大，用肝圆韧带内的脐静脉剖开作为补片修补。

（陈军周）

参考文献

蔡秀军,等.胆道重建技术专家共识.中国实用外科杂志,2014,34(3):222-226

韩江,等.胆管损伤的分型和预防.上海医药,2016,37,(4):3-6

何剑锋,黄洪平,黄雄,等.医源性胆道损伤治疗效果分析.中国现代手术学杂志,2005,9(3):222-223

何宇,别平.肝胆管结石外科治疗难点及策略.中华普通外科手术学杂志(电子版),2012,6(4):351-355

李泮泉,等.医源性高位胆道横断伤(附8例报告),黑龙江医院,1995,138,12:3

凌晓锋,徐智,王港,等.肝内胆管结石行保留Oddi括约肌的胆管狭窄整形术96例中长期随访报告.中国微创外科杂志,2010,10(2):116-119

刘厚宝,等.胆肠吻合口狭窄的再探讨.临床外科杂志,2015,23(12):898-900

席浩,李玉坤,李浩,等.肝圆韧带在上腹部手术中的应用.中国医学工程,2006,14(5):504-505

俞文龙,等.胆管对端吻合治疗损伤性胆管狭窄的应用要点.肝胆胰外科杂志,2008,20,(5):316-318

袁小伟,张震生,吴奕强.肝内胆管结石外科治疗的术式选择.中华普通外科杂志,2013,28(11):822 - 825

Ebata T,Takagi K,Nagino M.Hilar cholangioplasty using omen-rum for duct-defect in biliobiliary fistula.J Hepatobiliary Pancreat Sci,2011,18(3):458-462.DOI:10.1007/s005344)10-0332-Y

Zafar SN1,Khan MR,Raza R,et al.E y complications afterbiliary enteric anastomosis for benign diseases:a retrospective analysis.BMC Surgery,2011,11:19.DOI:10.1186/1471-2482.11-19

机器人辅助下胆肠吻合口拆开再吻合、肝内胆管探查取石、T管引流术

多次胆道手术始终是肝胆外科较为棘手问题，其较高比例的术后并发症——吻合口狭窄，常使临床医师处境尴尬，有的虽经多次手术但仍达不到理想效果。胆肠吻合吻合术后胆管的病理生理改变是其术后形成狭窄的基础，术中需注意影响其狭窄的关键因素，如胆道肿瘤的 R_0 切除、肝门胆管整形、结石的复发、反复胆道感染、缝合材料的选择和手术操作等。其中黏膜对黏膜的"无创"吻合是目前影响胆肠吻合口术后狭窄的关键因素。

【一般情况】

患者，女性，74岁，主因"反复高热、肝区胀痛6年，加重3d"入院。2003年5月因肝区胀痛、发热在当地医院诊断为肝内胆管结石，行胆囊切除、胆肠吻合术，术后仍反复出现肝区胀痛、寒战、高热，症状较术前反而加重，每次均经抗感染、补液等非手术治疗缓解，2009年6月症状再次发作，于当地医院经非手术治疗，症状逐渐加重，为手术来我院。入院查体：T 40.1℃，P 108次/min，R 28次/min，BP 85/55mmHg。急性病容，意识尚清楚，营养不佳，皮肤、巩膜无黄染，腹部平坦，未见胃肠型及蠕动波，右上腹见经腹直肌手术瘢痕，腹软，全腹未扪及包块，肝区叩击痛（+），腹部移动性浊音（+），肠鸣音2次/min。

【实验室检查】

WBC 16.8×10^9/L，NEUT% 90.1%，HGB 106g/L，TP 51.3g/L，ALB 26.5g/L，血钾2.52mmol/L；凝血酶原时间14.9 s，凝血酶原时间（百分比）55%，凝血酶原时间（INR）1.22。消化系统肿瘤标志物正常。

【影像学检查】

上腹部MRI、CT均显示肝内胆管多发结石（图49-1）。

【术前规划】

（1）患者为胆肠吻合术后、肝内胆管结石，此前曾行肝门区手术。此次发作化脓性胆管炎并感染性休克，解除梗阻、通畅引流是治疗的关键。本手术选择急诊机器人下完成，既达到了治疗目的又最大限度地减少了手术对患者的打击，有利于术后恢复。

（2）患者既往开腹胆道术后，术后反复腹腔炎症，建立气腹，应选择在左肋缘下，

穿刺点距原手术瘢痕4cm以上。游离粘连。选择在机器人下游离腹腔粘连，使用临时戳卡，保证了游离过程的快速和安全。找到胆肠吻合口。沿肝脏面向下方游离、寻找肠襻及胆肠吻合口。

（3）此类患者吻合口基本存在狭窄、引流不畅问题，打开吻合口，重新吻合，保证吻合口较大直径，同时取净结石，放置T管引流。

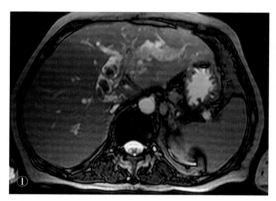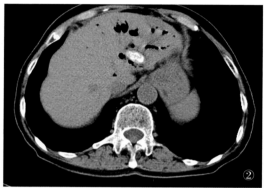

图49-1 术前影像学表现

① MRI T$_2$显示左肝管多发充盈缺损，肝内胆管结石；② CT平扫显示左肝管高密度结石影

【术后情况】

（1）术后24h内即下床活动。

（2）24h后即开始进流质饮食，并逐渐恢复正常饮食。

（3）术后无胆瘘、肠瘘、出血的并发症。

（4）术后6个月行胆道造影，肝内胆管显影良好、吻合口通畅、造影剂顺利进入十二指肠，胆管无结石残留，拔除T管。至截稿已6年零8个月，无异常。

【术中照片及过程】

第一步：患者取平卧位，头侧抬高30°，在左肋缘下（位置①）穿刺置人工气腹，在脐左上方靠近锁骨中线处（位置②）穿刺12mm Trocar，放入腔镜镜头，在镜头引导下于位置③穿刺8mm Trocar，以普通腹腔镜电钩对腹腔粘连进行初步游离，其间发现腹腔内粘连致密，腔镜下分离困难，遂在位置④穿刺8mm Trocar，以位置②为镜头Trocar，位置③、④分别为Ⅰ号操作臂和Ⅱ号操作臂，临时安装机器人系统，对切口粘连进行分离，显露位置⑤和⑥，并分别穿刺12mm和8mm Trocar。

第二步：平卧位，头侧抬高30°，以Trocar⑤放置镜头臂，以Trocar③放置Ⅰ号操作臂，以Trocar⑥放置Ⅱ号操作臂，以Trocar②为辅助Trocar，对肝门进行充分游离，找到胆肠吻合口，完成手术。（具体Trocar位置见图49-2，图49-3）。

图49-2 Trocar位置示意图：数字代表各Trocar位置，数字下为Trocar型号。

图49-3显示：腹壁原切口瘢痕及部分Trocar位置，Trocar位置与示意图相对应，白色箭头所指为原手术瘢痕。

手术过程

图49-4A，B显示：腹腔内致密粘连。

图49-4C显示：白色箭头所示为右肝前缘与腹壁交界线。

图49-4D显示：游离肠襻过程中出现溢脓（长箭头所示），确定此肠胆肠吻合之肠襻（短箭头所示）。

图49-4E显示：游离肠襻（白箭头所示）。

图49-4F显示：肠胆肠吻合之肠襻（如白箭头走行）。

图49-4G显示：打开胆肠吻合口（如白色箭头所示）。

图49-4H显示：肝内胆管脓液溢出（如白色箭头所示）。

图49-4K，图49-13显示：肝内胆管大量结石及脓液（如白色箭头所示）。

图49-4L、图49-15显示：用抓钳直接于肝内胆管取石（如白色箭头所示）。

图49-4M显示：取净结石后的肝内胆管（如白色箭头所示）。

图49-4N显示：重新修建空肠肠襻，准备再吻合并留置肝内胆管T管引流（如白色箭头所示）。

图49-4O显示：肝内胆管留置T管。

图49-4P显示：重建胆肠吻合。

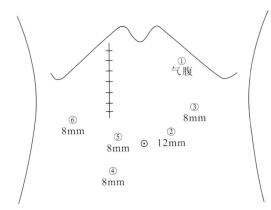

图49-2　Trocar 位置

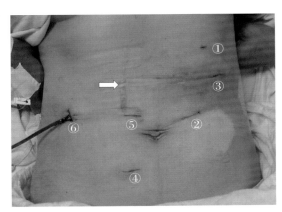

图49-3　腹壁原切口

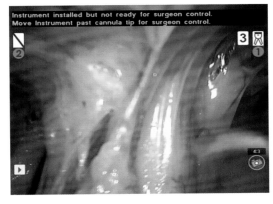

A

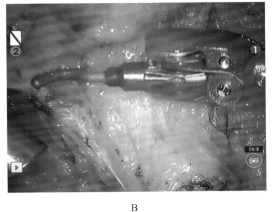

B

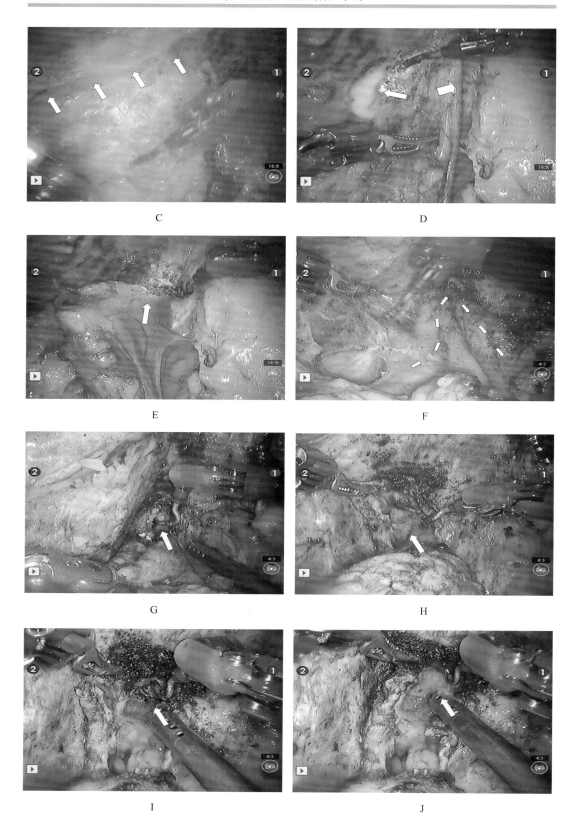

C

D

E

F

G

H

I

J

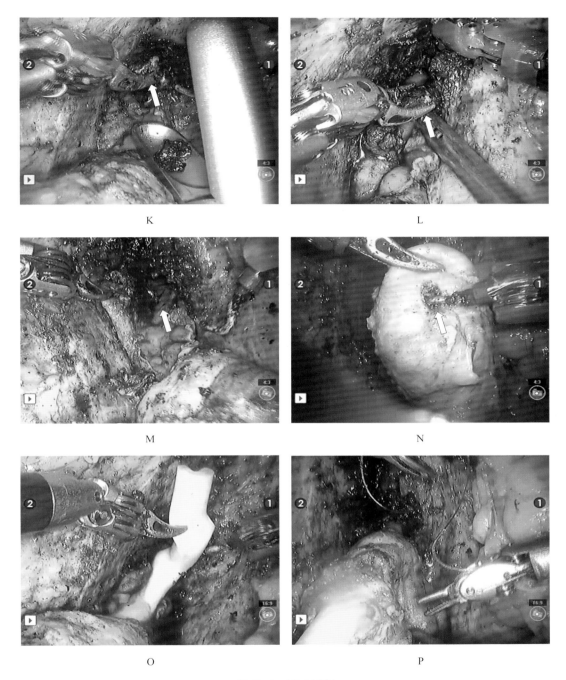

图49-4　手术过程

【术后点评】

（1）胆肠吻合术是肝胆外科的基本术式之一，在多种良、恶性胆道疾病中广泛应用。由于胆管与肠管在组织特性、生理结构的差异，以及肠道内容物反流的原因，吻合口容易发生炎症、狭窄、结石甚至癌变，导致在数年后需要再次手术甚至多次手术，很多患者常年为此所困扰。但目前还无法完全取代此种手术，我们能做的只能是严格掌握手术适应证、术中尽量将吻合口做大、空肠襻做长、黏膜对黏膜无创可吸收线缝合，减少吻合口狭窄的可能。同时争取腹腔镜下完成手术，最大限度地减轻患者的痛苦。

（2）由于以下原因造成胆肠吻合术后再手术的难度较常规手术加大：①首次或前几次手术造成的腹腔粘连，增加了进腹的难度；②肝门区术后组织间隙的消失及解剖关系的变异，增加了寻找胆管及吻合口的难度；③胆肠吻合后再手术的最常见原因是吻合口狭窄、结石及由此引发的胆管炎，常常需要急诊手术，又增加了手术难度。

（3）我们在大量开腹手术的经验基础上，开始用腹腔镜处理此类手术，取得了非常好的效果，减轻了患者的痛苦，同时我们又发现腹镜下手术比开腹更加容易操作：①气腹将腹壁撑开，使粘连脏器与腹壁间隙被拉大，分离起来更快更安全；②腹腔镜可以对整个腹腔进行观察而不是开腹手术的局部术区，在分离粘连过程中更加心中有数；③腔镜放大视野，且术中动作幅度较开腹手术小，在操作熟练情况下，可以减小副损伤的发生率；④腹腔镜的视野是自脐部向上，便于对肝内胆管的探查。

（4）在开展此类手术时要注意以下几点：①腹穿刺点要离开原切口2cm以上，避免副损伤和穿刺失败；②分离粘连要在组织器官间隙内进行，不要进到组织内部，一旦进入内部有可能引起不必要的损伤和出血，甚至导致中转开腹；③粘连致密时，要贴近腹壁和肝侧进行分离，尽量保护空腔脏器和血管；④由于肝门区粘连导致解剖结构改变，在打开胆管或胆肠吻合口前要慎重，必须明确为胆道或原胆肠吻合口。

（5）手术除了解除症状外还要做长远打算，降低再手术的概率，延长再手术的发生时间：①对于上次胆肠吻合适应证把握不到位的病例，如术中探查原生理胆道还在或可以重建的，要恢复胆道生理结构，这一点把握起来比较难，要有丰富的经验；②原胆肠吻合肠襻短的，要加长；③切除瘢痕，吻合口尽量做大；④尽量取净结石，但对于高龄患者、急救手术，不要为取石而过多增加手术时间，可以放置胆内胆道外引流管，择期经窦道取石。

（陈军周）

参考文献

陈亚进.肝胆管结石病多次手术原因及决策.中国实用外科杂志,2012,32(1):57-59

崔乃强 Chin J Hepatobiliary S urg ,Aug 2002 ,Vol.8 ,No.10 年胆道再手术的临床分析

黄志强、黄晓强.肝胆胰外科聚焦.北京：人民军医出版社,2005: 189- 195

中华医学、中华医学会外科学分会外科手术学学组.胆道手术中缝合吻合技术和材料选择专家共识(2008).中国实用外科杂志,2008, 28(10): 802-806

黄志强、刘永雄.肝内胆管结石的外科治疗(40 年回顾).中国实用外科杂志,1997 ,17(3):140

中华医学会外科学分会胆道外科学组.肝胆管结石病诊断治疗指南.中华消化外科杂志,2007,6(2):156-161

De Reuver PR,Busch OR,Rauws EA,et al.Long-term results of a primary end-to-end anastomosis in peroperative detected bile duct injury.J Gastrointest Surg,2007,11(3):296-3

病例五十

门静脉栓塞术在肝肿瘤切除中的应用

门静脉栓塞术（portal vein embolization，PVE）：是通过选择性栓塞门静脉分支、更改门静脉血流，使肝非栓塞叶门静脉血流供应及血压增加，栓塞术后栓塞叶萎缩、非栓塞叶代偿性增生的临床技术。可以通过超声引导下经皮经肝健侧穿刺或患侧穿刺行PVE。

临床工作中，经常可以遇到肝内病灶较大，有行根治性切除机会，但肝切除后余肝体积不足。通过介入手段PVE，可以提高余肝体积，以获得手术的机会。

广泛应用于肝脏外科术前提高余肝体积和功能能弥补肝实质不足的缺陷，减少肝大部切除术后并发症（增加合并有慢性肝病的肝癌切除的安全性），使部分因余留肝（FLR）不足不能直接接受手术切除的患者获得手术的机会。

【一般情况】

患者，女性，49岁，主诉16个月前行胆囊切除（诊断胆囊鳞癌），发现肝转移16d，拟行扩大右半肝切除（s4b，5-8）、胰十二指肠切除术，左肝外叶297~401cm³。

【实验室检查】

见表50-1。

PVE前影像，见图50-1。

影像表现：胆囊窝区见大小约5.9cm×7.8cm的囊实行团块，囊性部分其内未见强化，其下方与胃窦相通，其内见气体影，实性部分呈轻度强化。肝内部分周围可见多个类圆形相对低密度，周围强化较明显。胆囊窝区未见胆囊显示，局部可见点状高密度。胆总管宽约1.0cm。腹膜后见较大淋巴结，大者短径约1.0cm。左肾中极见类圆形低密度，直径约1.0cm，增强未见明显强化。胰腺及双肾上腺、脾形态、密度未见确切异常。门脉系统走行自如，未见明显狭窄及扩张（图50-2）。

【治疗过程（经皮经肝门静脉穿刺）】

左侧肝体积测定：

PVE前297cm³。

PVE后（14d后）左肝体积401cm³。

PVE14d后（图50-3）。

表50-1　术前生化检查

报告项目名称	结果	异常	单位	正常参考值
谷丙转氨酶	8.4	N	U/L	0 ~ 40(#U/L)
总蛋白	58.7	L	g/L	60 ~ 85(#g/L)
白蛋白	33.7	L	g/L	35 ~ 55(#g/L)
球蛋白	25.0	N	g/L	0 ~ 0(#g/L)
白蛋白/球蛋白	1.35	N	/	0 ~ 0(/)
总胆红素	3.42	N	μmol/L	3.42 ~ 20.5⋯
直接胆红素	2.42	N	μmol/L	0 ~ 6.84(#μ⋯
碱性磷酸酶	76.2	N	U/L	45 ~ 132(#U/L)
γ-谷氨酰转移酶	40.8	N	U/L	7 ~ 49(#U/L)
总胆汁酸	15.9	H	μmol/L	0 ~ 15(#umo⋯
前白蛋白	10.01	N	mg/dl	10 ~ 40(#mg⋯
腺苷脱氨酶	6.40	N	U/L	4 ~ 18(#U/L)
胆碱酯酶	6103	N	U/L	4000 ~ 1100⋯
总胆固醇	1.56	L	mmol/L	2.33 ~ 5.69⋯
三酰甘油	0.34	L	mmol/L	0.60 ~ 1.7(⋯
高密度脂蛋白	0.76	L	mmol/L	1.0 ~ 1.7(#⋯
低密度脂蛋白	0.73	N	mmol/L	正常人群:⋯
	-99 999.000	N	/	高危人群:⋯
	-99 999.000	N	/	极高危人⋯
载脂蛋白A1	0.61	L	g/L	1 ~ 1.76(#g/L)
载脂蛋白B	0.23	L	g/L	0.63 ~ 1.13⋯

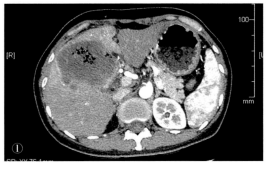
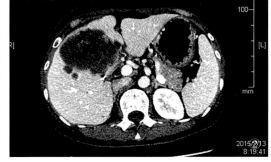

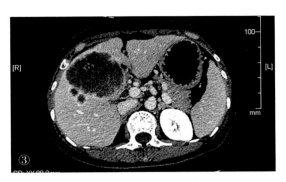

图50-1　PVE前影像

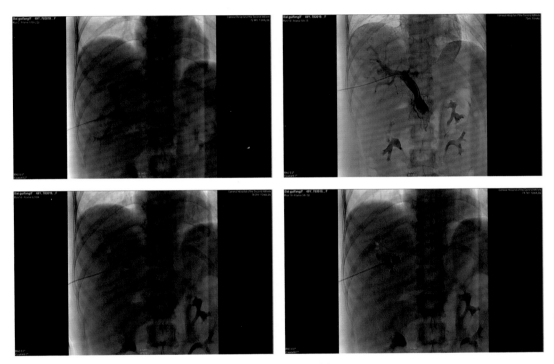

图50-2　术前影像学表现

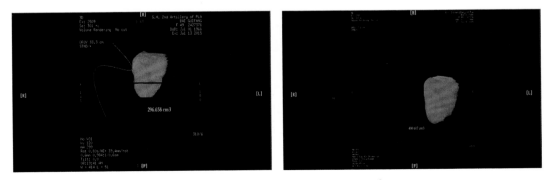

图50-3　PVE后（14d）左肝体积401cm²

表50-2　PVE后血常规检查

报告项目名称	结果	异常	单位	正常参考值
白细胞	5.70	N	/	3.69 ~ 9.16…
红细胞	4.01	N	/	3.68 ~ 5.13…
血红蛋白	113	N	/	113 ~ 151#g…
血细胞比容	34.4	N	/	33.5 ~ 45#% (/)
平均红细胞体积	85.8	N	/	82.6 ~ 99.1…
平均血红蛋白含量	28.2	N	/	26.9 ~ 33.3…
平均血红蛋白浓度	328	N	/	322 ~ 362#g…
血小板数目	268	N	/	101 ~ 320#1…
中性粒细胞百分比	74.3	H	#%	50 ~ 70(#%)
淋巴细胞百分比	17.42	L	#%	20 ~ 40(#%)
单核细胞百分比	6.50	N	%	3 ~ 10(#%)
嗜酸性粒细胞百分比	1.6	N	%	0.5 ~ 5(#%)
嗜碱性粒细胞百分比	0.20	N	%	0 ~ 1(#%)
中性粒细胞绝对值	4.24	N	10^9/L	2 ~ 7(#10^9/L)
淋巴细胞绝对值	0.99	N	10^9/L	0.8 ~ 4(#10…
单核细胞绝对值	0.37	N	10^9/L	0.12 ~ 1(#1…
嗜酸性粒细胞绝对值	0.09	N	10^9/L	0.02 ~ 0.5 (…
嗜碱性粒细胞绝对值	0.01	N	10^9/L	0 ~ 0.1 (#10…
红细胞分布宽度-SD	49.8	H	fL	39 ~ 46(#fl)
红细胞分布宽度-CV	16.3	H	%	0 ~ 15(#%)
血小板分布宽度	9.6	N	fL	9 ~ 17(#fl)

【术后点评】

PVE较大程度地改变了肝门静脉血流分配，增加了非栓塞叶的门静脉血流及血压，但肝没有损伤、水肿等改变，肝大部切除术前应用PVE，通过使健侧肝叶代偿性肥大，以降低术后肝衰竭发生率，提高手术切除率，降低围术期并发症发生率。PVE用于估测肝切除术后FLR功能不足的肝原发性或转移性肿瘤、肝门部胆管癌的患者灭肿瘤，同时为手术无瘤操作提供了良好的预先准备。

根据FLR，在正常肝功能致严重肝损伤患者中，PVE均拥有适应指征。对于需行肝叶切除者，术前行PVE均可获得理想的肝功能代偿，提高肝切除术的安全性，能有效降低手术后并发症发生率，在一定程度上改善患者预后。

（段留新）

病例五十一

前入路右半肝切除术

肝肿瘤以手术根治切除为目前治疗最有效方法，介入栓塞化疗遂属于姑息性治疗，但术前给予血管预栓塞在某些病例上显示出独特的治疗价值。

【一般情况】

患者，无明显诱因出现腹胀，进食后加重，伴乏力，无腹痛，无恶心、呕吐，无皮肤、巩膜黄染，无寒战、高热，就诊于当地医院，行腹部CT示肝右叶巨大占位。为进一步治疗入我院。

既往20年前发现慢性乙型肝炎，未规律治疗。入科查体：腹部查体未见明显阳性体征。

【实验室检查】

入院后：AFP及CEA偏高。血常规、凝血功能正常、肝功能检验项目（表51-1至表51-4）。

表51-1

报告日期	报告项目名称	结果	异常	单位	正常参考值
2014-9-16 09：14	乙肝表面抗原	7393.000	H	#COI	<1 阴性
	乙肝表面抗体	2.00	N	#U/L	<10 阴性
	乙肝e抗原	0.072	N	#COI	<1 阴性
	乙肝e抗体	0.008	L	#COI	>1 阴性
	乙肝核心抗体	0.004	L	#COI	>1 阴性
	丙肝抗体	0.06	N	#S/CO	<1.00
	艾滋病病毒P24抗原抗	0.07	N	#S/CO	<1.00
	梅毒抗体	0.07	N	#S/CO	<1.00

表51-2

报告日期	报告项目名称	结果	异常	单位	正常参考值
2014-9-22 15：20	乙肝病毒核酸定量	<500	L	#U/ml	<500

表51-3

报告日期	报告项目名称	结果	异常	单位	正常参考值
2014-9-16 08：40	甲胎蛋白	43.57	H	#ng/ml	<7
	癌胚抗原	2.12	N	#ng/ml	<6.5
	糖基抗原19-9	222.2	H	#U/ml	<37

357

表51-4

报告日期	报告项目名称	结果	异常	单位	正常参考值
2014-9-16 09：19	谷丙转氨酶	24.8	N	#U/L	0～40
	总蛋白	72.2	N	#g/L	60～85
	白蛋白	40.4	N	#g/L	35～55
	球蛋白	31.8	N	#g/L	0～0
	白蛋白/球蛋白	1.27	N	/	0～0
	总胆红素	12.11	N	#μmol/L	3.42～20.5
	直接胆红素	5.60	N	#μmol/L	0～6.84
	碱性磷酸酶	126.0	N	#U/L	45～132
	γ-谷氨酰转移酶	91.3	H	#U/L	7～49
	总胆汁酸	37.6	H	#umol/L	0～15
	前白蛋白	11.70	N	#mg/dl	10～40
	腺苷脱氨酶	14.90	N	#U/L	4～18

【术前影像】

影像学表现：右肝瘤体巨大，动脉期强化明显，血供丰富（图51-1）。

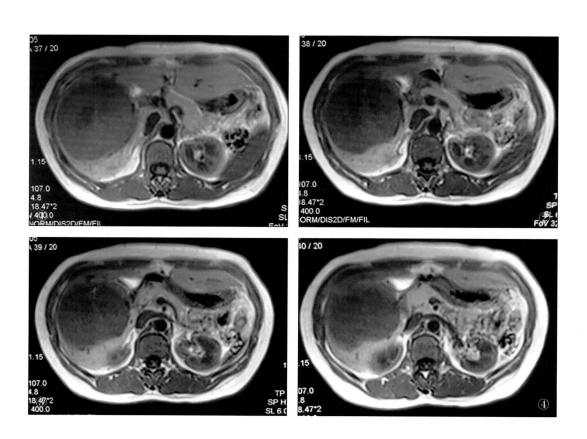

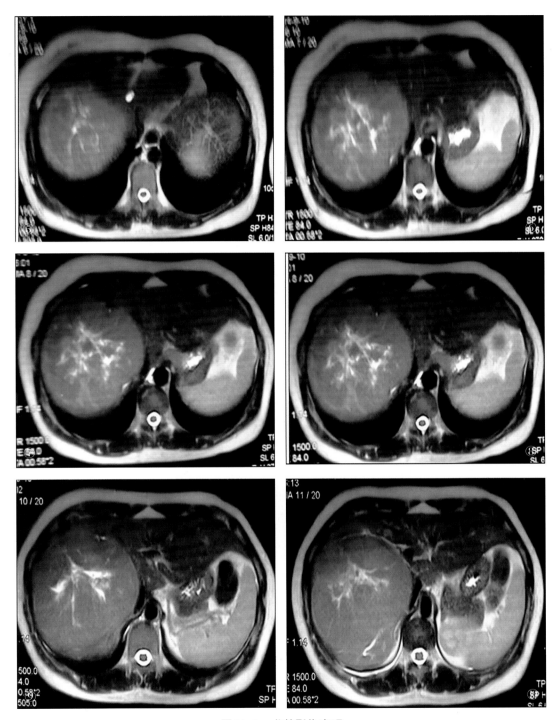

图51-1　术前影像表现

【术前规划】

患者右肝瘤体特别巨大，直接切除回出现肿瘤残留或残肝体积不足，行介入治疗。

359

【术中照片及过程】

见图51-2。

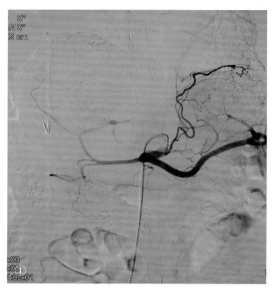 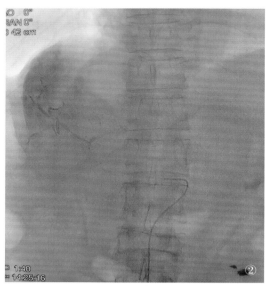

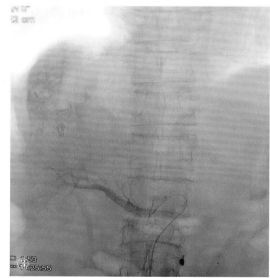

图51-2　术中照片

【术后病理】

术后病理示肝低分化肝细胞癌伴大片坏死，肿瘤大约13cm×11cm×10cm，切缘未见癌组织。

【术后恢复情况】

（1）介入术后CT：右肝肿瘤碘油沉积明显（图51-3）。

（2）手术后CT：见图51-4。

手术后恢复好，至今无复发。

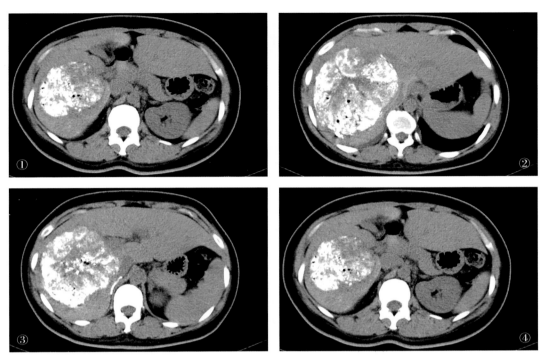

图51-3　介入术后CT

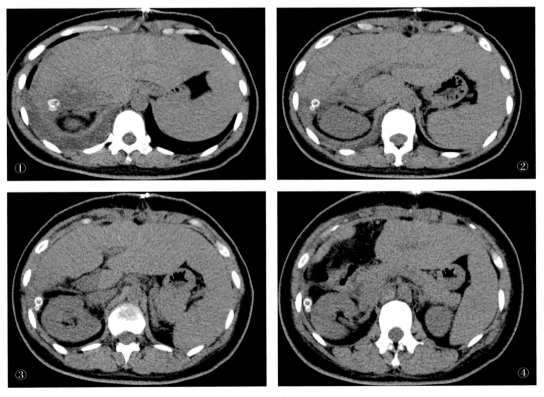

图51-4　手术术后CT

361

【术后点评】

巨大肝肿瘤即便无肝内外转移，因体积大、术后残肝体积小，无法行手术解除，经股动脉介入栓塞可减少瘤体血供，减小肿瘤体积，防止术中大出血，缩短手术时间，提高手术切除率，利于术后恢复。

（段留新）

病例五十二

边缘可切除性胰腺癌术前预处理治疗

高强度聚焦超声（high intensity focused ultrasound，HIFU）消融治疗是利用高强度聚焦超声为能量介质进行的点状消融方式，具有非侵入性、对大血管无损伤、对神经组织高敏感性等特点。其与胰腺癌解剖特点、生物学特性具有结合点。

边缘可切除性胰腺癌，往往因肿瘤侵犯肠系膜上动静脉、门静脉、腹腔干导致不能切除或切缘阳性。近年来，高强度聚焦超声消融技术应用于不可切除性胰腺癌治疗已获得较多安全性、有效性依据。在此基础上，我们尝试用较高强度聚焦超声消融作为边缘可切除性胰腺癌术前预处理方式，初步观察具有一定的提高手术切除率、降低手术难度及切缘阳性率的作用，对比术前新辅助放化疗方案，具有术前周期短、耐受性好、局部减瘤效果更明确等特点，是边缘可切除性胰腺癌治疗的一条新的途径。

【一般情况】

患者，男性，58岁，因"上腹胀痛伴进行性消瘦2个月"入院。查体：腹软，无压痛及反跳痛。增强CT诊断"胰头癌"，为进一步诊治入院。

【实验室检查】

血常规、生化、凝血未见异常，CA19-9 780 mmol/L。余未见异常。VAS疼痛评分为3分。经CT引导穿刺病理示（胰腺）中低分化腺癌。

【术前影像】

见图52-1。

【术前规划及准备】

（1）术前影像学检查提示胰头颈部占位，经病理学确诊为中低分化腺癌，肿瘤侵犯肠系膜上静脉与门静脉汇合处，侵及管壁并致管腔狭窄，但未侵及肠系膜上动脉及腹腔干，无转移病灶，属于NCCN（2014）指南边缘可切除性胰腺癌。

（2）腹部胀痛及消瘦为主要症状及影响生活质量主要因素，VAS评分为3

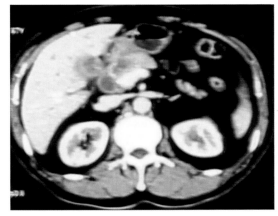

图52-1　术前影像学表现

术前增强CT门静脉期显示：胰腺体部占位明确，肿瘤侵犯肠系膜上静脉与门静脉汇合处

363

分，镇痛方案为吗啡缓释片 10mg，1 次 /12h，双氯芬酸钠缓释片 75mg，1 次 /d。

（3）符合边缘可切除胰腺癌标准，直接手术切除存在较大血管损伤风险，经超声定位具有超声聚焦通道，超声下瘤体显示清晰，拟采用超声消融术前预处理后手术切除。

（4）向患者及家属客观充分讲解超声消融利弊及风险，患者及家属应用超声聚焦方式减瘤、镇痛意愿强烈，报医院伦理委员会审批后行术前签字，超声消融准备（肠道准备、皮肤准备、超声通道准备、麻醉准备）。

（5）整体治疗方案为超声消融胰腺病灶后评估消融范围，如消融范围大于60%，建议 2 周内应用化疗

【术前预处理—超声消融过程】

（1）体位及麻醉：平卧位，全身麻醉成功后，取俯卧位，将上腹部置于高强度超声聚焦系统设备水囊中（图 52-2）。

（2）建立超声消融通道：定位瘤体后行超声造影显示瘤体呈乏血供病灶，周围侵犯血管测定直径及流速以作术后对比参照。采用水囊推挤胰腺前方胃幽门部及肠道，胃管内负压抽吸后注入生理盐水 300ml，减轻胃幽门部遮挡及黏膜损伤风险，将病灶进行切割（层厚 5mm）后进行逐层消融治疗。

（3）调节参数，进行消融：采用高功率短间隔对胰腺体部占位按照由深至浅、由头侧到足侧、由中间层面到两侧层面的顺序进行消融，对瘤体靠近肠系膜上静脉与门静脉汇合处进行重点消融，调节焦点位置覆盖整个消融层面，消融范围内覆盖了主要血管管壁，术中部分瘤体区域出现的团块状灰度变化，控制团块状灰度变化覆盖整个瘤体，观察周围主要血管直径、流速均无明显变化，术毕。整体参数：平均功率 332W，总治疗时间 1850s。

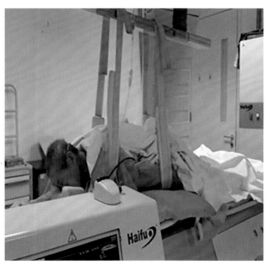
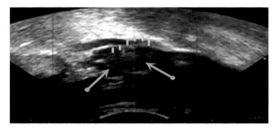
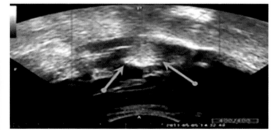

图 52-2　行全身麻醉下 HIFU 治疗，术中见瘤体由低回声团块变为强回声团块（右上图与右下图）

（4）术后8h内即拔除胃管、尿管，下床活动，并开始饮水，24h内进流质饮食，腹痛VAS评分3分，腹痛性质为腹壁肿痛，口服双氯芬酸钠缓释片有效。

（5）术后无出血及胆瘘，术后3d腹痛进一步减轻，VAS评分1分，复查增强CT，术区无包裹性积液，评估消融效果为有效，计算消融范围约90%。

【手术过程】

（1）超声消融1周后行开腹胰腺十二指肠切除术，常规术前准备、全身麻醉、反L形切口进腹，同时对超声通道损伤情况评估（图52-3，图52-4）。

（2）手术切除：术中肿瘤与肠系膜上静脉、门静脉汇合部静脉壁非常易于钝性分离，离断胰腺后汇合部静脉壁可见淡黄色灼痕，静脉壁无弹性改变。其余部位暴露、分离未见组织水肿致处置困难（图52-5）。

（3）手术标本的病理评估：手术标本的病理评估由术者或一助与病理医师共同识别标记评估，对胆管切缘和胰腺切缘行冷冻病理，对门静脉和肠系膜上静脉之间沟槽、肠系膜上动脉切缘、钩突后侧切缘、肿瘤与未受侵犯组织间的临界区的石蜡切片。对HIFU造成凝固性坏死区域、水肿带、正常瘤区、正常胰腺组织取样行石蜡切片病检（图52-6～图52-8）。

（4）术后处理、并发症预防、随访：术后抑酶、高血糖控制、营养支持等常规处理，观测预防腹腔出血、胰瘘、胃排空障碍等常见并发症。术后1个月、3个月、6个月、12个月行随访，行胸腹部增强CT复查，术后半年行PET-CT复查（图52-9）。

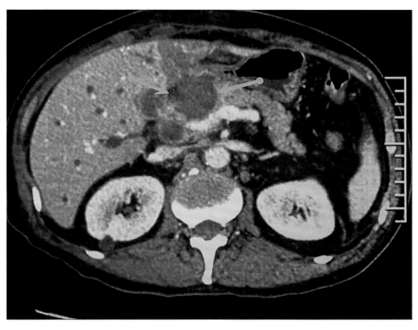

图52-3　超声消融后瘤体大部缺血坏死，超声通道部分组织缺血损伤

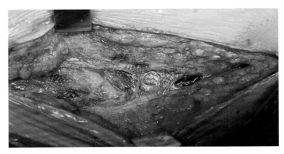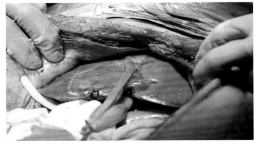

图 52-4　超声消融后皮下脂肪组织呈脱水改变，未影响切口愈合；肝组织呈缺血改变

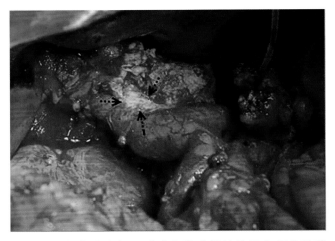

图 52-5　术中肿瘤与肠系膜上静脉门静脉汇合部静脉壁
易于钝性分离，离断胰腺后见汇合部静脉壁可见淡黄色灼
痕，静脉壁无弹性改变

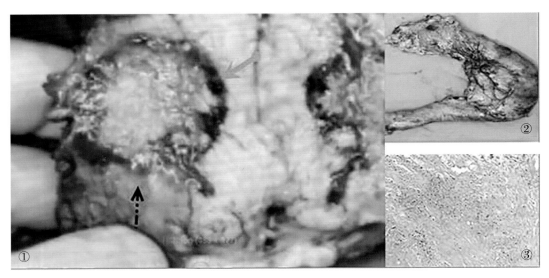

图 52-6　术后大体标本

胰十二指肠联合切除术后标本，沿胰头纵行剖开，黄色实线箭头所示为瘤内凝固性坏死区域及边缘充血水肿
带，黑色虚线箭头为门静脉与肠系膜上静脉之间区域瘤体接触面，触感光滑

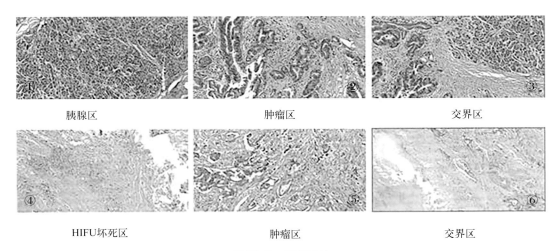

胰腺区　　　　　　　　　肿瘤区　　　　　　　　　交界区

HIFU坏死区　　　　　　　肿瘤区　　　　　　　　　交界区

图52-7　病理切片

将HIFU术后胰十二指肠切除标本分区分点取材，可见HIFU治疗区肿瘤组织呈凝固性坏死表现，内未见残余活性肿瘤细胞

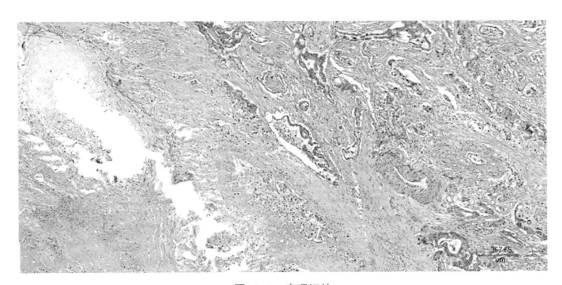

图52-8　病理切片

HIFU坏死区与肿瘤区之间的交界区取材，即大体标本的暗红色水肿带取材，可见同一高倍镜视野下，HIFU坏死区域与活性肿瘤组织见间隔10余个细胞层，间隔层内可见毛细血管充血

【术后点评】

（1）高强度聚焦超声（high intensity focused ultrasound，HIFU）由Lynn于20世纪40年代提出，并在实验中用于破坏动物神经系统的靶区组织，具有快速直观且周围组织损伤小的特点。但由于当时工程技术的局限，这项技术未能继续发展。20世纪最后10年，随着计算机技术和高清晰度影像技术的高速发展，再次掀起了HIFU研究的热潮，并率先在我国完成了设备的产业化，目前我国在HIFU的临床应用方面居世界前列。

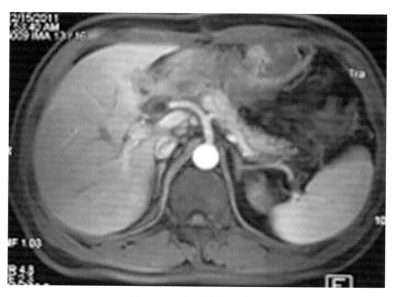

图52-9 术后影像学表现

术后复查随访无静脉血栓，无瘤存活28个月至今

　　高强度聚焦超声（high intensity focused ultrasound，HIFU）治疗技术，是利用超声波的组织穿透性和能量沉积性，将体外发生的超声波聚焦到生物体内病变组织（治疗靶点），通过超声的机械效应、热效应（靶点温度瞬间上升至65℃以上）和空化效应共同作用，造成靶点组织消融（蛋白变性及组织细胞凝固性坏死）。其聚焦方式与太阳光经放大镜聚焦后引起放置于焦点处的纸片燃烧的原理相似，不同的是由超声换能器主动发射超声能量波。超声能量特性决定了这种临床新技术具有非侵入性、焦点高强度、高精度、适形性、血管安全性、治疗可重复性等特点，主要适用于躯干及四肢的良、恶性实体肿瘤的消融性治疗。目前CFDA批准并大量应用的病种为子宫肌瘤、肝癌、乳腺癌、软组织肿瘤。

　　（2）近年来，实体肿瘤局部消融治疗进展迅速，射频、微波、氩氦刀、无水乙醇注射等消融手段具有创伤小、毁损瘤体确切、并发症少等共性优点而逐渐被临床关注。但在胰腺癌领域，由于胰腺特殊的解剖结构大大限制了射频、微波等常用区域性消融技术的应用，部分中心进行尝试后出现了较高的出血、胰瘘发生率，有效消融率非常有限。

　　HIFU技术作为应用超声能量的点状消融技术，成为国际消融治疗领域新的研究热点，其物理学特点应用于胰腺肿瘤具有明显技术优势：① HIFU为体外非侵入性消融，不需穿刺，符合肿瘤治疗微创化、无创化治疗趋势；射频、微波等间质性消融手术发展成熟，间接证明消融技术的客观有效性、安全性和对肿瘤治疗的积极意义，HIFU作为非侵入消融治疗手段具有更大优势。② HIFU治疗焦点仅2mm×3mm，为点状消融，可根据胰腺癌的不规则形态做到适形消融，且临床研究证明HIFU点状消融治疗胰腺癌极大降低了射频、微波等区域性消融胰腺癌常见的胰瘘、腹腔出血等严重并发症的发生率，并最大程度地保留胰腺内外分泌功能。③ HIFU以超声波为治疗能量，超声波在固体介质内可聚焦沉积能量，在液体介质内无法沉积，使HIFI对大血管具有很高的安全性，动物实验表明HIFU对直径3mm以上血管具有保护性；HIFU对困扰外科手术、射频、微波消融的大血管旁肿瘤具有较大的先天优势，尤其适用于大血管旁的乏血供肿瘤，如胰腺癌。④胰腺癌组织神经侵犯是胰腺癌患者剧烈疼痛的主要原因，而神经纤维组织对超声能量较为敏感，容易早于肿瘤组织坏死，HIFU对腹膜后神经丛进行毁损性治疗存在可能；国内重庆医科大学、西京医院、中国人民解放军301医院、我院等中心开展中晚期胰腺癌HIFU治疗前期临床研究也证明了HIFU对胰腺癌引起的剧烈疼痛具有良好控制效果。⑤HIFU应用于肝癌、子宫肌瘤等病例证明其对早期肿瘤、良性肿瘤可达到局部根治，应用于早期胰腺癌、胰岛细胞瘤可能具有更大的临床价值。⑥HIFU可单次有效消融胰腺癌，同时具有较高的可重复性，对持续性控制肿瘤局部进展、提高肿瘤患者远期生存具有重要意义。⑦HIFU与肿瘤其他多种治疗手段可灵活结合，与手术、放化疗、介入、射频、靶向等治疗手段具有不同程度的联合效应，联合方案的探索也是该领域主要研究方向之一。

（3）HIFU治疗过程中改善超声通道是关键，通过全身麻醉、呼吸控制、介质降温、皮肤、肠道准备、水囊推挤、胃内注水等方式提供更好的腹部胰腺消融超声通道，从而大大缩短治疗时间，减少创伤，降低风险。

（4）本例主要经验总结：①重视超声通道改善；②采用全身麻醉，术中便于控制呼吸，降低呼吸动度影响；③采用高功率，低间隔，提高超声能量聚焦效率，快速能量沉；④术后规范化评估，规范化化疗。

（5）对边缘可切除胰腺癌的术前新辅助治疗目前采用的主要是放、化疗，从目前发表资料来看，其对肿瘤降期、降低手术难度、改善预后意义有限，我们在开展不可切除胰腺癌超声消融治疗取得积极疗效基础上对边缘可切除胰腺癌采用超声消融作为术前预处理手段，4年余积累了30例病例，对比认为交界性可切除胰腺癌经术前HIFU辅助消融治疗，可明显提高切除率、R_0切除率，降低手术难度及风险，初步评价具有可行性，其安全性及如何完善方案有待进一步多中心对照研究，这一结论已发表于Ultrasonics Sonochemistry。我们认为对胰十二指肠切除术，手术中最困难的步骤是从肠系膜上静脉-门静脉汇合处和肠系膜上动脉右外侧缘切除肿瘤，术后阳性切缘最常见于肠系膜上动脉右侧切缘，且该处切缘阳性常提示肿瘤恶性程度高。该组30例病例HIFU术中对该区域肿瘤组织、脂肪组织均进行了重点覆盖辐照，辐照强度大于单病例平均辐照强度。23例胰十二指肠切除术中离断胰腺过程中，均未出现明显出血，且明显缩短手术分离过程，部分病例出现肠系膜上静脉-门静脉汇合处汇合处前侧壁水肿血管壁淡黄色灼痕，血管弹性无异常，术后对术者标定的门静脉和肠系膜上静脉之间、肠系膜上动脉切缘行病理学检查均为阴性，肿瘤残端均光滑，易于钝性分离，与入院CT评估及胰腺癌浸润性生长特点不符，HE染色和光镜下见坏死肿瘤细胞覆盖活体肿瘤表层。此改变考虑可能与局部超声能量辐照造成血管壁附着组织坏死有关。局部易于分离可能与瘤内血供减少、血管壁存在水肿带有关，但需要更大样本有针对性的病理研究依据。

（6）相比于外科手术，超声聚焦消融术的主要优势在于其非侵入、创伤轻微，消融确切又最大限度保存正常胰腺及周围主要结构。而其劣势主要在于超声通道对消融存在较大影响，超声影像引导与实际疗效存在不确定性，超声消融剂量效应学存在较大差异性，干扰因素较多。但胰腺外科技术近20年的发展对胰腺癌患者预后并无革命性改善，超声聚焦技术可在非侵入条件下可能起到良好的减瘤、镇痛效果，符合NCCN规范中鼓励现有治疗方案预期效果较差的胰腺癌患者参加的具有疗效的临床研究范畴。在充分告知患者及伦理审查的基础上，开展不可切除性胰腺癌高强度聚焦超声消融治疗具有较大的临床意义，国内国际已有多家中心对小样本例数不可切除性胰腺癌高强度聚焦超声消融进行了报道，大部分获得明确的减瘤、镇痛、改善预后效果。外科手术与超声消融具有很多共同的特点如精确性、确切性，同时具有互补性。将超声消融与外科技术结合可能会为更多的疾病，如边缘性可切除胰腺癌的治疗带来改变。

（王国经）

参考文献

低频率高强度聚焦超声致兔VX2肌肉肿瘤血管栓塞的实验研究.中国肿瘤临床,2008,35:648-651

高强度聚焦超声对血管作用的研究进展.临床超声医学杂志,2008,10:118-120

高强度聚焦超声在胰腺癌治疗中的临床应用.肝胆胰外科杂志,2014(2):105-108

高强度聚焦超声治疗对缓解胰腺癌疼痛的疗效观察.肝胆胰外科杂志,2014(2):105-108

高强度聚焦超声治疗胰腺癌致超声通道损伤的机制研究.中华损伤与修复杂志:电子版,2013,8(2):60-63

吉西他滨单药与吉西他滨和卡培他滨联合化疗对进展期胰腺患者疗效的随机Ⅲ期研究.循证医学,2010,10:146-149

Clinical relevance of contrast-enhanced ultrasound in monitoring anti-angiogenic therapy of cancer: current status and perspectives.Crit Rev Oncol Hematol,2010,73:202-212

Current and Future Clinical Applications of High-Intensity Focused Ultrasound (HIFU) for Pancreatic Cancer.Gut Liver,2010,4:57-61

Does contrast-enhanced ultrasound reveal tumor angiogenesis in pancreatic ductal carcinoma? A prospective study. Ultrasound Med Biol,2009 ,35:175-185

Extracorporeal high intensity focused ultrasound ablation in the treatment of 1038 patients with solid carcinomas in China: an overview.Ultrasonics Sonochemistry,2004,11:149-154

Feasibility of US-guided HIFU treatment in patients with pancreatic cancer-initial experience,Radiology,2005

High intensity focused ultrasound (HIFU) therapy for local treatment of hepatocellular carcinoma: role of partial rib resection.European Journal of Radiology,2009,72(1):160-166

High Intensity Focused Ultrasound Ablation of Pancreatic Neuroendocrine Tumours: Report of Two Cases.Cardiovasc Intervent Radiol,2010 Jun 3

High-intensity focused ultrasound (HIFU): effective and safe therapy for hepatocellular carcinoma adjacent to major hepatic veins.European Radiology,2009,19(2):437-445

High-intensity focused ultrasound therapy in combination with gemcitabine for unresectable pancreatic carcinoma. Therapeutics and Clinical Risk Management,2016,12: 687-691

High-intensity focused ultrasound: ready for primetime.Urol Clin North Am,2010,37: 27-35

High-intensity focused ultrasound: where are we and where to from here? Expert Rev Anticancer Ther,2010,10:33-40

Preoperative ultrasound ablation for borderline resectable pancreatic cancer: A report of 30 cases.Ultrasonics Sonochemistry,2015,27:694-702

病例五十三

不可切除性胰腺癌聚焦超声消融治疗

高强度聚焦超声消融治疗是利用高强度聚焦超声为能量介质进行的点状消融方式，具有非侵入性、对大血管无损伤、对神经组织高敏感性等特点，其与胰腺癌解剖特点、生物学特性具有结合点。

将聚焦超声消融技术应用于不可切除性胰腺癌治疗，近年来在国际、国内已有较多文献证明其有效性、安全性，患者肿瘤负荷、癌性疼痛、生存期均有不同程度地改善，成为肿瘤消融治疗领域的新热点之一。

【一般情况】

患者，女性，50岁，因"进行性腹痛1个月检查发现胰腺占位"入院。查体：腹软，无压痛及反跳痛。外院增强CT诊断"胰腺癌"，为进一步诊治入院。

【实验室检查】

血常规、生化、凝血未见异常，CA19-9 2503 mmol/L。余未见异常。超声引导下胰腺体部展位穿刺病理为（胰腺）中低分化腺癌。VAS疼痛评分为8分。

【术前影像】

依次为动脉期、静脉期、延迟期，红色箭头所示（图53-1）。

【术前规划及准备】

（1）术前影像学检查提示：胰腺体部占位，经病理学确诊为中低分化腺癌，肿瘤侵犯腹腔干及肠系膜上动脉，且肿瘤围绕腹腔干大于180°，属于NCCN（2014）指南不可切除性胰腺癌。

（2）术前影像检查未见明确远处转移病灶，局部血管未见血栓，剧烈腹痛为主要症状及影响生活质量主要因素，VAS评分为8分，镇痛方案为吗啡控释片60mg，1/6h，芬太尼透皮贴剂8.4mg，1/3d，间断应用哌替啶注射液。

（3）不符合根治性切除指征，可选治疗方案有放疗、化疗、超声消融治疗，经超声定位具有超声聚焦通道，超声下瘤体显示清晰。

（4）向患者及家属客观充分讲解超声消融利弊及风险，患者及家属应用超声聚焦方式减瘤、镇痛意愿强烈，报医院伦理委员会审批后行术前签字，超声消融准备（肠道准备、皮肤准备、超声通道准备、麻醉准备）。

（5）整体治疗方案为超声消融胰腺病灶后评估消融范围，如消融范围大于60%，建议2周内应用化疗。

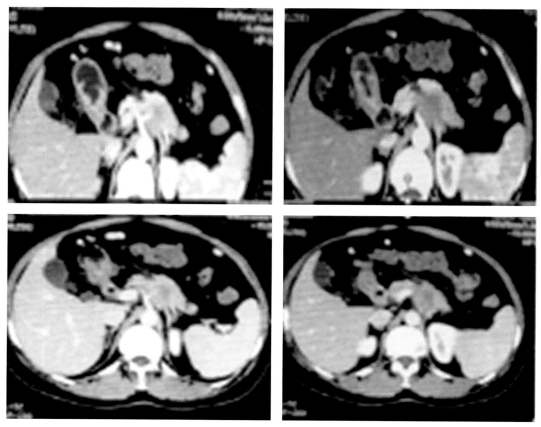

图53-1 术前影像学表现

术前增强CT显示胰腺体部占位明确，侵犯腹腔干超过180°

【消融过程】

1.体位及麻醉　患者取平卧位全麻成功后，取俯卧位，将上腹部置于高强度超声聚焦系统设备水囊中。

2.建立超声消融通道　定位瘤体后行超声造影显示瘤体呈乏血供病灶，周围侵犯血管测定直径及流速以作术后对比参照。采用水囊推挤胰腺前方胃幽门部及肠道，胃管内负压抽吸后注入生理盐水300ml，减轻胃幽门部遮挡及黏膜损伤风险，将病灶进行切割（层厚5mm）后进行逐层消融治疗（图53-2，图53-3）。

3.调节参数，进行消融　采用高功率短间隔对胰腺体部占位按照由深至浅、由头侧到足侧、由中间层面到两侧层面的顺序进行消融，调节焦点位置覆盖整个消融层面，消融范围内可囊括主要血管，术中部分区域出现的团块状灰度变化，为超声下明确的凝固性坏死区域，可大幅加快整个瘤体消融速度，控制团块状灰度变化覆盖整个瘤体，周围主要血管直径、流速均无明显变化，术毕。整体参数：平均功率354W，总治疗时间1220s。

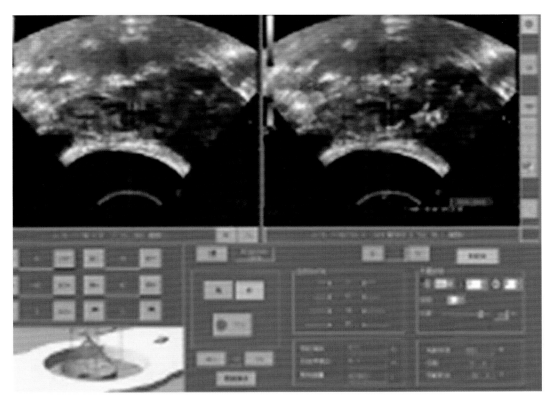

图53-2　超声消融软件操作界面，术中显示胰腺病灶及周围血管

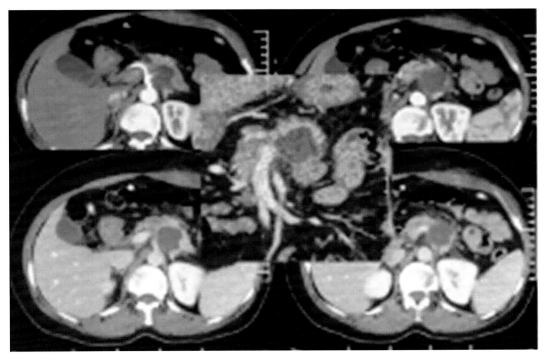

图53-3　超声消融后瘤体大部区域各期均无灌注

【术后情况及整体方案】

（1）术后8h内即拔除胃管、尿管，下床活动，并开始饮水，24h内饮水、进流质饮食，腹痛明显缓解，VAS评分3分，腹痛性质为腹壁肿痛，口服布洛芬有效。

（2）术后无出血及胆瘘，术后5d腹痛进一步减轻，VAS评分1分，复查增强CT，术区无包裹性积液，评估消融效果为有效，计算消融范围约94%。

（3）HIFU术后10d开始行化疗（健泽21d方案）4个疗程，患者耐受良好，术后半年，工作、生活基本正常。

（4）截稿时已术后9个月，身体状况良好，饮食、二便正常，各项化验指标未见异常，影像学检查未见局部复发（图53-4），瘤体持续缩小，CA19-9持续下降（图53-5），VAS评分1～2分，间断口服非甾体类药物有效。

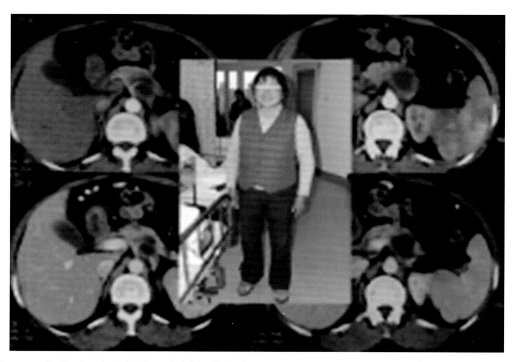

图53-4　术后6个月复查增强CT动脉期、门静脉期、延迟期均显示瘤体无新生血供，体积较前缩小，患者疼痛评分1分

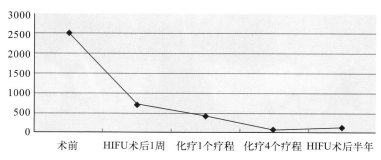

图53-5　患者CA199变化曲线图，维持较低水平

【术后点评】

1.高强度聚焦超声（high intensity focused ultrasound，HIFU）消融治疗技术，是利用超声波的组织穿透性和能量沉积性，将体外发生的超声波聚焦到生物体内病变组织上（治疗靶点），通过超声的机械效应、热效应（靶点温度瞬间上升至65℃以上）和空化效应共同作用，造成靶点组织消融（蛋白变性及组织细胞凝固性坏死）。其聚焦方式与太阳光经放大镜聚焦后引起放置于焦点处的纸片燃烧的原理相似，不同的是由超声换能器主动发射超声能量波。超声能量特性决定了这种临床新技术具有非侵入性、焦点高强度、高精度、适形性、血管安全性、治疗可重复性等特点，主要适用于躯干及四肢的良、恶性实体肿瘤的消融性治疗。目前CFDA批准并大量应用的病种为子宫肌瘤、肝癌、乳腺癌、软组织肿瘤等。

2. 近年，实体肿瘤局部消融治疗进展迅速，射频、微波、氩氦刀、无水酒精注射等消融手段具有创伤小、毁损瘤体确切、并发症少等共性优点而逐渐被临床关注，但在胰腺癌领域，由于胰腺特殊的解剖结构大大限制了射频、微波等常用的区域性消融技术的应用，部分中心进行尝试后出现了较高的出血、胰瘘发生率，有效消融率非常有限。

HIFU技术作为应用超声能量的点状消融技术，已成为国际消融治疗领域新的研究热点，其物理学特点应用于胰腺肿瘤具有明显技术优势，表现为：① HIFU为体外非侵入性消融，不需穿刺，符合肿瘤治疗微创化、无创化治疗趋势；射频、微波等间质性消融手术发展成熟，间接证明消融技术的有效性、安全性和对肿瘤治疗的积极意义，HIFU作为非侵入消融治疗手段具有更大优势。② HIFU治疗为点状消融，焦点仅$2 \times 3mm^2$，可根据胰腺癌的不规则形态做到适形消融，且临床研究证明HIFU点状消融治疗胰腺癌极大降低了射频、微波等区域性消融胰腺癌常见的胰瘘、腹腔出血等严重并发症的发生率，并最大限度地保留胰腺内外分泌功能。③ HIFU以超声波为治疗能量，超声波在固体介质内可聚焦沉积能量，在液体介质内无法沉积，使HIFI对大血管具有很高的安全性。动物实验表明HIFU对直径3mm以上血管具有保护性。HIFU对困扰外科手术、射频、微波消融的大血管旁肿瘤具有较大的先天优势，尤其适用于大血管旁的乏血供肿瘤，如胰腺癌。④胰腺癌组织神经侵犯是胰腺癌患者剧烈疼痛的主要原因，而神经纤维组织对超声能量较为敏感，容易早于肿瘤组织坏死，HIFU对腹膜后神经丛进行毁损性治疗存在可能。国内重庆医科大学、西京医院、301医院、我院等中心开展中、晚期胰腺癌HIFU治疗前期临床研究也证明了HIFU对胰腺癌引起的剧烈疼痛具有良好控制效果。⑤ HIFU应用于肝癌、子宫肌瘤等证明对早期肿瘤、良性肿瘤可达到局部根治，应用于早期胰腺癌、胰岛细胞瘤可能具有更大的临床价值。⑥ HIFU可单次有效消融胰腺癌，同时具有较高的可重复性，对持续性控制肿瘤局部进展、提高肿瘤患者远期生存具有重要意义。⑦ HIFU与肿瘤其他多种治疗手段可灵活结合，与手术、放化疗、介入、射频、靶向等治疗手段具有不同程度的联合效应，联合方案的探索也是该领域主要研究方向之一。

3. 治疗过程中超声通道改善是关键，通过全身麻醉、呼吸控制、介质降温、皮肤、肠道准备、水囊推挤、胃内注水等方式提供更好地腹部胰腺消融超声通道，从而大大缩短治疗时间、减少创伤、降低风险。

4. 本例主要经验总结：①重视超声通道改善；②采用全身麻醉，术中便于控制呼吸，降低呼吸动度影响；③采用高功率，低间隔，提高超声能量聚焦效率，快速能量沉；④术后规范化评估，规范化化疗。

5. 相比于外科手术，超声聚焦消融术的主要优势在于其非侵入、创伤轻微，消融确切且最大限度地保存正常胰腺及周围主要结构，点状消融经临床观察未发现术后胰腺炎、胰瘘、胰腺出血等严重并发症。而其劣势主要在于超声通道对消融消融存在较大影响，超声影像引导与实际疗效存在误差，超声消融剂量效应学存在较大差异性，干扰因素较多。胰腺外科技术在近几年的发展中对不可切除性胰腺癌患者的预后并无革命性改善，超声聚焦技术可在非侵入条件下起到良好的减瘤、止痛效果，符合 NCCN 指南鼓励不可切除性胰腺癌患者参加可能具有疗效的临床研究这一宗旨，结合外科改道手术，对不可切除胰腺癌患者可明显提高存活质量、并可能提高生存时间。在充分告知患者及伦理审查的基础上，开展不可切除性胰腺癌高强度聚焦超声消融治疗具有较大的临床意义，国内国际已有多家中心对小样本例数不可切除性胰腺癌高强度聚焦超声消融进行了回顾性分析，大部分获得明确的减瘤、止痛效果，提高了生存质量，生存期也较单纯化疗或放疗有明显延长，但临床综合方案仍待总结完善。

（王国经　王坤男）

参考文献

低频率高强度聚焦超声致兔 VX2 肌肉肿瘤血管栓塞的实验研究. 中国肿瘤临床,2008,35:648-651.

高强度聚焦超声对血管作用的研究进展. 临床超声医学杂志 2008,10:118-120.

高强度聚焦超声在胰腺癌治疗中的临床应用. 肝胆胰外科杂志, 2014(2):105-108.

高强度聚焦超声治疗对缓解胰腺癌疼痛的疗效观察. 肝胆胰外科杂志, 2014(2):105-108.

高强度聚焦超声治疗胰腺癌致超声通道损伤的机制研究. 中华损伤与修复杂志:电子版, 2013, 8(2):60-63.

吉西他滨单药与吉西他滨和卡培他滨联合化疗对进展期胰腺患者疗效的随机Ⅲ期研究，循证医学,2010,10:146-149.

Clinical relevance of contrast-enhanced ultrasound in monitoring anti-angiogenic therapy of cancer: current status and perspectives. Crit Rev Oncol Hematol,2010,73:202-12.

Current and Future Clinical Applications of High-Intensity Focused Ultrasound (HIFU) for Pancreatic Cancer. Gut Liver. 2010,4:S57-S61.

Extracorporeal high intensity focused ultrasound ablation in the treatment of 1038 patients with solid carcinomas in China: an overview.Ultrasonics Sonochemistry,2004,11:149-154.

Feasibility of US-guided HIFU treatment in patients with pancreatic cancer-initial experience，Radiology. 2005.

High intensity focused ultrasound (HIFU) therapy for local treatment of hepatocellular carcinoma: role of partial rib resection. European Journal of Radiology. 2009, 72(1):160-6.

High Intensity Focused Ultrasound Ablation of Pancreatic Neuroendocrine Tumours: Report of Two Cases. Cardiovasc Intervent Radiol,2010 Jun 3.

High-intensity focused ultrasound (HIFU): effective and safe therapy for hepatocellular carcinoma adjacent to major hepatic veins. European Radiology. 2009, 19(2):437-445.

High-intensity focused ultrasound therapy in combination with gemcitabine for unresectable pancreatic carcinoma. Therapeutics and Clinical Risk Management, 2016, 12: 687-691.

High-intensity focused ultrasound: ready for primetime. Urol Clin North Am,2010, 37: 27-35.

High-intensity focused ultrasound: where are we and where to from here? Expert Rev Anticancer Ther. 2010, 10:33-40.

HYPERLINK "http://www.ncbi.nlm.nih.gov/pubmed/18845377" Does contrast-enhanced ultrasound reveal tumor angiogenesis in pancreatic ductal carcinoma? A prospective study. Ultrasound Med Biol. 2009 ,35:175-85.

Preoperative ultrasound ablation for borderline resectable pancreatic cancer: A report of 30 cases. Ultrasonics Sonochemistry, 2015, 27:694-702.